Klinische Anästhesiologie und Intensivtherapie

Band 47

Herausgeber:
F. W. Ahnefeld H. Bergmann W. Dick M. Halmágyi
T. Pasch E. Rügheimer
Schriftleiter: J. Kilian

F. W. Ahnefeld W. Dick E. Erdmann (Hrsg.)

Herz- und kreislaufwirksame Medikamente in Anästhesie, Intensiv- und Notfallmedizin

Unter Mitarbeit von
F. W. Ahnefeld, D. Balogh, D. Baumgart, H. Bergmann, L. Brandt, J. Dämmgen,
W. Dick, E. Erdmann, W. Feuerer, M. Georgieff, A. Goertz, R. Griebenow,
M. Haehl, M. Halmágyi, G. Heusch, V. Hombach, J. Holtz, J. Kilian, F. V. Kohl,
E. P. Kromer, K. H. Lindner, H. Metzler, W. Motz, T. Pasch, J. Peters, P. Pop,
H. Reinelt, E. Rügheimer, H. P. Schuster, H. Tillmanns

Mit 62 Abbildungen und 12 Tabellen

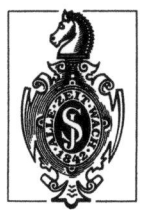

Springer-Verlag
Berlin Heidelberg New York
London Paris Tokyo
Hong Kong Barcelona
Budapest

ISBN-13:978-3-540-57634-1   e-ISBN-13:978-3-642-78777-5
DOI: 10.1007 /978-3-642-78777-5

Die Deutsche Bibliothek – CIP-Einheitsaufnahme
Herz- und kreislaufwirksame Medikamente in Anästhesie, Intensiv- und Notfallmedizin; mit 12 Tabellen /
F. W. Ahnefeld ... (Hrsg.). – Unter Mitarb. von F. W. Ahnefeld ... – Berlin; Heidelberg; New York; London; Paris;
Tokyo; Hong Kong; Barcelona; Budapest: Springer, 1995
  (Klinische Anästhesiologie und Intensivtherapie; Bd. 47)
  ISBN-13:978-3-540-57634-7

NE: Ahnefeld, Friedrich Wilhelm [Hrsg.]

Dieses Werk ist urheberrechtlich geschützt. Die dadurch begründeten Rechte, insbesondere die der Übersetzung, des Nachdrucks, des Vortrags, der Entnahme von Abbildungen und Tabellen, der Funksendung, der Mikroverfilmung oder der Vervielfältigung auf anderen Wegen und der Speicherung in Datenverarbeitungsanlagen, bleiben, auch bei nur auszugsweiser Verwertung, vorbehalten. Eine Vervielfältigung dieses Werkes oder von Teilen dieses Werkes ist auch im Einzelfall nur in den Grenzen der gesetzlichen Bestimmungen des Urheberrechtsgesetzes der Bundesrepublik Deutschland vom 9. September 1965 in der jeweils geltenden Fassung zulässig. Sie ist grundsätzlich vergütungspflichtig. Zuwiderhandlungen unterliegen den Strafbestimmungen des Urheberrechtsgesetzes.

© Springer-Verlag Berlin Heidelberg 1995

Die Wiedergabe von Gebrauchsnamen, Handelsnamen, Warenbezeichnungen usw. in diesem Werk berechtigt auch ohne besondere Kennzeichnung nicht zu der Annahme, daß solche Namen im Sinne der Warenzeichen- und Markenschutz-Gesetzgebung als frei zu betrachten wären und daher von jedermann benutzt werden dürfen.

Produkthaftung: Für Angaben über Dosierungsanweisungen und Applikationsformen kann vom Verlag keine Gewähr übernommen werden. Derartige Angaben müssen vom jeweiligen Anwender im Einzelfall anhand anderer Literaturstellen auf ihre Richtigkeit überprüft werden.

Satz: Elsner & Behrens GmbH, Oftersheim
SPIN: 10127757   19/3130-5 4 3 2 1 0 – Gedruckt auf säurefreiem Papier

Vorwort

Herz- und kreislaufwirksame Medikamente gehören zum Methodenreservoir des Anästhesisten in allen Teilbereichen seiner klinischen Tätigkeit. Sie erfordern nicht zuletzt wegen ihrer immer selektiveren Wirkung oder der heute auch häufig gewählten Kombinationen präzise Indikationsstellungen, auch eine individuelle, den Ursachen oder Ursachenkombinationen angepaßte Dosierung. In zunehmendem Umfang sind Patienten während der Narkose und im Rahmen der Intensivtherapie zu versorgen, die wegen kardiozirkulatorischer Vorerkrankung unter einer Dauermedikation stehen oder bei denen nach vorausgehendem internistischem Konsil präoperativ eine medikamentöse Behandlung erfolgt, um die Ausgangssituation zu verbessern.

In diesem Workshop haben wir bewußt die interdisziplinäre Zusammenarbeit in Referaten und der Diskussion gesucht, um die spezifischen Fragen und Probleme herauszuarbeiten und Antworten bzw. Lösungen zu suchen, aber auch um den internistischen Partnern die Besonderheiten zu verdeutlichen, die sich für den Anästhesisten während der Narkose oder in der Intensiv- und Notfallmedizin ergeben.

In Grundlagenreferaten wurde der Stand unseres Wissens aus den Bereichen der Pathophysiologie und der klinischen Pharmakologie vermittelt, in gleicher Weise die heute gültigen Behandlungsstrategien bei unterschiedlichen kardiovaskulären Erkrankungen, ihre Bewertung und Effektivitätskontrolle dargestellt. Einen besonderen Schwerpunkt bildete die Intensivmedizin mit dem septischen und nichtseptischen Kreislaufversagen sowie die Soforttherapie kardiovaskulärer Erkrankungen in der Notfallmedizin.

Im abschließenden Teil sind die arterielle Hypertension, die vasogene Hypotension sowie die akute und chronische pulmonale Hypertension abgehandelt. In der umfangreichen Diskussion konnten spezielle Fragen ergänzend beantwortet werden.

Die Herausgeber hoffen, daß sie mit dem Inhalt dieses Bandes das Ergebnis der interdisziplinären Aufarbeitung eines aktuellen Themas vorlegen können. Sie haben allen Referenten und Diskussionsteilnehmern, der Firma Thomae, Biberach, für die finanzielle Unterstützung der Tagung und schließlich dem Springer-Verlag für die bewährte Zusammenarbeit zu danken.

Ulm, im Januar 1995 *F. W. Ahnefeld*

Inhaltsverzeichnis

A. Grundlagen für den Einsatz herz- und kreislaufwirksamer Medikamente

Pathophysiologie der Myokardischämie
D. Baumgart, G. Heusch 3

Klinisch-pharmakologische Aspekte kardioaktiver Pharmaka
E. Erdmann, R. H. G. Schwinger, M. Böhm 46

Prä-, intra- und postoperative Herzinsuffizienz:
Diagnostik, Behandlungsstrategien und Effektivitätskontrolle
E. P. Kromer 61

Prä- und intraoperative Rhythmusstörungen –
Bewertung und Behandlungsstrategien
H. Metzler 76

Zusammenfassung der Diskussion zu Teil A 87

B. Herz- und kreislaufwirksame Medikamente in der Intensiv- und Notfallmedizin

Charakterisierung der Kreislaufveränderungen unter Intensivtherapie
und Zielpunkte einer adäquaten kardiozirkulatorischen Therapie
M. Georgieff, B. Kugler, T. Schricker 101

Gegenwärtiger Stand des Herz- und Kreislaufmonitorings
T. Pasch, A. Zollinger 111

Therapie des nichtseptischen kardiogenen Kreislaufversagens
R. Griebenow 122

Therapie des perioperativ auftretenden nichtseptischen,
nichtkardiogenen Kreislaufversagens
A. Goertz 129

Therapie des septischen Kreislaufversagens
H. Reinelt, K. H. Lindner 139

Spezielle Aspekte der Herz- und Kreislauftherapie
im Rahmen der Notfallmedizin
  T. Pop 154

Zusammenfassung der Diskussion zu Teil B 161

C. Herz- und kreislaufwirksame Medikamente bei speziellen Erkrankungen

Akute arterielle Hypertension – Ursachen, Auswirkungen und Therapie
  W. Motz, M. Vogt, B.-E. Strauer 173

Vasogene Hypotension – Ursachen, Auswirkungen, Therapie
  J. Peters 181

Das ischämische Herz – Ursachen, Auswirkungen und Therapie
  H. Tillmanns 206

Chronische pulmonale Hypertonie – Ursachen, Auswirkungen, Therapie
  V. Hombach, S. Wieshammer, M. Hetzel 221

Akute pulmonale Hypertension (Lungenembolie) –
Ursachen, Auswirkungen, Therapie
  F. V. Kohl 241

Zusammenfassung der Diskussion zu Teil C 250

Sachverzeichnis 257

Verzeichnis der Referenten und Diskussionsteilnehmer

Ahnefeld, F. W., em. Prof. Dr. Dr. h. c.
Universität Ulm,
Steinhövelstr. 9, D-89075 Ulm

Balogh, D., Priv.-Doz. Dr.
Universitätsklinik für Anästhesie
und Allgemeine Intensivmedizin,
Anichstr. 35, A-6020 Innsbruck

Baumgart, D., Dr.
Abteilung für Kardiologie
Innere Medizin
Universitätsklinikum Essen
Hufelandstr. 55, D-45147 Essen

Bergmann, H., Prof. Dr.
Sanatorium Wels,
Salzburger Str. 65, A-4600 Wels

Brandt, L., Prof. Dr.
Direktor des Instituts für Anästhesie
Kliniken der Stadt Wuppertal,
Heusnerstr. 40, D-42283 Wuppertal

Dämmgen, J., Dr.
Abteilung Pharmakologische Forschung,
Dr. Karl Thomae GmbH
Birkendorfer Str. 65, D-88397 Biberach

Dick, W., Prof. Dr. Dr. h. c
Klinik für Anästhesiologie
der Johannes Gutenberg-Universität,
Langenbeckstr. 1, 55101 Mainz

Erdmann, E., Prof. Dr.
Medizinische Klinik, Innere Medizin III
der Universität zu Köln,
Joseph-Stelzmann-Str. 9, D-50924 Köln

Feuerer, W., Dr.
Abteilung Klinische Forschung,
Dr. Karl Thomae GmbH
Birkendorfer Str. 65, D-88397 Biberach

Georgieff, M., Prof. Dr.
Universitätsklinik für Anästhesiologie,
Klinikum der Universität Ulm,
Steinhövelstr. 9, D-89075 Ulm

Goertz, A., Dr.
Universitätsklinik für Anästhesiologie,
Klinikum der Universität Ulm,
Steinhövelstr. 8, D-89075 Ulm

Griebenow, R., Priv.-Doz. Dr.
Medizinische Universitätsklinik II,
Medizinische Klinik Merheim,
Ostmerheimer Str. 200, D-51109 Köln

Haehl, M., Dr.
Abteilung Klinische Entwicklung,
Boehringer Ingelheim Deutschland,
Birkendorfer Str. 65, D-88397 Biberach

Halmágyi, M., Prof. Dr.
Klinik für Anästhesiologie der
Johannes Gutenberg-Universität Mainz,
Langenbeckstr. 1, D-55101 Mainz

Heusch, G., Prof. Dr.
Abteilung für Pathophysiologie,
Medizinische Klinik und Poliklinik,
Universitätsklinikum Essen,
Hufelandstr. 55, D-45147 Essen

Hombach, V., Prof. Dr.
Abteilung Innere Medizin IV,
Medizinische Universitätsklinik
und Poliklinik,
Klinikum der Universität Ulm,
Robert-Koch-Str. 8, D-89081 Ulm

Holtz, J., Prof. Dr.
Institut für Pathophysiologie der
Martin-Luther-Universität Halle-Wittenberg,
Magdeburger Str. 6, D-06112 Halle

Kilian, J., Prof. Dr.
Sektion Spezielle Anästhesie,
Universitätsklinik für Anästhesiologie,
Klinikum der Universität Ulm,
Prittwitzstr. 43, D-89075 Ulm

Kohl, F. V., Prof. Dr.
III. Innere Abteilung,
Krankenhaus Neukölln,
Rudower Str. 48, D-12351 Berlin

Kromer, E. P., Prof. Dr.
Klinik und Poliklinik für Innere Medizin II,
Klinikum der Universität Regensburg,
Franz-Josef-Strauß-Allee 11,
D-93053 Regensburg

Lindner, K. H., Prof. Dr.
Universitätsklinik für Anästhesiologie,
Klinikum der Universität Ulm,
Steinhövelstr. 9, D-89075 Ulm

Metzler, H., Prof. Dr.
Universitätsklinik für Anästhesiologie,
Auenbruggerplatz 5, A-8036 Graz

Motz, W., Prof. Dr.
Medizinische Klinik und Poliklinik B
Ernst-Moritz-Arndt-Universität
Friedrich-Loeffler-Str. 23
D-17489 Greifswald

Pasch, T., Prof. Dr.
Institut für Anästhesiologie,
Universitätsspital Zürich,
Rämistr. 100, CH-8091 Zürich

Peters, J., Priv.-Doz. Dr.
Institut für Anästhesiologie,
Medizinische Einrichtungen der
Heinrich-Heine-Universität Düsseldorf
Moorenstr. 5, D-40225 Düsseldorf

Pop, P., Prof. Dr.
I. Medizinische Abteilung,
Allgemeines Krankenhaus Harburg,
Eißendorfer Pferdeweg 52, D-21075 Hamburg

Reinelt, H., Dr.
Universitätsklinik für Anästhesiologie,
Klinikum der Universität Ulm,
Steinhövelstr. 9, D-89075 Ulm

Rügheimer, E., Prof. Dr.
Institut für Anästhesiologie
der Universität Erlangen-Nürnberg
Krankenhausstr. 12, D-91054 Erlangen

Schuster, H. P., Prof. Dr.
Medizinische Klinik I,
Städtisches Krankenhaus Hildesheim,
Weinberg 1, D-31134 Hildesheim

Tillmanns, H., Prof. Dr.
Zentrum für Innere Medizin,
Abteilung Innere Medizin-Kardiologie,
Klinik der Justus-Liebig-Universität Gießen,
Klinikstr. 36, D-35392 Gießen

Verzeichnis der Herausgeber der Schriftenreihe

Prof. Dr. med. Dr. h. c.
Friedrich Wilhelm Ahnefeld
Universität Ulm
Steinhövelstr. 9, D-89075 Ulm

Prof. Dr. med. Hans Bergmann
Sanatorium Wels,
Salzburger Str. 65, A-4600 Wels

Prof. Dr. med. Dr. h. c. Wolfgang Dick
Klinik für Anästhesiologie, Klinikum der
Johannes Gutenberg-Universität
Langenbeckstr. 1, D-55131 Mainz

Prof. Dr. med. Miklos Halmágyi
Klinik für Anästhesiologie, Klinikum der
Johannes Gutenberg-Universität
Langenbeckstr. 1, D-55131 Mainz

Prof. Dr. med. Thomas Pasch
Institut für Anästhesiologie,
Universitätsspital
Rämistr. 100, CH-8091 Zürich

Prof. Dr. med. Erich Rügheimer
Institut für Anaesthesiologie
der Universität Erlangen-Nürnberg
Krankenhausstr. 12, D-91054 Erlangen

Schriftleiter:

Prof. Dr. Jürgen Kilian
Sektion Spezielle Anästhesie
Universitätsklinik für Anästhesiologie,
Klinikum der Universität Ulm
Prittwitzstr. 43, D-89075 Ulm

A. Grundlagen für den Einsatz herz- und kreislaufwirksamer Medikamente

Pathophysiologie der Myokardischämie

D. Baumgart, G. Heusch

Die Myokardischämie wird traditionell als ein Mißverhältnis zwischen dem Energieangebot durch die Koronardurchblutung und dem Energiebedarf im wesentlichen für die Myokardkontraktion verstanden. Die Befunde, die diese Vorstellung stützen, haben jedoch dem grundsätzlich regionalen Charakter der Myokardischämie nicht Rechnung getragen. Einerseits wurde in vielen Fällen nicht die regionale myokardiale Durchblutung gemessen, andererseits wurde der regionale Energiebedarf der ischämischen Region aus dem Bedarf des gesamten Herzens oder dem Bedarf nichtischämischer Areale geschätzt. Die Koronargefäße werden in der klassischen Vorstellung der Myokardischämie als maximal weitgestellt angesehen, und Veränderungen der Myokarddurchblutung werden deshalb der extravaskulären Kompression zugeschrieben.

In dieser Übersicht sollen neue Aspekte der Myokardischämie vorgestellt werden. Eine aktive Koronarvasomotion ist im Gegensatz zu der oben genannten klassischen Vorstellung wesentlich an der Auslösung einer Myokardischämie beteiligt. Auf regionalem Niveau ist die Myokardischämie im Gegensatz zu der oben genannten Vorstellung nicht durch ein Mißverhältnis von Durchblutung und Funktion gekennzeichnet.

Aktive Koronarvasomotion als Auslöser der Myokardischämie

Koronarvasomotion bei Myokardischämie

Zur besseren Gliederung der koronarvasomotorischen Mechanismen soll hier ein Schema vorgestellt werden, anhand dessen Kriterien sowohl physiologische als auch pathophysiologische koronare Vasomotion beurteilt werden können (Abb. 1) [1]. Die Vasomotion ist letztlich immer eine aktive Weiter- oder Engerstellung der Gefäße nach Relaxation oder Kontraktion der glatten Gefäßmuskulatur. Nach der Lokalisation im koronaren Gefäßbaum kann eine Vasomotion verschiedener Koronarsegmente unterschieden werden. Die koronare Vasomotion kann primär die epikardialen, zuleitenden Koronararterien – mit oder ohne Stenose –, die Widerstandsgefäße der Endstrombahn oder die Kollateralen betreffen, die ein poststenotisches Gefäßbett mit seiner Umgebung verbinden. Nach der Lokalisation der Koronargefäße im Myokard kann eine Vasomotion in verschiedenen transmuralen Myokardschichten unterschieden werden [2]. Eine koronare Vasomotion kann alle Myokardschichten homogen betreffen, sie kann aber auch vorwiegend subendokar-

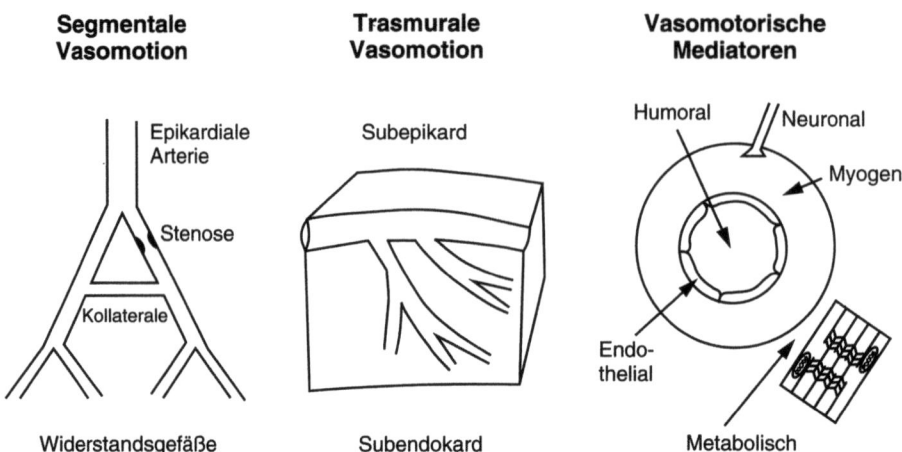

Abb. 1. Schematische Charakterisierung der koronaren Vasomotion. Ausführliche Beschreibung im Text. (Aus [1])

dial oder vorwiegend subepikardial ausgeprägt sein. Schließlich kann die koronare Vasomotion nach ihren Mediatoren gegliedert werden. Eine direkt von den letztlich vasomotorischen glatten Gefäßmuskelzellen selbst ausgehende myogene Vasomotion ist die Reaktion auf Änderungen des intravasalen bzw. transmuralen Drucks [3, 4]. An die aktuellen Stoffwechselbedürfnisse des Myokards wird die Koronardurchblutung durch eine metabolische Vasomotion gekoppelt [5]. In den letzten Jahren wurde die Bedeutung der Endothelzellen für die Koronarvasomotion zunehmend deutlich, insbesondere ihre zentrale Rolle bei der sekundären Dilatation epikardialer Koronararterien nach primärer Dilatation der Widerstandsgefäße [6]. Neuronale [7-9] und mit gewisse Verzögerung auch humorale Mediatoren sind für akute Änderungen des koronaren Gefäßtonus im Rahmen akuter Änderungen der kardiovaskulären Homöostase verantwortlich [10]. Schließlich kann pharmakologisch eine Koronarvasomotion durch Interaktion mit den genannten physiologischen Mediatoren, aber auch durch grundsätzlich andere Mechanismen vermittelt werden.

Epikardiale Koronarkonstriktion

Einer kritischen Drosselung der Koronardurchblutung auf dem Niveau der epikardialen Koronararterien liegt ein Spektrum pathophysiologischer Prozesse vom Koronarspasmus über die dynamische Koronarstenose bis hin zu Änderungen im hämodynamischen Schweregrad fixer Koronarstenosen zugrunde. Diese pathophysiologischen Prozesse unterscheiden sich im quantitativen Anteil von aktiver koronarer Vasokonstriktion und fixer mechanischer Koronarobstruktion bei der Auslösung einer Myokardischämie.

Auch in Gegenwart einer morphologisch fixen Koronarstenose kann sich der hämodynamische Schweregrad der Stenose ändern. Unabhängig vom Eintritts- und Austrittswinkel, die das Ausmaß von Turbulenzen am Übergang vom normalen zum stenotischen Gefäßwandabschnitt bestimmen und sich in Abhängigkeit von der Vasomotion der normalen Gefäßwandanteile ändern [11], ist der intraluminale Druck von entscheidender Bedeutung für den aktuellen luminalen Querschnitt des stenotischen Gefäßsegmentes. Auch wenn die Beziehung zwischen Koronardurchblutung und Perfusionsdruck nicht linear ist, so daß aus dem aktuellen Verhältnis von Perfusionsdruck und Koronardurchblutung nur ein scheinbarer Koronarwiderstand errechnet werden kann [12], können Veränderungen des intraluminalen Perfusionsdrucks den hämodynamischen Schweregrad einer Koronarstenose verändern. In Gegenwart einer fixen, hochgradigen Koronarstenose kann eine akute Dilatation des poststenotischen koronaren Gefäßbettes mit konsekutivem Abfall des poststenotischen Perfusionsdrucks die Koronardurchblutung deutlich reduzieren [13]. Die Zunahme des hämodynamischen Schweregrads der Stenose ist echt und nicht durch Berechnung des Stenosewiderstands nach dem Ohmschen Gesetz vorgetäuscht, weil sich dann statt der beobachteten Zunahme des Stenosewiderstands bei abnehmender Koronardurchblutung aufgrund der nichtlinearen Druck-Fluß-Beziehung eine Abnahme des errechneten Stenosewiderstands ergeben müßte.

Eine Zunahme des hämodynamischen Schweregrades einer fixen Koronarstenose durch poststenotische Koronardilatation und konsekutiven Abfall des poststenotischen koronaren Perfusionsdrucks konnte experimentell nach transienter Koronarokklusion [13], intrakoronarer Kontrastmittelgabe [13], bei Tachykardie während atrialer Elektrostimulation [14] und bei körperlicher Belastung [15] gezeigt werden. Umgekehrt nimmt der hämodynamische Schweregrad einer Stenose bei Erhöhung des koronaren Perfusionsdrucks ab [16]. Von wesentlich größerem Ausmaß sind Veränderungen im hämodynamischen Schweregrad einer Koronarstenose, wenn das stenosierte Gefäßsegment außer dem sklerosierten Wandanteil einen Wandanteil mit erhaltener Vasomotion umfaßt. Ein Wandsegment mit erhaltener glatter Gefäßmuskulatur bei exzentrischer Koronarstenose läßt sich histologisch häufig nachweisen [17]. Hier kann dann eine dynamische Koronarstenose vorliegen [12, 18, 19], wenn sich der organisch bedingten Sklerose eine aktive Koronarkonstriktion auflagert, die dann eine akute Myokardischämie auslöst. Eine akute ischämische myokardiale Dysfunktion kann beim Patienten mit einer unter Ruhebedingungen kompensierten schweren Koronarstenose durch isometrische Muskelarbeit [20] ausgelöst werden. Für die Auslösung der Ischämie ist eine reflektorisch vermittelte Koronarkonstriktion des stenotischen Wandsegments (Abb. 2) verantwortlich, nicht die Zunahme der Herzarbeit; durch intrakoronare Gabe von Nitroglyzerin wird die Konstriktion des stenotischen Gefäßsegments verhindert und trotz unveränderter Zunahme der Herzarbeit auch die Myokardischämie [20]. Auch der Kalziumantagonist Diltiazem kann die reflektorische Koronarkonstriktion einer signifikanten Stenose und die resultierende Myokardischämie verhindern [21]. Brown et al. [20] führen die reflektorisch ausgelöste Konstriktion des stenotischen Wandsegmentes auf die Aktivierung α-adrenerger Rezeptoren zurück. Auch durch dynamische Muskelarbeit kann eine Konstriktion stenotischer Koronarsegmente ausgelöst werden [22].

Möglicherweise nur graduelle Unterschiede bestehen zwischen der zuvor dargestellten dynamischen Koronarstenose und dem Koronarspasmus. In der Tat treten kritische Koronarkonstriktionen oder Spasmen vorzugsweise in unmittelbarer Nachbarschaft organischer Läsionen auf [23]. Ausgehend von diesem Befund entwickelte MacAlpin die Theorie, daß eine „kritische" Koronarokklusion rein

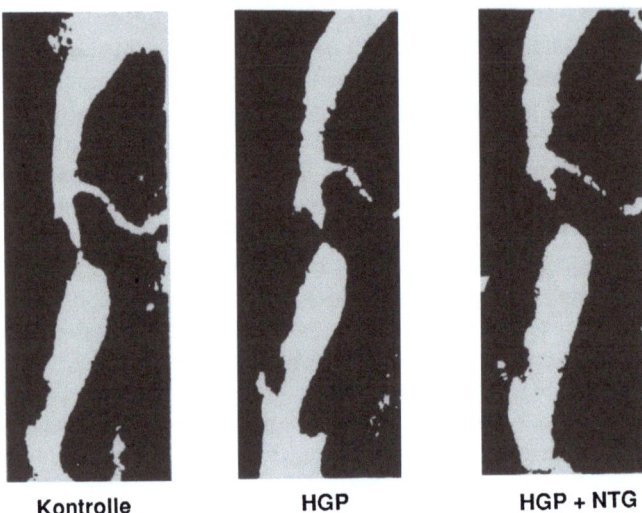

Kontrolle **HGP** **HGP + NTG**

Abb. 2. Koronarangiographisch dokumentierte Konstriktion einer signifikanten Koronarstenose auf reflektorische Sympathikusaktivierung durch isometrische Muskelarbeit („handgrip": *HGP*); Dilatation auch des stenotischen Segmentes nach Nitroglyzerin (*NTG*) (Aus [20])

geometrisch durch eine normale Vasokonstriktion in einem stenotischen Gefäßsegment ausgelöst werden kann. Die gleiche Abnahme im Außenradius eines Gefäßsegments ist bei zunehmendem Schweregrad einer vorbestehenden stenotischen Lumenreduktion mit einer zunehmend stärkeren Abnahme des Innenradius verbunden [24]. Im Gegensatz zu dieser rein geometrischen Theorie eines Koronarspasmus betonen die Untersuchungen von Serruys et al. [25] die Unberechenbarkeit der Vasomotion in einem stenosierten epikardialen Koronarsegment. Während eines Provokationstests mit Methergin entsprach die angiographisch bestimmte Lumenreduktion des stenosierten Segments nur in der Minderzahl der Fälle der nach der Vasokonstriktion normaler Gefäßsegmente aufgrund geometrischer Annahmen erwarteten Lumenreduktion, in der Mehrzahl der Fälle lag eine lokale Hyperkontraktilität im Sinne eines Spasmus vor. Über die Ursachen einer lokalen Hyperkontraktilität der koronaren Gefäßwand kann z. Z. nur spekuliert werden; dennoch sollen hier einige in diesem Zusammenhang bedeutsame Befunde vorgestellt werden.

Eine α_1-adrenerg vermittelte Konstriktion epikardialer Koronargefäße kann durch Sympathikusaktivierung ausgelöst werden; die Kaliberänderung ist jedoch nicht ausreichend, um eine meßbare Reduktion der Koronardurchblutung zu verursachen [26]. Die Auslösung eines Koronarspasmus durch Ergonovin kann als klassischer Provokationstest zur Diagnose einer spastischen Angina pectoris gelten [27, 28]. Die Auslösung eines Koronarspasmus durch Ergonovin scheint jedoch der serotonergen Wirkkomponente zuzuschreiben zu sein, während die α-adrenerge Wirkkomponente nur von untergeordneter Bedeutung ist [29]. Mit Entwicklung einer cholesterininduzierten Atherosklerose nehmen die konstriktiven Effekte von Serotonin auf große Arteriensegmente noch zu [30, 31]. Auch für Histamin wurde eine Bedeutung bei der Auslösung eines Koronarspasmus diskutiert [32].

Besonders attraktiv erscheint die Hypothese, daß eine Schädigung des Endothels epikardialer Koronararterien zur lokalen Hyperkontraktilität prädisponiert [33, 34]. Das Endothel kann relaxierende Faktoren freisetzen [35, 36]. Nach experimenteller Endothelläsion wird an den großen Beinarterien eine verstärkte Vasokonstriktion bei α_1-adrenerger Stimulation beobachtet [37]. An den epikardialen Koronararterien des Hundes schlägt eine acetylcholininduzierte Vasodilatation nach Endothelentfernung in eine Konstriktion um [38], die koronarkonstriktorischen Effekte von Serotonin werden potenziert [39]. Auch beim Patienten löst Acetylcholin in intakten Koronararterien überwiegend eine Dilatation, in arteriosklerotischen Koronarsegmenten jedoch regelmäßig eine Koronarkonstriktion aus [40–42].

Von besonderer Bedeutung erscheint in diesem Zusammenhang die etwa gleichzeitig von Holtz et al. [43, 44] und von Hintze u. Vatner [45] beschriebene Wechselwirkung zwischen der koronaren Mikrozirkulation und dem Durchmesser epikardialer Koronararterien. Eine Zunahme der Koronardurchblutung, wie sie durch postokklusive reaktive Hyperämie oder Adenosin ausgelöst werden kann, führt mit zeitlicher Verzögerung auch zur Zunahme des Durchmessers epikardialer Koronararterien. Holtz schlägt die Hypothese vor, daß eine arterioläre Koronardilatation über eine Durchblutungssteigerung eine vermehrte Scherspannung an der luminalen Endotheloberfläche induziert, die dann dort zur Freisetzung eines vasodilatierenden Faktors führt. Prostanoide kommen als Mediatoren dieser endothelial vermittelten Vasodilatation nicht in Frage, da die Hemmung der Zyklooxygenase durch Indomethacin oder Diclofenac ohne Einfluß auf diese Phänomene ist.

Nach dieser Hypothese kann die Häufung von Episoden spastischer Angina pectoris während der Nacht- und frühen Morgenstunden möglicherweise dadurch erklärt werden, daß zu dieser Zeit Myokardfunktion und -metabolismus geringer sind und damit auch die flußabhängige, endothelvermittelte Koronardilatation abgeschwächt ist. Bemerkenswert an dieser Hypothese ist, daß hier im Gegensatz zur belastungsinduzierten Myokardischämie, bei der eine primäre Steigerung des myokardialen O_2-Bedarfs im Mittelpunkt steht, eine primäre Reduktion des myokardialen Bedarfs als Auslöser einer Myokardischämie angesehen wird.

Eine endotheliale Dysfunktion mit Störung des Gleichgewichts zwischen vasokonstriktorischen und vasodilatatorischen Mechanismen ist auch bei Hypercholesterolämie und arterieller Hypertonie zu finden. Bei Hypercholesterolämie ist die koronare Dilatation in Reaktion auf Azetylcholin abgeschwächt, oder es resultiert sogar eine Koronarkonstriktion aufgrund der vorherrschenden Stimulation muskarinerger Rezeptoren an der glatten Gefäßmuskulatur [40]. Vermutlich beeinträchtigt insbesondere oxidiertes LDL-Cholesterol [46] die endotheliale Produktion von NO/ EDRF aus Arginin [47].

Sowohl akute als auch chronische Blutdrucksteigerungen gehen mit einer endothelialen Dysfunktion und einer abgeschwächten endothelvermittelten Koronardilatation einher [48, 49]. Jedoch ist bisher unklar, ob diese eingeschränkte Endothelfunktion Ursache oder Folge der Hypertonie ist.

Kritisch betont werden muß jedoch, daß 1) der epikardiale Koronarwiderstand unter physiologischen Bedingungen nur etwa 5% des totalen Koronarwiderstandes beträgt [50, 51] und 2) die experimentell beobachtete Änderung des Durchmessers epikardialer Koronargefäße in allen zuvor genannten Untersuchungen von so geringem Ausmaß war, daß sie nur bei Hochrechnung auf bereits kritisch stenosierte Gefäße zu einer Reduktion der Koronardurchblutung beitragen könnte – ein experimenteller Beweis dafür steht bis heute aus. Auch kann nicht verschwiegen werden, daß trotz experimenteller Hinweise auf eine verstärkte α-adrenerg oder serotonerg vermittelte Koronarkonstriktion eine entsprechende klinische Therapie der spastischen Angina pectoris sich nicht als erfolgreich erwiesen hat [52–54]. In Zukunft muß hier sicher auch verstärkt an andere als die klassischen Neurotransmitter gedacht werden. Das Neuropeptid Y etwa kommt in menschlichen Koronararterien in besonders hoher Konzentration vor [55]. Durch intrakoronare Infusion von Neuropeptid Y konnte bei Patienten eine ausgeprägte Myokardischämie, allerdings ohne angiographisch nachweisbare Veränderung im Durchmesser epikardialer Koronararterien ausgelöst werden [56]; die Vasokonstriktion muß also in der Endstrombahn stattgefunden haben.

Zusammenfassend kann festgestellt werden, daß auf dem Niveau der epikardialen Koronargefäße die Koronardurchblutung kritisch gedrosselt werden kann. Während sich auch der hämodynamische Schweregrad einer fixen Stenose ändern kann, steht bei einer dynamischen Stenose mit exzentrischer Sklerose und normalem Wandsegment und besonders beim Koronarspasmus die epikardiale Koronarkonstriktion im Vordergrund. Die Ursachen für eine Hyperkontraktilität epikardialer Koronararterien und letztlich damit die Ursache der spastischen Angina pectoris müssen trotz zahlreicher interessanter experimenteller Befunde noch als unklar gelten.

Kompensatorische Koronardilatation bei Myokardischämie

Die Koronardurchblutung unterliegt einer effektiven Autoregulation: in einem Bereich von 70–130 mm Hg wird die Koronardurchblutung durch eine koronare Vasomotion unabhängig vom koronaren Perfusionsdruck konstant gehalten [57]. Ein intaktes koronares Gefäßsystem verfügt entsprechend über die Fähigkeit, bei unverändertem Perfusionsdruck durch Dilatation die Koronardurchblutung etwa um das 5fache zu steigern [58], d. h. es verfügt über eine beträchtliche endogene Koronarreserve [59]. In Gegenwart einer proximalen Koronarstenose wird diese endogene Koronarreserve in der poststenotischen Strombahn rekrutiert [60], um unter Ruhebedingungen die Durchblutung und kontraktile Funktion des poststenotischen Myokards aufrechtzuerhalten. Diese endogene Koronarreserve wird in den subendokardialen eher als in den subepikardialen Myokardschichten ausgeschöpft [61–63]. Trotz Ausschöpfung der endogenen Koronarreserve und bei bereits reduzierter myokardialer Durchblutung und Funktion kann die Koronarreserve pharmakologisch noch weiter rekrutiert werden [64–69].

Die Mechanismen, die der koronaren Autoregulation und der Rekrutierung einer endogenen Koronarreserve zugrunde liegen, sind weitgehend unklar. Sowohl myogene Mechanismen als Reaktion auf einen verringerten koronaren Perfusionsdruck als auch metabolische Mechanismen kommen in Frage [70]. Obwohl die koronare Autoregulation eng an den koronarvenösen und damit vermutlich an den myokardialen pO_2 gekoppelt ist [71], ist der eigentliche Mediator einer metabolischen Regulation unbekannt [10]. Adenosin, dem in diesem Zusammenhang eine entscheidende Rolle zugeschrieben wurde, scheidet zumindest als wesentlicher Mediator einer kompensatorischen, poststenotischen Koronardilatation aus, da enzymatische Inaktivierung von endogen freigesetztem Adenosin durch Desaminase die poststenotische regionale Myokarddurchblutung nicht verändert [72].

Persistenz einer dilatatorischen Koronarreserve im ischämischen Myokard

Bisher wurde eine myokardiale Ischämie als der stärkste dilatatorische Stimulus angesehen, der für eine maximale Dilatation der ischämischen koronaren Endstrombahn verantwortlich ist [73, 74]. In den letzten 10 Jahren hat jedoch eine Reihe experimenteller Untersuchungen übereinstimmend einen persistierenden koronaren vasomotorischen Tonus im ischämischen Myokard nachgewiesen, der dann durch eine pharmakologische Dilatation beseitigt werden konnte [64–69]. Bei einem koronaren Perfusionsdruck von nur 35 mm Hg [65–67] oder 30 mm Hg [68, 75] und wenn bereits eine signifikante Reduktion der regionalen myokardialen Durchblutung [65–68, 75], eine ischämische kontraktile Dysfunktion [65, 67, 75] und eine Nettolaktatproduktion [67, 75] bestehen, kann die regionale myokardiale Durchblutung immer noch durch intrakoronare Infusion von Adenosin deutlich gesteigert werden. Im Subepikard besteht sogar noch bei einem Perfusionsdruck von 25 mm Hg eine vasodilatatorische Reserve [66]. Die Bedeutung einer solchen pharmakologischen Rekrutierung einer koronaren dilatatorischen Reserve für das ischämische Myokard ist jedoch umstritten. In einer Untersuchung an narkotisierten Hunden ging eine signifikante Steigerung der regionalen myokardialen Durchblutung durch Adenosin mit einer mäßigen, jedoch signifikanten Steigerung der regionalen kontraktilen Funktion einher [65].

Dagegen schwächte die Rekrutierung einer koronaren dilatatorischen Reserve durch intrakoronares Adenosin in 2 anderen Untersuchungen an narkotisierten Hunden [75] oder Schweinen [67] weder die regionale kontraktile Dysfunktion noch die Nettolaktatproduktion ab. Die Rekrutierung einer koronaren dilatatorischen Reserve durch i.v. Nifedipin während belastungsinduzierter myokardialer Ischämie bei wachen Hunden ging wiederum mit einer Abschwächung der ischämischen kontraktilen Dysfunktion einher [69]. Bei wachen und narkotisierten, aber nicht thorakotomierten Hunden unter Ruhebedingungen kann im ischämischen Myokard keine dilatatorische Reserve pharmakologisch rekrutiert werden [76].

Daher beruht die rekrutierbare dilatatorische Reserve vermutlich auf einem gesteigerten Vasokonstriktorentonus im ischämischen Myokard [77]; für einen gesteigerten vasokonstriktorischen Tonus im ischämischen Myokard könnten insbesondere α-adrenerge Einflüsse verantwortlich sein, die nach Thorakotomie [78] oder während körperlicher Belastung [69] deutlich zunehmen.

Zwei Untersuchungen aus Julien Hoffmans Labor [75, 79] weisen darauf hin, daß die räumliche Verteilung sowohl der Durchblutung unter Ruhebedingungen als auch der Koronarreserve sehr heterogen ist und daß kleine fleckförmige Areale mit und ohne persistierende koronare dilatatorische Reserve in einer ischämischen Myokardregion dicht nebeneinander existieren [75]. Einerseits unterstützen diese Untersuchungen wiederum das Konzept einer maximalen Koronardilatation während Myokardischämie, zumindest auf einem mikroregionalen Niveau. Andererseits wird die Bedeutung der Rekrutierung einer dilatatorischen Reserve für die regionale kontraktile Funktion auf dem Ausmaß der dilatatorischen Reserve in jeder Mikroregion und der Anzahl solcher Mikroregionen beruhen. Detailliertere Untersuchungen, die die Verteilung der regionalen Durchblutung und regionalen kontraktilen Funktion bei gleicher räumlicher Auflösung erfassen, sind hier erforderlich.

Konstriktion der koronaren Widerstandsgefäße

In Gegenwart einer Koronarstenose [80] und sogar nach maximaler pharmakologischer Koronardilatation durch Adenosin [81] bleiben die Koronargefäße empfindlich für die α-adrenergen konstriktiven Effekte des sympathischen Transmitters Noradrenalin. Auch für Leukotrien C4 [82], Thromboxan A2 [83], Angiotensin [84] und Vasopressin [85] wurde eine Koronarkonstriktion trotz myokardialer Minderperfusion im Experiment belegt.

Unsere eigenen Untersuchungen konzentrierten sich auf die Bedeutung α-adrenerger koronarkonstriktiver Mechanismen für die Auslösung einer Myokardischämie. Zur Kompensation einer proximalen Koronarstenose wird die dilatatorische Koronarreserve des poststenotischen Gefäßbettes in Anspruch genommen. Durch die Inanspruchnahme der Koronarreserve zur Aufrechterhaltung einer unverminderten poststenotischen Durchblutung und Funktion wird jedoch das Potential zur Durchblutungssteigerung bei akuter Belastung zunehmend reduziert. So läßt sich durch elektrische Reizung sympathischer Herznerven am narkotisierten Hund eine ausgeprägte Dilatation intakter Koronararterien auslösen. Die Dilatation fällt aber in Gegenwart einer mäßiggradigen Koronarstenose, die die poststenotische Koronarreserve reduziert, deutlich geringer aus (Abb. 3). In Gegenwart einer hochgradigen Koronarstenose, die die poststenotische Koronarreserve nahezu vollständig aufbraucht, kann durch Sympathikusreizung sogar eine Koronarkonstriktion ausgelöst werden.

Diese poststenotische Koronarkonstriktion führt zur Ischämie des poststenotischen Myokards, die sich in kontraktiler Dysfunktion, Nettolaktatproduktion und malignen Arrhythmien äußert [86]. Die sympathisch ausgelöste poststenotische Koronarkonstriktion wird beim Hund durch vasale α_2-Rezeptoren vermittelt. Der nichtselektive α-Antagonist Phentolamin, der selektive α_2-Antagonist Rauwolscin und der Kalziumantagonist Nifedipin [87] können die sympathisch ausgelöste poststenotische Koronarkonstriktion verhindern. Eine poststenotische Koronarkonstriktion und Myokardischämie können auch durch reflektorische Sympathikusaktivierung, etwa durch Karotisokklusion oder Schmerz, ausgelöst werden [88, 89]. Darüber hinaus besteht zwischen einer einmal ausgelösten Myokardischämie und der Aktivierung sympathischer Herznerven eine Wechselwirkung, die über eine Sympathikusaktivierung zu einer kontinuierlichen Verschlimmerung der Ischämie führt. Dieser Circulus vitiosus kann außer durch α_2-Blockade oder Nifedipin auch durch segmentale epidurale Anästhesie der Herznerven mit Procain [78] und durch zentralnervöse Hemmung der sympathischen Aktivität mit Clonidin unterbrochen werden [90].

Eine signifikante α_2-adrenerg vermittelte poststenotische Koronarkonstriktion kann nicht nur durch elektrische und reflektorische Sympathikusaktivierung am

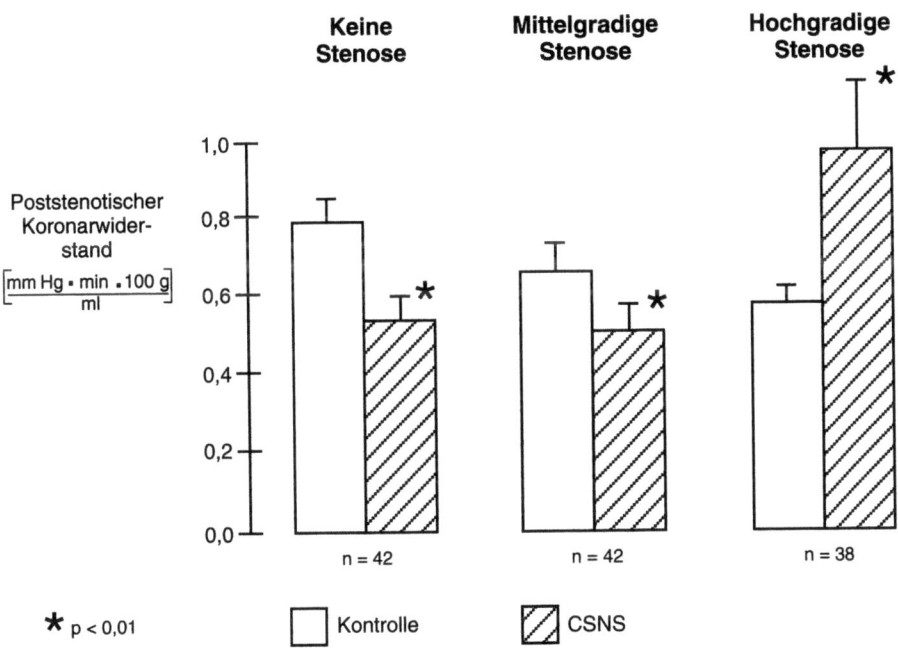

Abb. 3. Durch elektrische Reizung sympathischer Herznerven (*CSNS*) wird an intakten Koronararterien eine deutliche Abnahme des Koronarwiderstands ausgelöst. Wenn der poststenotische Koronarwiderstand in Kompensation einer mittelgradigen Stenose erniedrigt ist, fällt die sympathisch ausgelöste Widerstandsabnahme geringer aus. Distal einer hochgradigen Koronarstenose wird durch Sympathikusreizung sogar eine Widerstandszunahme ausgelöst. (Aus [86])

narkotisierten Hund, sondern auch durch Laufbandbelastung am wachen Hund ausgelöst werden.

Durch intrakoronare Infusion des selektiven α_2-Antagonisten Idazoxan kann die poststenotische regionale Durchblutung und Funktion bei fortgesetzter Laufbandbelastung deutlich verbessert werden [91, 92]. Die Durchblutungsverbesserung durch Idazoxan ist in den Innenschichten des ischämischen Myokards besonders ausgeprägt. Auch die Reduktion der poststenotischen Koronarkonstriktion durch Nifedipin vermindert die belastungsinduzierte Myokardischämie [69]. Dabei verringert Nifedipin insbesondere die Minderdurchblutung der subendo- und mittmyokardialen Schichten (Abb. 4). Ein solcher gesteigerter α_2-adrenerger, konstriktorischer Tonus in der koronaren Mikrozirkulation des Hundes bei Minderperfusion wurde auch durch intravitale, mikroskopische Analyse bestätigt [93].

Kontroverse Ergebnisse zur Bedeutung einer α_2-adrenergen Koronarkonstriktion bei Myokardischämie sollen hier nicht verschwiegen werden. Liang u. Jones [94] bestätigen die Existenz eines koronarkonstriktiven α-adrenergen Tonus bei myokardialer Minderperfusion, finden jedoch eine Verbesserung der Koronardurchblutung nur nach α_1-, nicht nach α_2-Blockade. Der Unterschied zu unseren Ergebnissen mag in dem Unterschied der sympathischen Aktivität begründet liegen. Die Untersuchungen von Liang u. Jones [94] waren auf den sympathischen Ruhetonus eines

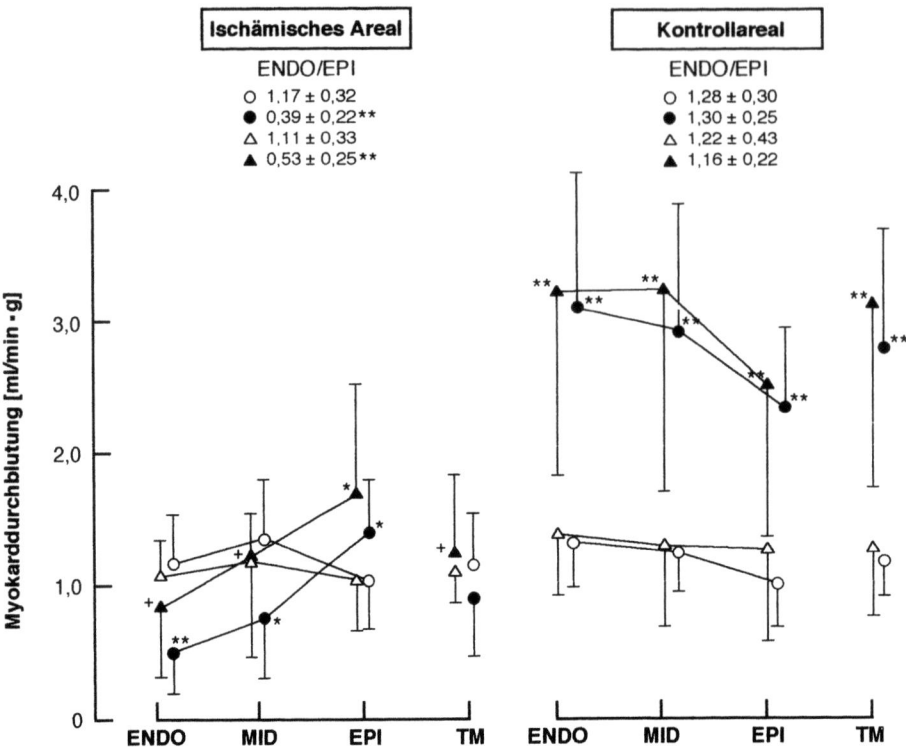

Abb. 4. Transmurale Verteilung der regionalen Myokarddurchblutung in einem ischämischen und einem nichtischämischen Areal. Unter Ruhebedingungen (O) ist die Durchblutungsverteilung im ischämischen und nichtischämischen Areal nicht verschieden. Bei körperlicher Belastung (●) steigt die Durchblutung im nichtischämischen Areal in allen transmuralen Schichten. Dagegen entwickelt sich im ischämischen Areal ein ausgeprägter transmuraler Gradient mit einer Abnahme der subendokardialen und Zunahme der subepikardialen Durchblutung. Nifedipin ist ohne Einfluß auf die Durchblutung unter Ruhebedingungen (△), vermindert aber während Belastung (▲) die Abnahme der Durchblutung im Subendo- und Mittmyokard (*ENDO* subendokardiale Durchblutung, *MID* mittmyokardiale Durchblutung, *EPI* subepikardiale Durchblutung, *TM* transmurale Durchblutung). (Aus [69])

narkotisierten Hundes beschränkt, während wir die sympathische Aktivität am narkotisierten Hund durch elektrische Sympathikusreizung [86] und am wachen Hund durch Laufbandbelastung [91] steigerten, um die Situation einer Belastungsangina zu simulieren. Bei 2 neueren Untersuchungen an wachen Hunden mit einer druckkonstanten koronaren Minderdurchblutung während körperlicher Belastung [92] oder einer belastungsinduzierten Ischämie distal eines Ameroidokkluders [95] verbesserte jedoch auch der selektive α_1-Blocker Prazosin die regionale myokardiale Durchblutung und Funktion.

Im Gegensatz zu unseren Untersuchungen [86, 91] und den gerade erwähnten Studien [92, 94, 95], die zumindest hinsichtlich der pathogenen Rolle einer α-adrenergen Koronarkonstriktion bei Myokardischämie übereinstimmen, schlossen Nathan u. Feigl [96] aus ihren Ergebnissen sogar auf einen positiven Effekt einer α-adrenergen Koronarkonstriktion auf die Durchblutung im ischämischen Myokard. Sie beobachteten an narkotisierten Hunden bei 4 Graden einer flußkonstanten koronaren Minderperfusion einen Anstieg des Quotienten von subendokardialer zu subepikardialer Durchblutung in einem unbehandelten Areal im Vergleich zu einem Phenoxybenzamin-behandelten Areal während intrakoronarer Noradrenalininfusion. Die Folgerung aus diesen Ergebnissen erscheint uns jedoch aufgrund methodischer Schwierigkeiten problematisch:

1) Eine flußkonstante Perfusion verstärkt zwar eine perfusionsdruckabhängige transmurale Durchblutungsumverteilung, verhindert aber artifiziell den entscheidenden Effekt einer α-Blockade in den zuvor genannten Untersuchungen, nämlich eine Durchblutungssteigerung.
2) Änderungen im Verhältnis der subendokardialen zur subepikardialen Durchblutung können nicht als Indikator des Schweregrades einer Myokardischämie gelten [97]. Hier wären Angaben über die absolute subendokardiale Durchblutung (s. unten), die regionale kontraktile Funktion, den regionalen Stoffwechsel oder über elektrophysiologische Parameter erforderlich, um die Schlußfolgerung einer Verschlimmerung der Myokardischämie im phenoxybenzaminbehandelten Areal zu beweisen.
3) Phenoxybenzamin ist ein nichtkompetitiver α-Antagonist, der an $α_1$-Rezeptoren potenter als an $α_2$-Rezeptoren ist [98]. Im Hinblick auf die besonders stark ausgeprägte $α_2$-adrenerge Koronarkonstriktion im ischämischen Subendo- und Mittmyokard [91] könnte Phenoxybenzamin eine artifizielle Umverteilung der Durchblutung induzieren, indem es subepikardiale $α_1$-Rezeptoren antagonisiert, die subendokardialen $α_2$-Rezeptoren jedoch nicht.

Eine transmural inhomogene Verteilung von koronaren $α_1$- und $α_2$-Rezeptoren scheint zwar nicht zu bestehen [99], wohl aber eine unterschiedliche Ansprechbarkeit von $α_1$- und $α_2$-Rezeptoren bei Ischämie. Eine $α_1$-adrenerge Koronarkonstriktion ist mit zunehmender Ischämie geringer ausgeprägt [100], eine $α_2$-adrenerge Koronarkonstriktion auch bei Ischämie unverändert [101]. So könnte Phenoxybenzamin in den Untersuchungen von Nathan u. Feigl [96] $α_1$-Rezeptoren im nichtischämischen Subepikard antagonisiert haben, während die $α_2$-Koronarkonstriktion im ischämischen Subendokard unverändert bestand und damit ein „transmural steal" pharmakologisch ausgelöst hat. Statt einer protektiven Rolle von Noradrenalin unter physiologischen Bedingungen wäre dann nur der pathogene Effekt von Phenoxybenzamin belegt.

Eine wirkliche protektive Rolle sympathischer Herznerven für eine ischämische Myokardregion durch eine subepikardiale α-Konstriktion wurde von Chilian u. Ackell [102] demonstriert. Bei wachen Hunden war während belastungsinduzierter poststenotischer Myokardischämie die subendokardiale Durchblutung in einer normal innervierten Myokardregion höher als in einem phenoldenervierten Areal. Diese protektive Rolle einer positiven transmuralen Durchblutungsumverteilung durch subepikardiale α-Konstriktion war jedoch streng auf neuronal freigesetztes Noradrenalin beschränkt, während die koronarvasomotorischen Effekte bei körperlicher Belastung nach Untersuchungen derselben Autoren durch humorales Noradrenalin vermittelt sind [103]. Dementsprechend wurde durch systemische α-Blockade mit Phentolamin die Durchblutung des ischämischen

Subendokards in der innervierten wie auch in der denervierten Region gesteigert [102].

Ein signifikanter Anstieg des Koronarwiderstandes kann auch bei Patienten mit koronarer Herzkrankheit durch reflektorische Sympathiskusaktivierung im Coldpressor-Test [104] ausgelöst werden [105–107]. Erst kürzlich wurde auch eine Beteiligung vasaler α_2-Adrenozeptoren bei der Koronarkonstriktion am menschlichen Herzen in vivo nachgewiesen. Die selektive Stimulation von α_2-Adrenozeptoren durch BHT 933 reduzierte sowohl den Durchmesser der epikardialen Koronararterien als auch die Koronardurchblutung bei Probanden mit normalen Koronargefäßen [108]. Die therapeutische Wirksamkeit einer intrakoronaren α-Blockade mit dem nichtselektiven α-Antagonisten Phentolamin bei durch körperliche Belastung induzierter Angina pectoris hat sich auch in klinischen Studien erwiesen [109, 110].

Zusammenfassend soll betont werden, daß die koronaren Widerstandsgefäße während einer Myokardischämie nicht maximal dilatiert sind, sondern einen signifikanten konstriktiven Tonus aufweisen. Durch Sympathikusaktivierung kann sowohl im Tierexperiment als auch beim Patienten eine poststenotische, α-adrenerg vermittelte Koronarkonstriktion ausgelöst werden, der eine entscheidende Bedeutung bei der Auslösung einer Myokardischämie zukommt [9]. Diese übereinstimmenden experimentellen und klinischen Befunde bilden die solide pathophysiologische Grundlage für den therapeutischen Einsatz von Koronardilatatoren, insbesondere den von Kalziumantagonisten. Kalziumantagonisten können nämlich funktionell die durch α_2-adrenerge Rezeptoren vermittelte Koronarkonstriktion verhindern [69, 87, 111].

Verteilung der regionalen Durchblutung und ihre Beziehung zur regionalen Funktion im ischämischen Myokard

Die regionale Ausprägung einer Myokardischämie erfordert es, die Wechselwirkung zwischen dem ischämischen Areal und dem umgebenden nichtischämischen Myokard in die Betrachtung einzubeziehen (Abb. 5). Die Myokarddurchblutung eines poststenotischen Areals setzt sich aus 2 Komponenten zusammen, nämlich dem koronararteriellen Einstrom durch die Stenose (F2) und einer Kollateraldurchblutung, die von benachbarten, nicht- oder weniger stenosierten Koronargefäßen ausgeht (F1). Während physischer und psychischer Belastung wird die Funktion des nichtischämischen Myokards gesteigert, der gesteigerte metabolische Bedarf wird durch eine Steigerung der Koronardurchblutung nach metabolischer Dilatation der koronaren Endstrombahn gedeckt.

Die Dilatation der nichtischämischen koronaren Endstrombahn bewirkt eine Abnahme des treibenden Druckgradienten (P1–P2) über den Kollateralen und dadurch eine Abnahme der Durchblutung des ischämischen Areals – ein „collateral steal" [112, 113]. An einem „collateral steal" bei Belastung und Tachykardie ist nicht nur eine metabolische Dilatation im nichtischämischen Myokard beteiligt, sondern auch eine verstärkte extravasale Koronarkompression im ischämischen Myokard [114, 115]. Beide Faktoren tragen zur Reduktion des treibenden Druckgradienten über den Kollateralen bei. Genau genommen bewirkt also eine Abnahme der Myokarddurchblutung im ischämischen Bereich die Myokardischämie.

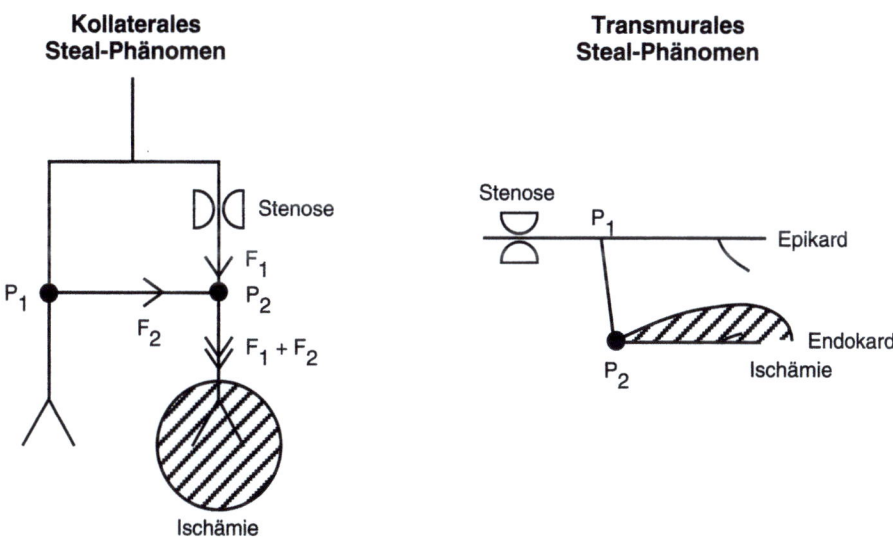

Abb. 5. Schematische Darstellung des Collateral-steal- und des Transmural-steal-Phänomens. Ausführliche Beschreibung im Text (Mod. nach [113])

Die Kollateralgefäße selbst können möglicherweise pharmakologisch dilatiert werden [116, 117] und auf pharmakologische Gabe des selektiven α_2-Antagonisten BHT920 mit einer Konstriktion reagieren [118]. Selbst chronisch entwickelte, ausgereifte Kollateralgefäße reagieren jedoch nicht auf physiologische α-Rezeptorenaktivierung durch Noradrenalin [118, 119]. Daher kommt wohl der direkten Vasomotion der Kollateralen gegenüber der zuvor beschriebenen Änderung des Druckgradienten über den Kollateralen nur eine untergeordnete Bedeutung im Rahmen einer Myokardischämie zu.

Grundsätzlich gilt dieselbe Betrachtung nicht nur für nebeneinanderliegende Areale, sondern auch für die transmurale Verteilung der Durchblutung innerhalb eines von einer Koronararterie versorgten Areals. Durch die Dilatation subepikardialer Koronargefäße und durch die subendokardial stärker wirksame mechanische Kompression der Koronargefäße durch den Ventrikeldruck wird die Durchblutung vom Subendokard zum Subepikard umverteilt – ein „transmural steal" [120]. Eine solche transmurale Umverteilung der regionalen Myokarddurchblutung im Rahmen einer Myokardischämie kann im Experiment durch Laufbandbelastung von Hunden mit chronischer und unter Ruhebedingungen kompensierter Stenose ausgelöst werden [69, 121–126]. Ein Transmural-steal-Phänomen kann wohl als Grundlage der vorwiegend subendokardial ausgeprägten Ischämie bei Angina pectoris und nichttransmuralen Infarkten angesehen werden. Im Hinblick auf die Bedeutung der Steigerung des myokardialen Bedarfs für die Auslösung einer Myokardischämie muß also betont werden, daß eine Steigerung des Bedarfs im nichtischämischen, lateral oder transmural benachbarten Areal über die Durchblutungsumverteilung die absolute Durchblutung der ischämischen Myokardregion reduziert und dadurch zur Auslösung einer Myokardischämie beiträgt.

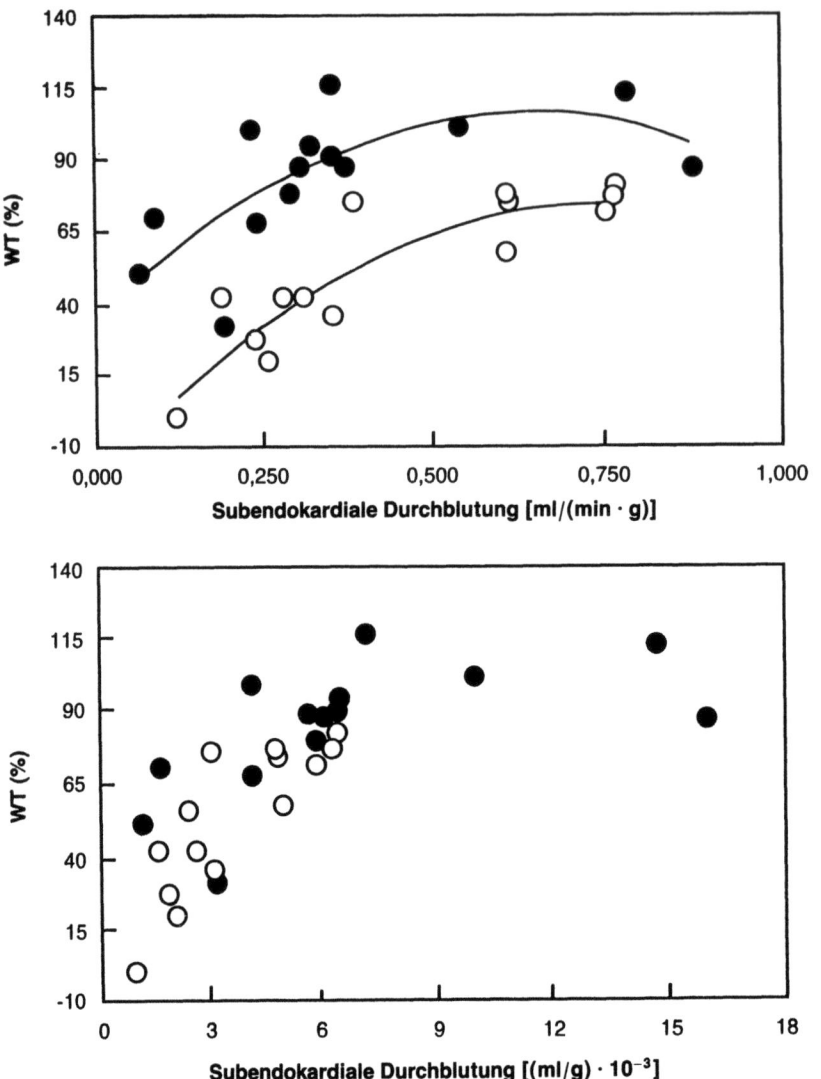

Abb. 6. *Oben*: Beziehung zwischen subendikardialer Durchblutung pro min und systolischer Wandverdickung (*WT*) bei Herzfrequenzen von 122/min (○) und 55/min (●). Bei niedrigeren Herzfrequenzen ist die Funktion bei einer gegebenen Durchblutung größer. *Unten*: Beziehung zwischen subendokardialer Durchblutung pro Herzschlag und systolischer Wandverdickung. Die Beziehung bei beiden Herzfrequenzen sind deckungsleich. (Mod. [129])

Die Beziehung zwischen regionaler Durchblutung und Funktion im ischämischen Perfusionsgebiet verändert sich mit der hämodynamischen Situation [127]. Während körperlicher Belastung bei wachen Hunden mit verschiedenen Stenosegraden wird die Beziehung zwischen systolischer Wandverdickung und subendokardialer Durchblutung verschoben. Im Vergleich zu Ruhebedingungen besteht unter körperlicher Belastung bei gegebener Durchblutung eine niedrigere regionale

Funktion [128]. Wenn die myokardiale Durchblutung jedoch auf die Herzfrequenz normalisiert wird, d. h. als Durchblutung pro Herzschlag im Gegensatz zur Durchblutung pro min dargestellt wird, dann sind diese Fluß-Funktions-Beziehungen unter Ruhe und körperlicher Belastung deckungsgleich. Mit einer solchen Normalisierung auf die Herzfrequenz und Beziehung der Durchblutung auf einen einzelnen Herzschlag wird der Tatsache Rechnung getragen, daß auch die regionale kontraktile Funktion auf einen einzelnen Herzschlag und nicht auf 1 min bezogen wird.

Ähnlich verhält sich die Fluß-Funktions-Beziehung beim anästhesierten Schwein während koronarer Hypoperfusion. Hier wird mit Zunahme der Herzfrequenz die Beziehung zwischen systolischer Wandverdickung und subendokardialer Durchblutung pro min zu niedrigeren Funktionswerten verschoben; jedoch werden auch hier die Beziehungen zwischen systolischer Wandverdickung und subendokardialer Durchblutung deckungsgleich, wenn die Durchblutung auf den Herzschlag bezogen wird (Abb. 6) [129].

Folgezustände der Myokardischämie

„Hibernation", „Stunning", „Ischemic Preconditioning"

Wenn eine schwere Ischämie länger als 20 min andauert, entwickelt sich ein Myokardinfarkt, und ein irreversibler Verlust der kontraktilen Funktion tritt ein [130]. Wenn die myokardiale Ischämie weniger schwer, aber dennoch lang anhaltend ist, kann das Myokard vital bleiben, seine kontraktile Funktion ist jedoch chronisch reduziert; die kontraktile Funktion normalisiert sich dann nach Reperfusion. Dieser Zustand ist als „hibernating" Myokard bezeichnet worden [131]. Der Begriff Hibernation/Winterschlaf wird in Analogie etwa zu einem Bären gebraucht, der im Winterschlaf seinen Energiebedarf reduziert und damit auch ohne Nahrungszufuhr den Winter überlebt [132].

Schließlich kann eine Myokardischämie durch Reperfusion beseitigt werden; die vollständige Erholung der kontraktilen Funktion reversibel geschädigten Myokards erfolgt jedoch nicht unmittelbar und kann erhebliche Zeit erfordern [133]. Dieses Phänomen einer postischämischen Dysfunktion wurde als myokardiales „stunning" bezeichnet [134, 135]. Der Begriff „stunning" wird in Analogie zu einem Boxer gebraucht, der durch einen Schlag betäubt („stunned") ist. Per definitionem sind also „hibernating" und „stunned" Myokard durch einen Zustand reversibler kontraktiler Dysfunktion gekennzeichnet.

Im „hibernating" Myokard ist die Durchblutung reduziert, im „stunned" Myokard ist die Durchblutung vollständig oder nahezu vollständig wiederhergestellt. Während sowohl „Hibernation" als auch „Stunning" wesentlich über die Einschränkung der kontraktilen Funktion definiert sind, ist „ischemic preconditioning" über sein morphologisches Resultat definiert. „Ischemic preconditioning" bezeichnet die Reduktion der Infarktgröße infolge eines längeren Koronarverschlusses durch einen oder mehrere vorangehende, kurzdauernde Koronarverschlüsse mit Reperfusion [136, 137]. Im Vergleich zu den bildhaften Begriffen Hibernation und Stunning ist „ischemic preconditioning" neutraler, impliziert jedoch eine teleologi sche Betrachtungsweise: das Herz wird auf die Ischämie vorbereitet und dadurch besser geschützt.

Es ist noch unklar, ob die Mechanismen, die der kontraktilen Dysfunktion im „hibernating" und „stunned" Myokard zugrunde liegen, tatsächlich verschieden [138] sind oder nicht [139]. Der Prozeß der Hibernation mag nach Reperfusion nicht rasch reversibel sein und insofern als Stunning erscheinen. In entsprechender Weise kann Stunning schon durch die ersten Minuten einer Ischämie ausgelöst sein und dann während fortdauernder Ischämie als Hibernation erscheinen. Schließlich könnten die ersten Minuten einer Ischämie, wenn sie nicht zu schwer ausgeprägt ist, auch ohne nachfolgende Reperfusion vor der Ausbildung eines Infarktes schützen. Dann wäre „ischemic preconditioning" für die Ausbildung eines „hibernating" Myokard verantwortlich.

„Hibernating" Myokard

Frühischämische kontraktile Dysfunktion
Der eindrucksvolle Effekt einer Ischämie auf die regionale kontraktile Funktion ist sein langem bekannt [140]. Die Mechanismen, die für die rasche kontraktile Dysfunktion im akut ischämischen Myokard verantwortlich sind, sind jedoch weitgehend unklar.

ATP ist letztlich die Energiequelle des kontraktilen Prozesses. Verständlicherweise wurde deshalb die ischämie-induzierte Reduktion der Konzentration von ATP als ein Mechanismus der akuten ischämischen kontraktilen Dysfunktion vorgeschlagen [141]. Die Verknüpfung des Auftretens der regionalen ischämischen kontraktilen Dysfunktion mit dem Verlust des regionalen myokardialen ATP hat sich jedoch bisher als trügerisch erwiesen. In experimentellen Untersuchungen mit NMR-Spektroskopie wurde sogar ein Verlust der kontraktilen Funktion vor wesentlichen Änderungen in der Konzentration des transmuralen myokardialen ATP beschrieben [142]. Durch eine ganz neue Untersuchung hat jedoch die Hypothese einer kausalen Rolle des ATP-Verlusts bei der raschen Entwicklung einer kontraktilen Dysfunktion wieder Auftrieb erfahren; im Subendokard nahm die ATP-Konzentration schon innerhalb von 15 Herzschlägen nach Beginn einer moderaten Durchblutungsreduktion signifikant ab [143].

Ein zentrales Argument gegen den Verlust von ATP als entscheidenden Mediator des akuten ischämischen Kontraktionsversagens ist nach Katz, daß die Folge eines ATP-Verlustes ein Rigor der Myofibrillen statt ein Verlust an systolischer Wandspannung sein sollte [144]. Dieser offensichtliche Widerspruch kann zumindest teilweise dahingehend aufgelöst werden, daß der frühe ATP-Verlust nicht primär als Energiedefizit wirksam wird, sondern durch einen modulatorischen Mechanismus, der die elektromechanische Kopplung beeinträchtigt [145] oder über die Aktivierung von ATP-abhängigen Kaliumkanälen wirkt [146]. Die ischämieinduzierte Freisetzung von Adenosin [147] könnte dabei myokardiale A_1-Rezeptoren aktivieren, die durch G-Proteine an ATP-sensitive Kaliumkanäle gekoppelt sind [148]. Eine Aktivierung von ATP-sensitiven Kaliumkanälen kann die Dauer des Aktionspotentials verkürzen [149] und dann durch eine Reduktion der freien zytosolischen Kalziumkonzentration letztlich die kontraktile Funktion reduzieren [150].

Eine weitere Betrachtung verdient die dynamische Natur des Energietransfers innerhalb der Myokardzelle. Die Hypothese des Phosphokreatin-Shuttles [151] besagt, daß die oxidative Phosphorylierung in den Mitochondrien über die mitochondriale Kreatinkinase zur Produktion von zytosolischem Kreatinphosphat genutzt wird. Kreatinphosphat stellt dann ein Energiereservoir innerhalb der Zelle dar, das anschließend an der Myofibrille durch Transfer der energiereichen Phosphatbindung auf ADP durch die myofibrilläre Kreatinkinase genutzt werden kann. In der Tat scheint das Einsetzen einer regionalen ischämischen Dysfunktion zeitlich besser zum raschen Verlust des myokardialen Kreatinphosphats zu passen [141, 142, 152, 153]. Ein Defekt im Energietransfer statt in den tatsächlichen Konzentrationen der energiereichen Phosphate selbst mag daher von Bedeutung für die Entwicklung des Kontraktionsversagens sein. Diese Vorstellung wird auch durch die Beobachtung gestützt, daß eine Reduktion der freien Energie aus der ATP-Hydrolyse gut mit dem Einsetzen der kontraktilen Dysfunktion korreliert [154]. Es ist z. Z. nicht möglich, zwischen einem primären ischämieinduzierten Defekt des Energietransfers, der den Verlust der kontraktilen Funktion verursacht, und anderen ischämieinduzierten Mechanismen, die zur kontraktilen Dysfunktion und sekundär zu einer Reduktion des Energietransfers aufgrund eines reduzierten Energiebedarfs führen, zu unterscheiden.

Andere Mediatoren der regionalen kontraktilen Dysfunktion bei akuter Myokardischämie wurden vorgeschlagen, wie eine Akkumulation von Laktat [155] oder anorganischem Phosphat [156], eine intrazelluläre Azidose [155], eine Störung des sarkoplasmatischen Kalziumtransports [145, 157] oder auch ein Kollaps des koronaren Gefäßsystems [158].

Übergang von einem Mißverhältnis zwischen Angebot und Bedarf zu myokardialer Hibernation

Die Myokardischämie wird traditionell als ein Mißverhältnis zwischen Energieangebot und -bedarf charakterisiert. In den ersten Sekunden nach einer akuten Reduktion der Koronardurchblutung übersteigt der Energiebedarf des Myokards sicherlich das reduzierte Energieangebot.

Dieses kurzfristige Ungleichgewicht zwischen der regionalen kontraktilen Funktion (Energiebedarf) und der reduzierten Koronardurchblutung (Energieangebot) während der frühen Phase einer Myokardischämie wurde von Gallagher et al. [128] als relative Ischämie bezeichnet. Wie zuvor beschrieben, löst eine Ischämie jedoch Mechanismen aus, die zu einem raschen Verlust der regionalen kontraktilen Funktion in Proportion zur Reduktion der Koronardurchblutung führen [159, 160]. Wenn eine gewisse Restdurchblutung vorhanden ist, kann ein solcher Zustand einer pari passu reduzierten Durchblutung und Funktion ohne die Entwicklung irreversibler Schäden aufrechterhalten werden. Ross prägte hier den Begriff „perfusion-contraction-matching" [161, 162]. So kann eine Reduktion der myokardialen Durchblutung, die die kontraktile Funktion um etwa 50% einschränkt, für 5 h aufrechterhalten werden, ohne daß sich Nekrosen in diesem dysfunktionalen Myokard entwickeln; nach Reperfusion erholt sich die kontraktile Funktion vollständig [163].

Schließlich erholt sich auch der metabolische Zustand eines so minderperfundierten Myokards, obwohl die regionale kontraktile Dysfunktion sowie die Reduktion der myokardialen Durchblutung und des O_2-Verbrauchs anhalten [164–167]. So fanden Fedele et al. eine signifikante Laktatproduktion, einen Anstieg des koronarvenösen pCO_2 und eine Abnahme des koronaren pH nach 5 min einer Koronarstenosierung bei narkotisierten Schweinen. Alle 3 Parameter erholten sich jedoch allmählich über 3 h, trotz anhaltender Reduktion der regionalen myokardialen Durchblutung und des O_2-Verbrauchs und unveränderter regionaler kontraktiler Dysfunktion [164].

In ähnlicher Weise beobachteten Pantely et al. eine Erholung des myokardialen Kreatinphosphats, wenn eine akute Myokardischämie bei narkotisierten Schweinen von 5 auf 60 min verlängert wurde, obwohl die regionale kontraktile Funktion sich nicht erholte [165]. Es scheint also ein adaptativer Prozeß innerhalb des ischämischen Myokards stattzufinden, der die Normalisierung einiger metabolischer Parameter über die Zeit hin gestattet [168].

Rekrutierung einer inotropen Reserve auf Kosten der metabolischen Erholung als ein Beleg für „hibernating" Myokard

Myokard, das für 5 min einer moderaten Ischämie unterworfen wird, behält seine Reaktionsfähigkeit auf Aktivierung von adrenergen Rezeptoren durch Dobutamin [169]. Diese erhaltene Antwort auf eine inotrope Provokation belegt, daß die Mechanismen, die für die reduzierte kontraktile Funktion verantwortlich sind, überspielt werden können. Darüber hinaus belegt die Reaktion auf die inotrope Provokation, daß im ischämischen Myokard Energie vorhanden ist, diese kontraktile Reaktion auf inotrope Aktivierung zu ermöglichen.

In den letzten Jahren wurde eine Rekrutierung einer inotropen Reserve auch nach länger dauernder Ischämie zusammen mit ihren metabolischen Korrelaten analysiert. In Untersuchungen an narkotisierten Schweinen wurde die Koronardurchblutung reduziert, und die subendokardiale regionale Durchblutung der Vorderwand nahm von $0{,}62 \pm 0{,}11$ (SD) auf $0{,}16 \pm 0{,}07$ ml/min/g ab; im weiteren Zeitverlauf von 90 min änderte sich die regionale Durchblutung nicht. Die regionale kontraktile Funktion war nach 5 min einer moderaten Ischämie um 54% reduziert. Nach 5 min Ischämie war der regionale myokardiale O_2-Verbrauch um 38% und der Gehalt an Kreatinphosphat um 48% reduziert (Abb. 7). Der Laktatverbrauch war zu einer Nettolaktatproduktion umgekehrt. Eine Verlängerung der Ischämie auf 85 min hatte keinen zusätzlichen Einfluß auf den myokardialen O_2-Verbrauch oder das myokardiale ATP. Die myokardiale Laktatproduktion schwächte sich ab, während das Kreatinphosphat auf einen Wert zurückkehrte, der nicht mehr signifikant vom Kontrollwert verschieden war (Abb. 7). Die Infusion von Dobutamin nach 90 min Ischämie steigerte die regionale myokardiale Funktion signifikant und verursachte wiederum einen Anstieg der Laktatproduktion und eine Abnahme des Kreatinphosphatgehalts, während myokardiales ATP und myokardialer O_2-Verbrauch unverändert blieben (Abb. 7) [167].

Diese Ergebnisse weisen darauf hin, daß die regionale kontraktile Funktion nach moderater Minderdurchblutung abnimmt und damit eine partielle Normalisierung ischämieinduzierter metabolischer Veränderungen gestattet. Obwohl die Basisfunktion des ischämischen Myokards reduziert ist, behält das minderdurchblutete Myokard seine Ansprechbarkeit auf eine inotrope Stimulation mit Dobutamin. Adrenerge Rezeptoren sind also noch zugänglich, die elektromechanische Kopplung

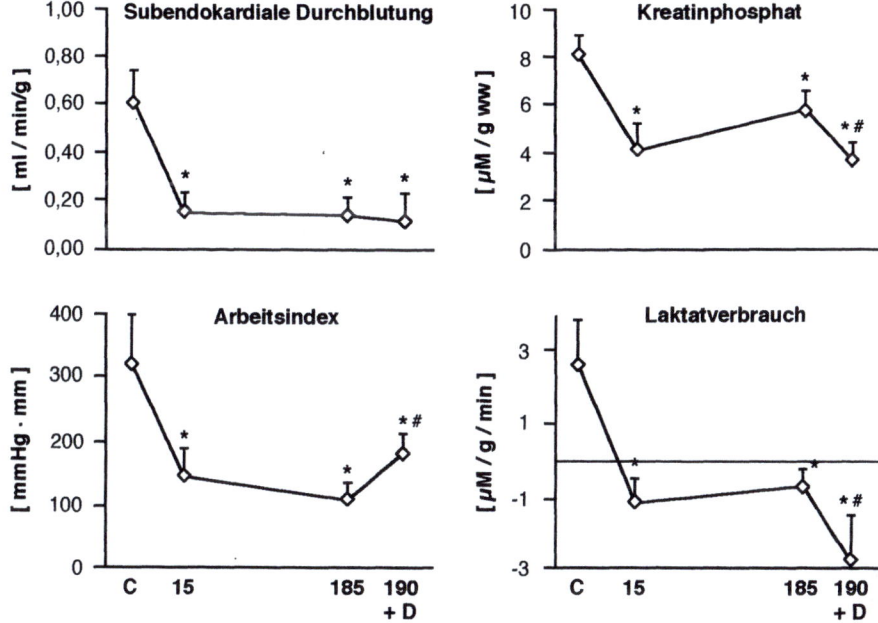

Abb. 7. Subendokardiale Durchblutung, regionale Herzarbeit, Kreatinphosphat und Laktatverbrauch während 90 min moderater Ischämie (I) und anschließender intrakoronarer Dobutamininfusion (D). Während 90 min I erholen sich bei unveränderter Durchblutung Kreatinphosphat und Laktatverbrauch. Die Rekrutierung einer inotropen Reserve durch D erfolgt auf Kosten der metabolischen Erholung. Daten sind Mittelwerte ± SD. (Mod. nach [167])

kann noch stimuliert werden, und schließlich können die Myofibrillen auch in angemessener Weise mit einer Steigerung der Arbeit reagieren. Dieser Anstieg in der Arbeit bedingt selbstverständlich auch eine Steigerung der Energienutzung.

Die Abnahme des myokardialen Glykogens und die erneute Zunahme der Laktatproduktion, die sich zuvor teilweise normalisiert hatte, legen eine anaerobe Energiebereitstellung während der inotropen Stimulation nahe [167]. Dafür spricht auch der unveränderte regionale myokardiale O_2-Verbrauch. Der erneute Abfall des Kreatinphosphats bei Steigerung der regionalen myokardialen Funktion weist darauf hin, daß dieses Energiereservoir rascher genutzt als wiederaufgefüllt wird. Die inotrope Stimulation kann also offensichtlich wiederum ein Ungleichgewicht zwischen Angebot und Bedarf auslösen, das zuvor durch die ischämieinduzierte Abnahme der regionalen kontraktilen Funktion zumindest teilweise korrigiert worden war.

Die Konzentration von Kreatinphosphat scheint das Gleichgewicht zwischen myokardialem Energieangebot und -bedarf wiederzugeben. In diesem Sinne ist Kreatinphosphat während der frühen Ischämie, wenn ein Ungleichgewicht besteht, hochgradig reduziert, weil der Kreatinphosphatpool nicht rasch genug durch die oxidative Phosphorylierung wiederaufgefüllt wird. Später jedoch, wenn die kontraktile Funktion des Myokards reduziert ist, ist das Kreatinphosphat nahezu normal. Das Gleichgewicht zwischen dem Energiebedarf, der durch die kontraktile Dysfunktion reduziert ist, und dem eingeschränkten Energieangebot scheint also wiederhergestellt zu sein. Eine inotrope Stimulation stört dieses Gleichgewicht wiederum zugunsten einer gesteigerten Energienutzung trotz relativ fixer Energieproduktion. Die Konzentration von Kreatinphosphat fällt dann aufgrund dieses erneuten Ungleichgewichts zwischen Angebot und Bedarf wiederum ab.

Auf der Grundlage von NMR-Untersuchungen zur akuten myokardialen Ischämie wurde daher Kreatinphosphat als eine Art „Angebots-Bedarfs-Barometer" vorgeschlagen [142]. Akut ischämisches Myokard ist in diesen Sinne durch eine hochgradige Reduktion des Verhältnisses von Kreatinphosphat zu ATP gekennzeichnet, da Kreatinphosphat viel schneller als ATP reduziert ist [142, 153]. Vom „hibernating" Myokard erwartet man deshalb ein normales oder übernormales Verhältnis von Kreatinphosphat zu ATP, da Kreatinphosphat über die Zeit hin auf Kontrollwerte zurückkehrt [165–167]. Ein reduziertes Verhältnis von Kreatinphosphat zu ATP zeigt deshalb ein aktives Ungleichgewicht zwischen Angebot und Bedarf an. Umgekehrt mag ein normales Kreatinphosphat oder ein normales Verhältnis von Kreatinphosphat zu ATP bei der Identifikation von „hibernating" Myokard helfen. Solches Myokard ist vital und kann von klinischen Interventionen der Reperfusion profitieren.

Die Fähigkeit des Myokards, sich durch Funktionseinschränkung an eine Ischämie anzupassen, ist jedoch nicht unbegrenzt. Bei einer Reduktion der Durchblutung, die die Funktion auf ca. 80–90% einschränkt, kommt es nach 90 min Ischämie bereits zur Ausbildung von Infarkten (ca. 6% des ischämischen Perfusionsgebiets) [170]. Wird das ischämische Myokard zusätzlich für 85 min kontinuierlich mit Dobutamin inotrop stimuliert, dann wird der Gehalt an energiereichen Phosphaten weiter reduziert, und es bilden sich mehr Infarkte aus (ca. 26% des ischämischen Perfusionsgebiets), als aufgrund der Durchblutungsreduktion allein zu erwarten wäre. Sowohl die Verschlimmerung der Ischämie durch eine dobutamininduzierte Durchblutungsumverteilung als auch ein erhöhter Energieverbrauch während der Dobutamininfusion verhindern also die Entwicklung von myokardialer Hibernation. Unter solchen Bedingungen entstehen Infarkte, die von den Innenschichten des Myokards ausgehen und sich dann im Sinne einer Wellenfront transmural über die Wand bis zu den Außenschichten ausbreiten [130].

Eine postsystolische Wandverdickung während Ischämie kann zur Unterscheidung zwischen irreversibel geschädigtem und vitalem, hibernierendem Myokard dienen [171]. Das Ausmaß der postsystolischen Wandverdickung zum Ende einer 90minütigen Ischämie korreliert negativ mit dem Ausmaß an Nekrosen, aber positiv mit dem myokardialen Gehalt an Kreatinphosphat sowie dem Ausmaß der Steigerung der regionalen myokardialen Funktion während inotroper Stimulation. Ebenso zeigten die Tiere, bei denen am Ende der Ischämie die postsystolische Wandverdickung deutlich ausgeprägt war, die beste Erholung in der frühen Reperfusionsphase.

Charakterisierung einer Langzeithibernation
Tierexperimentelle Untersuchungen, die Hibernation über mehr als nur wenige Stunden [163] beschreiben und charakterisieren, liegen nicht vor. Langzeithibernation oder Hibernation im engeren Sinne, so wie der Begriff erstmals von Rahimtoola geprägt wurde, ist z. Z. ein nur klinisch definierter Zustand chronisch andauernder,

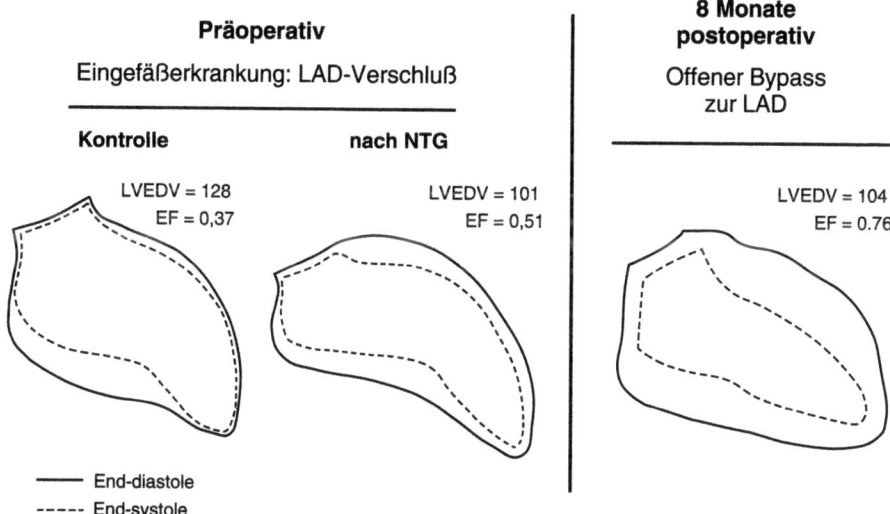

Abb. 8. Akinetische Vorderwand nach LAD-Verschluß mit leichter Verbesserung nach Nitroglycerin und nahezu vollständiger Normalisierung der Funktion 8 Monate nach Reperfusion. Ein klinisches Beispiel für Hibernation (*LVEDV* linksventrikuläres enddiastolisches Volumen, *EF* Ejektionsfraktion). (Mod. nach [172])

schmerzloser ischämischer Dysfunktion, der sich nach Reperfusion bessert (Abb. 8) [172, 173]. Ein solcher Zustand kann klinisch bei verschiedenen Ausprägungen der koronaren Herzkrankheit bestehen: bei Patienten mit instabiler Angina, bei Patienten mit chronisch stabiler Angina und bei Patienten mit Myokardinfarkt im nicht von dem Infarkt betroffenen Myokard [173].

Zur Diagnose des „hibernating" Myokard ist die Besserung der Myokardfunktion nach Gabe von Nitroglycerin oder während inotroper Stimulation geeignet. Schließlich kann mit PET-Techniken über die Stoffwechselsituation die Vitalität minderdurchbluteten, dysfunktionalen Myokards erfaßt und der Erfolg von Reperfusionsmaßnahmen vorhergesagt werden [174, 176].

Langzeithibernation geht mit erheblichen morphologischen Veränderungen einher. In Biopsien von Patienten mit nach Bypassoperationen reversibler Dysfunktion wurde insbesondere ein Verlust an Myofibrillen, eine Desorganisation von Sarkomeren und ein Verschwinden des sarkoplasmatischen Retikulums manifest [177]. Selbst wenn also das Myokard trotz chronischer Minderperfusion vital bleibt und grundsätzlich eine Reversibilität gegeben ist, bestehen schwere morphologische Veränderungen. Verständlicherweise kann dann die vollständige Erholung der Funktion Monate erfordern.

Die Existenz einer Long-term-Hibernation wird aufgrund klinischer Beobachtungen vermutet, ist jedoch nicht belegt, da Messungen der regionalen myokardialen Durchblutung im dysfunktionalen Myokard bei Patienten bisher fehlen. Die Reduktion der kontraktilen Funktion könnte daher einerseits Folge einer persistierenden Ischämie sein, also einer wirklichen Hibernation entsprechen. Andererseits könnte die Reduktion der kontraktilen Funktion Folge rezidivierender, kurzer

Ischämieepisoden mit nachfolgender Dysfunktion im Sinne eines „repetitiven stunning" sein.

In der Tat war in einer neueren Untersuchung bei Patienten mit vollständigem Verschluß einer Koronararterie, aber guter Kollateralisierung, eine chronische kontraktile Dysfunktion bei normaler Durchblutung zu finden [178]. Allerdings war die Zunahme der Durchblutung während Dipyridamolinfusion deutlich reduziert. Es wäre daher denkbar, daß bei diesen Patienten mit normaler Ruhedurchblutung, aber eingeschränkter Koronarreserve wiederholte Episoden einer belastungsinduzierten Ischämie auftreten und als Folgezustand eines „repetitiven stunning" eine chronische kontraktile Dysfunktion hinterlassen. Auch diese Untersuchung schließt jedoch nicht aus, daß es eine echte Hibernation mit chronischer kontraktiler Dysfunktion aufgrund einer persistierenden Ischämie tatsächlich gibt.

Bisher sind die Mechanismen, die für den Übergang von dem initialen Mißverhältnis von Energieangebot und -bedarf zu einem Zustand mit pari passu reduzierter Durchblutung und Funktion verantwortlich sind, unklar. Solche Mechanismen könnten therapeutisch genutzt werden, um den zeitlichen Spielraum zwischen dem Beginn ischämischer Symptome und dem Einsatz von Reperfusionsmaßnahmen zu vergrößern.

Unklar ist auch, ob die als Short-term-Hibernation charakterisierte Anpassung in den ersten Stunden einer Ischämie in eine Long-term-Hibernation übergehen kann.

„Stunned" Myokard

„Stunning" kann in verschiedenen klinischen [179] und experimentellen Situationen auftreten, so etwa während Reperfusion nach globaler vollständiger Ischämie in vitro [180, 181], während Reperfusion nach entweder einem einzelnen [133] oder widerholten [182, 183] kompletten Koronarverschlüssen von kurzer Dauer, während Reperfusion nach belastungsinduzierter Ischämie distal hochgradiger Koronarstenosen sowohl bei Versuchstieren [122, 184] als auch bei Patienten [185] oder schließlich in noch vitalen subepikardialen Myokardschichten nach einem nichttransmuralen Myokardinfarkt [186, 187].

Die reversible Funktionsstörung reperfundierten Myokards betrifft nicht nur die Systole, sondern auch die isovolumetrische Relaxation [188-190] und die diastolische Füllung [189, 190]. Dabei korreliert das Ausmaß der diastolische Dysfunktion mit dem der systolischen Dysfunktion [190]. Zumindest nach repetitiver Ischämie und Reperfusion ist eine Zerstörung der interzellulären Kollagenmatrix nachweisbar [191, 192], die ursächlich an der Beeinträchtigung der diastolischen Funktion beteiligt sein könnte. Von einer Zerstörung der Kollagenmatrix würde man jedoch eher eine diastolische Dilatation als eine verzögerte Füllung [189, 190] erwarten. Nach einer einzelnen reversiblen Ischämieepisode ist eine Zerstörung der Kollagenmatrix auch nicht nachzuweisen [193]. Die regionale Dysfunktion während der isovolumetrischen Relaxation reflektiert wohl die ventrikuläre Asynchronie [190, 194].

Zwischen der aktuellen regionalen myokardialen Durchblutung und Funktion besteht im „stunned" Myokard keine Beziehung. Es besteht jedoch eine Beziehung zwischen der regionalen myokardialen Funktion während der Reperfusion und dem Schweregrad der Reduktion der regionalen myokardialen Durchblutung während der vorangehenden Ischämie [127]. Die Geschwindigkeit der Erholung der Funktion während Reperfusion hängt vom Schweregrad der Durchblutungsreduktion während der vorangegangenen Ischämie ab [195, 196]. Die Myokardfunktion in den inneren Myokardschichten, in denen die Ischämie stärker ausgeprägt ist, erholt sich langsamer als die in äußeren, weniger ischämischen Myokardschichten [197]. Eine Abhängigkeit der postischämischen Dysfunktion vom Schweregrad der vorherigen Durchblutungsreduktion wurde auch während der Erholung von einer belastungsinduzierten Ischämie belegt [195].

Die Mechanismen, die dem myokardialen „stunning" zugrunde liegen, werden noch diskutiert [135]. Mögliche Mechanismen sind ein ischämieinduzierter Anstieg der zytosolischen Kalziumkonzentration mit einer daraus folgenden Abnahme der myofibrillären Kalziumsensitivität [138, 198], eine Schädigung von Membranen durch freie Radikale [199, 200] und eine Dysfunktion des sarkoplasmatischen Retikulums [201]. Diese potentiellen Mechanismen schließen einander keineswegs aus: So könnten freie Radikale das sarkoplasmatische Retikulum schädigen, das dann seine Kapazität zur Kalziumsequestration verliert, so daß schließlich ein Anstieg der freien zytosolischen Kalziumkonzentration die Kalziumsensitivität der Myofibrillen beeinträchtigt.

Energetik des „stunned" Myokards und die Rekrutierung einer inotropen Reserve
Eine Abnahme der Konzentration myokardialer energiereicher Phosphate während Ischämie mit nur langsamer Wiederauffüllung des ATP während Reperfusion wurde mehrfach belegt und in Beziehung zur andauernden myokardialen Dysfunktion gesetzt [142, 202, 203]. Eine beschleunigte Wiederauffüllung des myokardialen ATP durch Infusion von Nukleotidvorläufern steigerte jedoch die regionale myokardiale Funktion während Reperfusion nicht [204]. Obwohl die Basisfunktion des reperfundierten Myokards reduziert war, behielt das reperfundierte Myokard die Fähigkeit, auf verschiedene inotrope Interventionen zu reagieren, wie etwa extrazelluläre Kalziumgabe [181, 205], postextrasystolische Potenzierung [206–208] oder die Infusion inotroper Substanzen [209–213]. Die Dysfunktion reperfundierten Myokards scheint daher eher auf einem Defekt der Energienutzung als auf inadäquater Energiebereitstellung zu beruhen. Im Gegensatz zum „hibernating" Myokard ist deshalb die Rekrutierung einer inotropen Reserve im „stunned" Myokard auch nicht von einer erneuten Verschlechterung des Stoffwechsels energiereicher Phosphate begleitet [186, 214]. Vielmehr wird bei Rekrutierung einer inotropen Reserve im „stunned" Myokard auch die Fettsäurenoxidation stimuliert [215].

Keine Störung der sympathischen Neurotransmission im „stunned" Myokard
Myokardiale Ischämie kann nicht nur Kardiomyozyten, sondern auch sympathische Herznerven schädigen [216]. Eine Störung der sympathischen Neurotransmission wurde daher als ein Mechanismus der kontraktilen Dysfunktion im reperfundierten Myokard vorgeschlagen [217]. Um diese Hypothese zu untersuchen, wurde die kontraktile Antwort reperfundierten Myokards auf elektrische Reizung sympathischer Herznerven gemessen und mit der kontraktilen Antwort auf i.v. Noradrenalininfusion verglichen [218]. Die Steigerung der kontraktilen Funktion im reperfundierten Myokard sowohl bei elektrischer Reizung sympathischer Herznerven als auch bei i.v. Noradrenalininfusion war während des gesamten Reperfusionszeitraums unver-

ändert und nicht von der Antwort des Kontrollmyokards verschieden. Daher scheidet eine Störung der sympathischen Neurotransmission als ein wesentlicher Mechanismus der postischämischen kontraktilen Dysfunktion aus.

Bedeutung freier Radikale für die Pathogenese von „stunning"
Ohne Zweifel sind freie Radikale bei der Ausbildung von „stunning" kausal beteiligt [135, 219, 220]. Freie Radikale werden in geringem Ausmaß bereits während der Ischämie gebildet, mit Beginn der Reperfusion nimmt die Bildung freier Radikale rapide und drastisch zu und klingt dann über etwa 3 h ab [200, 221, 222]. Eine Reduktion der Bildung freier Radikale [223, 224] und ihre beschleunigte Elimination durch niedermolekulare Antioxidanzien [222, 225, 226] oder enzymatischen Abbau [227–229] schwächen „stunning" ab und beschleunigen die Erholung der kontraktilen Funktion. Auf antioxidativen Effekten beruht wohl auch die therapeutische Wirkung des Prostazyklinanalogs Iloprost [230] und mancher ACE-Hemmer [231], die postischämische Dysfunktion abschwächen. Kausale Bedeutung für die Ausbildung von Stunning haben nur die freien Radikale, die unmittelbar mit Beginn der Reperfusion gebildet werden, nur bei Einsatz einer antioxidativen Therapie bei Beginn der Reperfusion ist eine beschleunigte Erholung der kontraktilen Funktion zu erzielen [222].

Auf welchem Wege und an welchem Ort freie Radikale gebildet werden (Xanthinoxidase, Leukozyten, Katecholamine, Mitchondrien), welches Radikal spezifisch pathogenetisch wirksam ist (Superoxidradikal, H-Peroxid, Hydroxylradikal) und welche zelluläre Struktur durch freie Radikale geschädigt wird und dann für das kontraktile Versagen verantwortlich ist (Denaturierung von Enzymen und Myofibrillen, Lipidperoxidation von Membranen des sarkoplasmatischen Retikulums oder der Mitochondrien), ist noch umstritten [199, 200]. Schließlich bleibt unklar, wie groß der quantitative Anteil freier Radikale an der Ausbildung von „stunning" ist, denn auch rechtzeitige und kombinierte antioxidative Therapie verhindert „stunning" nicht vollständig.

Ambivalente Rolle der Kalziumionen im „stunned" Myokard
Ein offensichtliches Paradoxon, das das „stunned" Myokard kennzeichnet, ist die Rolle der Kalziumionen. Auf der einen Seite soll ein Anstieg der zytosolischen Kalziumkonzentration kausal an der Entwicklung der postischämischen kontraktilen Dysfunktion beteiligt sein. Auf der anderen Seite steigert eine Reihe von inotropen Interventionen, die letztlich durch einen Anstieg des zytosolischen Kalziums wirken, die kontraktile Funktion des „stunned" Myokards. In umgekehrter Weise gilt dieses selbe Paradoxon auch für die Wirkung von Kalziumantagonisten im „stunned" Myokard.

Ein Anstieg der freien zytosolischen Kalziumkonzentration während Ischämie [157, 232, 233] und während der frühen Reperfusion [181, 234] wurde an isolierten Herzen belegt. Diesem Anstieg der freien zytosolischen Kalziumkonzentration mag eine Störung der Kalziumsequestration durch das sarkoplasmatische Retikulum zugrunde liegen [157], die dann letztlich zu einer herabgesetzten Kalziumsensitivität der Myofibrillen führt [181]. Kurzfristige Erhöhung der Kalziumkonzentration kann sogar auch ohne Ischämie zu einer langanhaltenden Reduktion der Ventrikelfunktion bei isolierten Frettchenherzen führen [235]. Dieser Befund unterstützt die

Vorstellung von einer durch eine Kalziumüberlastung induzierten Abnahme der myofibrillären Kalziumsensitivität.

Untersuchungen an narkotisierten Hunden unterstützen dagegen die Vorstellung von einer reduzierten Kalziumsensitivität der Myofibrillen nicht. Dosis-Wirkungs-Beziehungen zwischen der regionalen kontraktilen Funktion und der Konzentration von intrakoronarem Kalzium [205] sowie auch die inotropen Antworten auf postextrasystolische Potenzierung [207,208] und auf den mutmaßlichen Kalziumsensitizer AR-L-57 [212] waren im normalen und „stunned" Myokard nicht voneinander verschieden.

Kalziumantagonisten im „stunned" Myokard
Ganz unabhängig von der ambivalenten Rolle des zytosolischen Kalziums in den Kardiomyozyten, ist das Szenario für die Wirkung von Kalziumantagonisten im „stunned" Myokard insofern noch komplexer, als vielfältige Wechselwirkungen mit der myokardialen Durchblutung (koronardilatierende Wirkung), der systemischen Hämodynamik (periphere Vasodilatation, negative Chronotropie) und einer aufgelagerten Reflexregulation auftreten. Das unterschiedliche Wirkprofil verschiedener Typen von Kalziumantagonisten auf Herzfrequenz, myokardiale Inotropie, koronaren und systemischen Vasomotorentonus ebenso wie ihre unterschiedliche Verabreichungsform in verschiedenen Studien erhöhen die Komplexität dieses Themas.

Sowohl aus In-vitro- als auch In-vivo-Untersuchungen ist unumstritten klar, daß eine Vorbehandlung mit Kalziumantagonisten vor der Ischämie die Erholung der kontraktilen Funktion während Reperfusion beschleunigt, d.h. ein myokardiales „stunning" abschwächt [236].

Da eine Beziehung zwischen der regionalen myokardialen Funktion während Reperfusion und dem Schweregrad der Durchblutungsreduktion während der vorangehenden Ischämie besteht [127], könnte ein wesentlicher Effekt der Kalziumantagonisten im „stunned" Myokard auf einer Reduktion des Schweregrades der vorangehenden Ischämie durch Vorbehandlung mit dem Kalziumantagonisten beruhen. Kurz, Kalziumantagonisten könnten eine bessere Erholung nach weniger schwerer Ischämie ermöglichen [122, 127]. Ein solch einfacher, antiischämischer Effekt kann jedoch ausgeschlossen werden, weil auch ohne Steigerung der ischämischen Myokarddurchblutung eine verbesserte kontraktile Funktion in der Reperfusion zu beobachten ist.

Dagegen wurde ein Gregg-Phänomen, d. h. eine Verbesserung der Myokardfunktion infolge einer Verbesserung der Myokarddurchblutung während der Reperfusion, in verschiedenen Studien sowohl in vitro [237] als auch in vivo [238–240] als ein wesentlicher Mechanismus vorgeschlagen. Eine verbesserte regionale Funktion im „stunned" Myokard wurde nämlich nach Rekrutierung der koronaren dilatatorischen Reserve durch koronardilatierende Substanzen wie Adenosin [241–243], Papaverin [243, 244], Dipyridamol und Nitroglycerin [244] nachgewiesen. Dagegen verbesserte in neueren Untersuchungen aus unserem Labor ein Anstieg der Koronarperfusion innerhalb oder oberhalb der Autoregulation die regionale Funktion weder im normalen [245] noch im „stunned" Myokardium während der Reperfusion nach 20minütiger Myokardischämie [246].

Daher scheint ein Gregg-Phänomen auch nicht der wesentliche Mechanismus für die verbesserte Erholung der Funktion im „stunned" Myokard nach Behandlung mit

Kalziumantagonisten zu sein. Entsprechend wurde eine verbesserte funktionelle Erholung auch in Abwesenheit einer verbesserten Durchblutung während der Reperfusion beobachtet [247–249]. Umgekehrt war auch eine deutliche Steigerung der Myokarddurchblutung nicht von einer verbesserten funktionellen Erholung begleitet, wenn der Kalziumantagonist Nisoldipin nach bereits begonnener Reperfusion gegeben wurde [250]. Die konsistente Abschwächung des „stunning" durch Vorbehandlung mit Kalziumantagonisten kann daher nicht durch vorteilhaftere hämodynamische Bedingungen, d. h. eine Reduktion der Nachlast oder eine Steigerung der myokardialen Durchblutung während Ischämie oder Reperfusion, erklärt werden.

Einigkeit besteht darüber, daß für den positiven Effekt von Kalziumantagonisten auf das „stunning" die Behandlung mit Kalziumantagonisten vor der Ischämie begonnen werden sollte. 2 Untersuchungen ergaben jedoch auch einen positiven Effekt, wenn die Behandlung mit dem Kalziumantagonisten unmittelbar mit oder während der Reperfusion begonnen wurde [248, 251].

In der Untersuchung von Przyklenk et al. [248] wurde eine niedrige Dosis von Nifedipin direkt in das zuvor ischämische Myokard nach 30 min Reperfusion infundiert. Die regionale Funktion wurde dadurch nahezu normalisiert, obwohl die systemische Hämodynamik und die regionale Myokarddurchblutung unverändert blieben. Der protektive Effekt einer solch niedrigen Dosis intrakoronaren Nifedipins nach bereits erfolgter Reperfusion in dieser Untersuchung bleibt unerklärt, da Nifedipin einen hohen Grad von vaskulärer Selektivität besitzt und daher bei intrakoronarer Gabe ein koronardilatatorischer Effekt vor irgendeinem Effekt auf das Myokard zu erwarten wäre. Auf der anderen Seite sind erhöhte Spiegel des zytosolischen Kalziums, die Nifedipin möglicherweise abgeschwächt haben könnte, schon innerhalb weniger Minuten nach Beginn der Reperfusion normalisiert [233, 252].

Der positive Effekt dieser niedrigen Dosis intrakoronaren Nifedipins nach 30 min Reperfusion kann wohl auch nicht auf einen Schutz der Membranen vor einer Schädigung durch freie Radikale zurückgeführt werden [253–255]. Freie Radikale werden zwar bis zu 3 h nach nur 15 min Ischämie gebildet [221]. Die freien Radikale jedoch, die möglicherweise für „stunning" verantwortlich sind, müssen diejenigen sein, die unmittelbar nach Reperfusion gebildet werden; eine Therapie mit Antioxidanzien ist nämlich nur effektiv, wenn sie mit Beginn der Reperfusion durchgeführt wird [222]. Schließlich verlangt eine 50%ige Abschwächung der durch freie Radikale bedingten Lipidperoxidation myokardialer Membranen in vitro durch Nifedipin 80- bzw. 1000fach höhere Konzentrationen [255 bzw. 253] als die von Przyklenk et al. [248] verwandte.

Bei isoliert perfundierten Rattenherzen verbesserte Nisoldipin, wenn es innerhalb von 5 min nach Beginn der Reperfusion verabreicht wurde, die postischämische Myokardfunktion [256, 257]. Im Gegensatz dazu wurde eine weitere Verschlechterung der Funktion beobachtet, wenn Nisoldipin später, nach bereits etablierter Reperfusion, verabreicht wurde. Nach dieser Untersuchung kann Nisoldipin den Anstieg der Konzentration des zytosolischen Kalziums während der frühen Reperfusion abschwächen. Während der späten Reperfusion, wenn die zytosolische Kalziumkonzentration wieder normal ist, kann die Gabe von Nisoldipin die zytosolische Kalziumkonzentration verringern und damit eine Verstärkung des „stunning" verursachen [257].

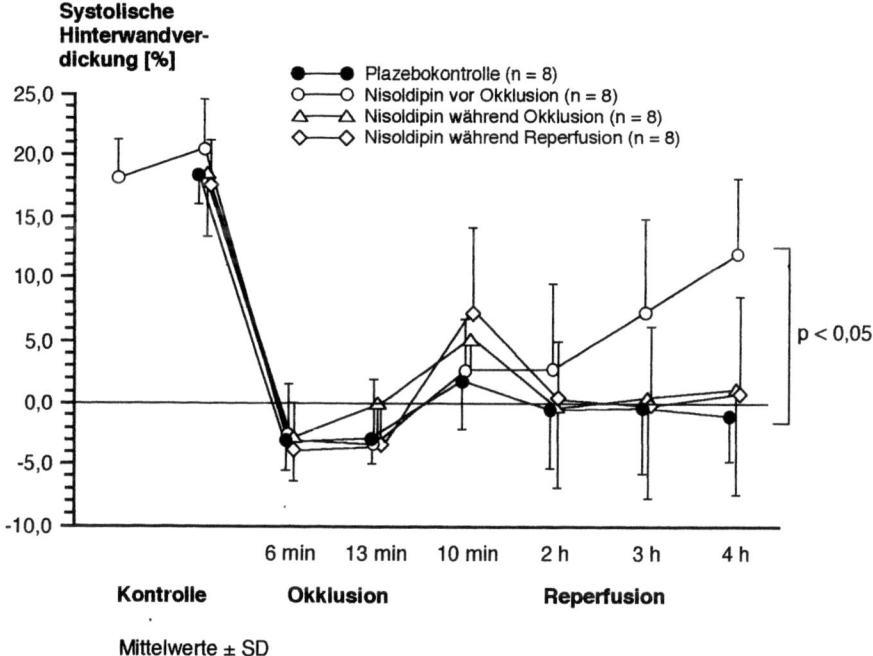

Abb. 9. Systolische Verdickung der Hinterwand unter Kontrollbedingungen, während 15 min Verschluß des Ramus circumflexus und nach 10 min, 2 h, 3 h und 4 h Reperfusion. Nur bei Vorbehandlung mit Nisoldipin vor der Ischämie erholt sich die kontraktile Funktion während 4 h Reperfusion. Die Daten sind Mittelwerte ± SD. (Mod. nach [250])

In einer neuen Untersuchung aus unserem Labor [250] wurde die Wirkung von Nisoldipin auf die regionale myokardiale Durchblutung und die regionale myokardiale Funktion während Ischämie und Reperfusion bei narkotisierten Hunden untersucht. Eine deutlich bessere Erholung ergab sich nur nach Vorbehandlung mit Nisoldipin vor der Ischämie, jedoch nicht bei Gabe von Nisoldipin während der Ischämie oder nach bereits etablierter Reperfusion (Abb. 9) [250]. Damit unterscheidet sich das Ergebnis unserer Untersuchung an narkotisierten Hunden in situ, die einen protektiven Effekt von Nisoldipin nur nach Behandlung vor der Ischämie belegt, deutlich von den zuvor besprochenen Untersuchungen [248, 256]. Der potentielle Nutzen von Kalziumantagonisten bei Verabreichung nach etablierter Reperfusion bleibt damit widersprüchlich [239, 248, 250, 256], obwohl sicherlich klar ist, daß eine bessere Erholung der Funktion mit Gabe von Kalziumantagonisten vor der Ischämie erzielt werden kann [239, 250].

Eine Abschwächung des frühischämischen Anstiegs der zytosolischen Kalziumkonzentration [258] kann am ehesten erklären, warum Kalziumantagonisten am effektivsten sind, wenn sie bereits vor der Ischämie verabreicht werden [250, 259]. In welchem Ausmaß die Abschwächung des frühischämischen Anstiegs in der zytosolischen Kalziumkonzentration ihrerseits auf einem Schutz von Membranen beruht [253–255], ist z. Z. unklar. Eine alternative, aber ebenso spekulative Erklärung für die Abschwächung des Anstiegs der zytosolischen Kalziumkonzentration während der Ischämie könnte eine Verringerung der intrazellulären Azidose mit einer sekundären Verringerung des Natrium-Protonen- und schließlich einer Verringerung des Kalzium-Natrium-Austauschs sein [234].

Die Bedeutung des zusätzlichen Anstiegs in der zytosolischen Kalziumkonzentration bei Beginn der Reperfusion [181, 234, 252] und seine Verhinderung durch Kalziumantagonisten ist noch nicht ausreichend analysiert worden [236].

Damit ist der potentielle klinische Nutzen einer Behandlung mit Kalziumantagonisten, um myokardiales „stunning" zu reduzieren, auf kontrollierte klinische Interventionen einer Ischämiereperfusion beschränkt, wie etwa die PTCA. Andererseits werden Patienten, die ohnehin unter Behandlung mit Kalziumantagonisten stehen, nicht nur eine Reduktion im Schweregrad ihrer Ischämie, sondern auch eine bessere Erholung der kontraktilen Funktion nach Beendigung dieser Ischämie erfahren.

„Ischemic Preconditioning"

Mehrere Episoden einer reversiblen Ischämie erzeugen nicht etwa kumulativ einen irreversiblen Schaden, sondern schützen das Herz vor den Folgen einer längerdauernden Ischämie [260]. Die Infarktgröße nach Koronarverschluß für 40–90 min [136, 261, 262] wird durch vorangehende, kurzdauernde ischämische Episoden mit anschließender Reperfusion deutlich verringert. Für diesen protektiven Effekt auf die Ausbildung der Infarktgröße reicht auch eine einzige 5minütige, vorangehende Ischämie mit 10 min Reperfusion aus [263, 264]. Der zeitliche Rahmen für eine effektive Reduktion der Infarktgröße durch „ischemic preconditioning" ist ausgesprochen eng.

Vor den Folgen eines definitiven Koronarverschlusses, der länger als 3 h anhält, schützt „ischemic preconditioning" nicht [136]. Die Dauer der Reperfusion zwischen der präkonditionierenden, reversiblen Ischämie und dem definitiven Koronarverschluß darf 2 h nicht überschreiten [265]. Bemerkenswerterweise schützen kurze ischämische Episoden in einem Perfusionsgebiet auch ein entfernt gelegenes Perfusionsgebiet vor einer nachfolgenden Ischämie [266].

Die Mechanismen, die dem „ischemic preconditioning" zugrunde liegen, sind noch weitgehend unklar. Durch 4 vorangehende, 5minütige Ischämieepisoden mit jeweils 5 min Reperfusion wird nicht nur die Infarktgröße nach 40 min Koronarverschluß verringert, sondern auch die Abnahme des myokardialen ATP-Gehalts, die Glykolyse und damit auch die Laktatakkumulation abgeschwächt [261]. Auch der Abfall des myokardialen Kreatinphosphats und des intrazellulären pH werden verzögert [267].

Offensichtlich ist der myokardiale Energiebedarf während des definitiven Koronarverschlusses durch die präkonditionierenden Ischämieepisoden verringert. Dafür ist jedoch nicht ein durch die vorausgehenden Ischämieepisoden induziertes Stunning verantwortlich. Nach 15 min Koronarverschluß besteht für 2 h unvermindert ein Stunning, während eine Reduktion der Infarktgröße nicht mehr nachweisbar ist [265]. Zwischen der Ausprägung von Stunning und der Reduktion der Infarktgröße besteht keine Korrelation [268], und eine Reduktion der Infarktgröße bleibt auch nachweisbar, wenn Stunning durch präischämische Gabe von Nifedipin verhindert wird [269]. Umgekehrt schützt „ischemic preconditioning" auch nicht vor Stunning [270].

Für „ischemic preconditioning" sind weder die Bildung freier Radikale [271] noch ein verbesserter Schutz vor freien Radikalen durch vermehrte Expression antioxidativer Mechanismen verantwortlich [272]. Auch die vermehrte Expression protektiver Proteine [273] und eine vermehrte Bildung und Freisetzung von Prostanoiden [274] wurden als Mechanismen des „ischemic preconditioning" ausgeschlossen.

Eine noch weitgehend spekulative Erklärung [275] für „ischemic preconditioning" könnte die vermehrte Freisetzung von Adenosin während kurzfristiger Ischämieepisoden, eine durch Adenosin vermittelte Aktivierung myokardialer ATP-sensitiver Kaliumkanäle und schließlich eine Reduktion des myokardialen Kalziumspiegels und der ATP-Utilisation sein [276]. Zumindest reduziert pharmakologische Adenosin-A_1-Rezeptoraktivierung in etwa gleichem Ausmaß wie „ischemic preconditioning" die Infarktgröße [277–279].

Umgekehrt wird durch pharmakologische Blockade ATP-sensitiver Kaliumkanäle der positive Effekt von „ischemic preconditioning" auf die Infarktgröße vollständig aufgehoben [264]. Wie diese Mechanismen mit der Fernwirkung von „ischemic preconditioning" auf benachbarte Perfusionsareale [266] in Einklang gebracht werden können, ist noch unklar. Möglicherweise werden ATP-sensitive K^+-Kanäle auch durch mechanische Dehnung aktiviert [280].

Vorausgehende kurze Ischämieepisoden verringern nicht nur die Infarktgröße, sondern auch das Ausmaß von Arrhythmien während Ischämie und Reperfusion [281–283] und auch die Schädigung der autonomen Innervation des Herzens [284]. Ob dem Schutz vor Arrhythmien und autonomer Denervation ähnliche Mechanismen wie dem „ischemic preconditioning" im engeren Sinne zugrunde liegen, ist unklar.

Ob dem „ischemic preconditioning" eine klinische Bedeutung zukommt, ist schwer zu beurteilen. Im Szenario einer instabilen Angina, die schließlich in einem akuten Myokardinfarkt endet, ist ein protektiver Effekt von „ischemic preconditioning" durch rezidivierende Plättchenthrombi denkbar [262]. Bei Patienten, die sich einer PTCA unterziehen, sind die elektrophysiologischen, hämodynamischen und metabolischen Veränderungen bei einer zweiten 90-s-PTCA geringer ausgeprägt als bei einer vorangehenden 90-s-PTCA [285].

Da der protektive Effekt von „ischemic preconditioning" auf die Infarktgröße mit zunehmender Dauer des Koronarverschlusses rasch abnimmt, ist die klinische Bedeutung beim akuten Myokardinfarkt, wenn nicht rasch eine Reperfusion stattfindet, gering. Bei besserer Kenntnis der zugrundeliegenden Mechanismen ließe sich jedoch durch gezielte pharmakologische Interventionen möglicherweise der zeitliche Spielraum bis zum Beginn der Reperfusion ausdehnen.

Perspektiven und klinische Implikationen

Das Verständnis für die pathophysiologischen Mechanismen, die für das Auslösen einer Myokardischämie verantwortlich sind, bilden die Grundlage für die Therapie am Patienten. So vermindert die Blockade von β-adrenergen Rezeptoren zwar eine belastungsinduzierte Tachykardie und führt damit über eine Verlängerung der Diastolendauer zu einer Verbesserung der myokardialen Durchblutung. Jedoch wird eine aktive Koronarkonstriktion, die an der Auslösung einer Myokardischämie beleiligt ist, nicht verhindert. Zur Verhinderung einer α-adrenerg vermittelten koronaren Konstriktion kann therapeutisch die funktionelle Blockade der α-Adrenozeptoren durch Kalziumantagonisten genutzt werden.

Beim Einsatz der Kalziumantagonisten Verapamil [286] und Diltiazem [122] oder einer Kombination aus Kalziumantagonisten und β-Blockern [123, 124] kommt zu der negativ-chronotropen Wirkung noch eine Koronardilatation bzw. die Verhinderung einer belastungsinduzierten Koronarkonstriktion hinzu.

Die Folgen einer Ischämie für das Myokard reichen vom transmuralen Infarkt bis zur vollständigen Anpassung an die Ischämie (Hibernation). Die 3 Phänomene Hibernation, Stunning und „ischemic preconditioning" lassen sich inzwischen definieren und eindeutig voneinander unterscheiden. Hibernation findet während Ischämie, Stunning nach Ischämie statt. Durch Analyse der Myokarddurchblutung und des Myokardstoffwechsels lassen sich Hibernation und Stunning klar unterscheiden. Im Gegensatz zu ebenfalls dysfunktionalem, aber irreversibel geschädigtem Myokard kann im „hibernating" und „stunned" Myokard eine inotrope Reserve rekrutiert werden. Die Rekrutierung einer inotropen Reserve erfolgt im „hibernating" Myokard auf Kosten der metabolischen Erholung, im „stunned" Myokard nicht.

Die eindeutige, zeitliche Dissoziation zwischen „stunning" und „ischemic preconditioning" läßt auch diese beiden Phänomene klar voneinander unterscheiden. Solange die grundlegenden Mechanismen von Hibernation, Stunning und „ischemic preconditioning" noch unklar sind, bleibt jedoch denkbar, daß ein zentraler Mechanismus in unterschiedlicher Ausprägung und zeitlicher Kinetik für alle 3 Phänomene verantwortlich ist. Insbesondere könnte der Prozeß, der für „ischemic preconditioning" verantwortlich ist, auch ohne Reperfusion, aber bei erhaltener Restdurchblutung in den ersten Minuten einer Myokardischämie ablaufen und damit auch für Hibernation verantwortlich sein.

Klinisch kann durch Einsatz von NMR- [287] und insbesondere PET-Techniken [176, 288] in jedem Fall eine Unterscheidung zwischen dysfunktionalem nekrotischem und dysfunktionalem reversibel geschädigtem Myokard getroffen werden. Diese Unterscheidung ist von zentraler Bedeutung für die Indikationsstellung zu Reperfusionsmaßnahmen. Die Rekrutierung einer inotropen Reserve kann gemeinsam mit PET-Untersuchungen zur Analyse der Vitalität ischämischen Myokards dienen [289].

Ein besseres Verständnis der zugrundeliegenden Mechanismen ist nötig, um „ischemic preconditioning" und Hibernation gezielt induzieren und therapeutisch nutzen zu können.

Hibernation, Stunning und „ischemic preconditioning" sind durchaus neue, sinnvolle Paradigmen der koronaren Herzkrankheit. Sie erweitern die traditionelle, einseitige Betrachtung der Myokardischämie als Ungleichgewicht zwischen O_2-Bedarf und O_2-Angebot, indem sie Phänomene wie „perfusion-contraction-matching" und Erholung metabolischer Parameter bei andauernder Ischämie (Hibernation), kontraktile Dysfunktion trotz normaler Durchblutung (stunning) und endogene, protektive Mechanismen („ischemic preconditioning") sinnfällig machen.

Literatur

1. Heusch G (1989) Koronare Vasomotion bei Myokardischämie. Z Kardiol 78:485–499
2. Hoffman JIE (1987) Transmural myocardial perfusion. Prog Cardiovasc Dis 29:429–464
3. McHale PA, Dube GP, Greenfield JC Jr (1987) Evidence for myogenic vasomotor activity in the coronary circulation. Prog Cardiovasc Dis 30:139–146
4. Jones CJH, Kuo L, Davis MJ, Chilian WM (1993) Myogenic and flow-dependent control mechanisms in the coronary microcirculation. Basic Res Cardiol 88:2–10
5. Olsson RA, Bünger R (1987) Metabolic control of coronary blood flow. Prog Cardiovasc Dis 29:369–387
6. Bassenge E, Busse R (1988) Endothelial modulation of coronary tone. Prog Cardiovasc Dis 30:349–380
7. Young MA, Knight DR, Vatner SF (1987) Autonomic control of large coronary arteries and resistance vessels. Prog Cardiovasc Dis 30:211–234
8. Heusch G, Guth BD (1989) Neurogenic regulation of coronary vasomotor tone. Eur Heart J 10 (Suppl F):6–14
9. Heusch G (1990) α-adrenergic mechanisms in myocardial ischemia. Circulation 81:1–13
10. Bassenge E, Heusch G (1990) Endothelial and neuro-humoral control of coronary blood flow in health and disease. Rev Physiol Biochem Pharmacol 116:77–165
11. Mates RE, Gupta RL, Bell AC, Klocke FJ (1978) Fluid dynamics of coronary artery stenosis. Circ Res 42:152–162
12. Gould KL (1980) Dynamic coronary stenosis. Am J Cardiol 45:286–292
13. Schwartz JS, Carlyle PF, Cohn JN (1979) Effect of dilation of the distal coronary bed on flow and resistance in severely stenotic coronary arteries in the dog. Am J Cardiol 43:219–224
14. Heusch G, Yoshimoto N, Müller-Ruchholtz ER (1982) Effects of heart rate on hemodynamic severity of coronary artery stenosis in the dog. Basic Res Cardiol 77:562–573
15. Schwartz JS, Tockman B, Cohn JN, Bache RJ (1982) Exercise-induced decrease in flow through stenotic coronary arteries in the dog. Am J Cardiol 50:1409–1413
16. Schwartz JS, Carlyle PF, Cohn JN (1980) Effect of coronary arterial pressure on coronary stenosis resistance. Circulation 61:70–76
17. Freudenberg H, Lichtlen PR (1981) Das normale Wandsegment bei Koronarstenosen – eine postmortale Studie. Z Kardiol 70:863–869
18. Rafflenbeul W, Lichtlen PR (1982) Zum Konzept der „dynamischen" Koronarstenose. Z Kardiol 71:439–444
19. Santamore WP, Yelton BW Jr, Ogilby JD (1991) Dynamics of coronary occlusion in the pathogenesis of myocardial infarction. J Am Coll Cardiol 18:1397–1405
20. Brown BG, Lee AB, Bolson EL, Dodge HT (1984) Reflex constriction of significant coronary stenosis as a mechanism contributing to ischemic left ventricular dysfunction during isometric exercise. Circulation 70:18–24
21. Hossack KF, Brown BG, Stewart DK, Dodge HT (1984) Diltiazem-induced blockade of sympathetically mediated constriction of normal and diseased coronary arteries: lack of epicardial coronary dilatory effect in humans. Circulation 70:465–471
22. Gage JE, Hess OM, Murakami T, Ritter M, Grimm J, Krayenbuehl HP (1986) Vasoconstriction of stenotic coronary arteries during dynamic exercise in patients with classic angina pectoris: reversibility by nitroglycerin. Circulation 73:865–876
23. MacAlpin RN (1980) Relation of coronary artery spasm to sites of organic stenosis. Am J Cardiol 46:143–153
24. MacAlpin RN (1980) Contribution of dynamic vascular wall thickening to luminal narrowing during coronary arterial constriction. Circulation 60:296–301
25. Serruys PW, Lablanche JM, Reiber JHC, Bertrand ME, Hugenholtz PG (1983) Contribution of dynamic vascular wall thickening to luminal narrowing during coronary arterial vasomotion. Z Kardiol 72 (Suppl 3):116–123
26. Heusch G, Deussen A, Schipke J, Thämer V (1984) α_1- and α_2-adrenoceptor-mediated vasoconstriction of large and small canine coronary arteries in vivo. J Cardiovasc Pharmacol 6:961–968

27. Schroeder JS, Bolen JL, Quint RA, Clark DA, Hayden WG, Higgins CB, Wexler L (1977) Provocation of coronary spasm with ergonovine maleate: new test with results in 57 patients undergoing coronary arteriography. Am J Cardiol 40:487–491
28. Heupler FA Jr, Proudfit WL, Razavi M, Shirey EK, Greenstreet R, Sheldon WC (1978) Ergonovine maleate provocative test for coronary arterial spasm. Am J Cardiol 41:631–640
29. Holtz J, Held W, Sommer O, Kühne G, Bassenge E (1982) Ergonovine-induced constrictions of epicardial coronary arteries in conscious dogs: α-adrenoceptors are not involved. Basic Res Cardiol 77:278–291
30. Henry PD, Yokoyama M (1980) Supersensitivity of atherosclerotic rabbit aorta to ergonovine. J Clin Invest 66:306–313
31. Heistad DD, Armstrong ML, Marcus ML, Piegors DJ, Mark AL (1984) Augmented responses to vasoconstrictor stimuli in hypercholesterolemic and atherosclerotic monkeys. Circ Res 54:711–718
32. Ginsburg R, Bristow MR, Kantrowitz N, Baim S, Harrison DC (1981) Histamine provocation of clinical coronary artery spasm: implications concerning pathogenesis of variant angina pectoris. Am Heart J 102:819–822
33. Zeiher AM, Drexler H, Wollschlaeger H, Saurbier B, Just H (1989) Coronary vasomotion in response to sympathetic stimulation in humans: importance of the functional integrity of the endothelium. J Am Coll Cardiol 14:1181–1190
34. Vita JA, Treasure CB, Yeung AC, Vekshtein VI, Fantasia GM, Fish RD, Ganz P, Selwyn AP (1992) Patients with evidence of coronary endothelial dysfunction as assessed by acetylcholine infusion demonstrate marked increased in sensitivity to constrictor effects of catecholamines. Circulation 85:1390–1397
35. Furchgott RF, Zawadzki JV (1980) The obligatory role of endothelial cells in the relaxation of arterial smooth muscle by acetylcholine. Nature (London) 288:373–376
36. Furchgott RF (1983) Role of endothelium in responses of vascular smooth muscle. Circ Res 53:557–573
37. Young MA, Vatner SF (1986) Enhanced adrenergic constriction of iliac artery with removal of endothelium in conscious dogs. Am J Physiol 250:H892–H897
38. Schipke J, Heusch G, Deussen A, Thaemer V (1985) Acetylcholine induces constriction of epicardial coronary arteries in anesthetized dogs after removal of endothelium. Drug Res 35:926–929
39. Lamping KG, Marcus ML, Dole WP (1985) Removal of the endothelium potentiates canine large coronary artery constrictor responses to 5-hydroxytryptamine in vivo. Circ Res 57:46–54
40. Ludmer PL, Selwyn AP, Shook TL, Wayne RR, Mudge GH, Alexander RW, Ganz P (1986) Paradoxical vasoconstriction induced by acetylcholine in atherosclerotic coronary arteries. N Engl J Med 315:1046–1051
41. Fish RD, Nabel EG, Selwyn AP, Ludmer PL, Mudge GH, Kirshenbaum JM, Schoen FJ, Alexander RW, Ganz P (1988) Responses of coronary arteries of cardiac transplant patients to acetylcholine. J Clin Invest 81:21–31
42. Treasure CB, Manoukian SV, Klein JL, Vita JA, Nabel EG, Renwick GH, Selwyn AP, Alexander RW, Ganz P (1992) Epicardial coronary artery responses to acetylcholine are impaired in hypertensive patients. Circ Res 71:776–781
43. Holtz J, Giesler M, Bassenge E (1983) Two dilatory mechanisms of anti-anginal drugs on epicardial coronary arteries in vivo: indirect, flow-dependent, endothelium-mediated dilation and direct smooth muscle relaxation. Z Kardiol 72 (Suppl 3):98–106
44. Holtz J, Förstermann U, Pohl U, Giesler M, Bassenge E (1984) Flow-dependent, endothelium-mediated dilation of epicardial coronary arteries in conscious dogs: effects of cyclooxygenase inhibition. J Cardiovasc Pharmacol 6:1161–1169
45. Hintze TH, Vatner SF (1984) Reactive dilation of large coronary arteries in conscious dogs. Circ Res 54:50–57
46. Tanner FC, Noll G, Boulanger CM, Lüscher TF (1991) Oxidized low density lipoproteins inhibit relaxation of porcine coronary arteries. Role of scavenger receptor and endothelium-derived nitric oxide. Circulation 83:2012–2020

47. Moncada S, Palmer RMJ, Higgs EA (1989) Biosynthesis of nitric oxide from L-arginine. A pathway for the regulation of cell function and communication. Biochem Pharmacol 38:1709-1715
48. Harrison DG, Marcus ML, Dellsperger KC, Lamping KG, Tomanek RJ (1991) Pathophysiology of myocardial perfusion in hypertension. Circulation 83 (Suppl III):III-14-III-18
49. Brush JE Jr, Faxon DP, Salmon S, Jacobs AK, Ryan TJ (1992) Abnormal endothelium-dependent coronary vasomotion in hypertensive patients. J Am Coll Cardiol 19:809-815
50. Fam WM, McGregor M (1968) Effect of nitroglycerin and dipyridamole on regional coronary resistance. Circ Res 22:649-659
51. Kelley KO, Feigl EO (1978) Segmental alpha-receptor-mediated vasoconstriction in the canine coronary circulation. Circ Res 43:908-917
52. Chierchia S, Davies G, Berkenboom G, Crea F, Crean P, Maseri A (1984) α-adrenergic receptors and coronary spasm: an elusive link. Circulation 69:8-14
53. Winniford MD, Filipchuk N, Hillis LD (1983) Alpha-adrenergic blockade for variant angina: a long-term, double-blind, randomized trial. Circulation 67:1185-1188
54. DeCaterina R, Carpeggiani C, L'Abbate A (1984) A double-blind, placebo-controlled study of ketanserin in patients with Prinzmetal's angina: evidence against a role of serotonin in the genesis of coronary vasospasm. Circulation 69:889-894
55. Pitarys II CJ, Virmani R, Vildibill HD Jr, Jackson EK, Forman MB (1991) Reduction of myocardial reperfusion injury by intravenous adenosine administered during the early reperfusion period. Circulation 83:237-247
56. Clarke JG, Kerwin R, Larkin S, Lee Y, Yacoub M, Davies GJ, Hackett D, Dawbarn D, Bloom SR, Maseri A (1987) Coronary artery infusion of neuropeptide Y in patients with angina pectoris. Lancet 1, 2:1057-1059
57. Mosher P, Ross J Jr, McFate PA, Shaw RF (1964) Control of coronary blood flow by an autoregulatory mechanism. Circ Res 14:250-259
58. Marcus ML, Wright C, Doty D, Eastham C, Laughlin D, Krumm P, Fastenow C, Brody M (1981) Measurements of coronary velocity and reactive hyperemia in the coronary circulation of humans. Circ Res 49:877-891
59. Klocke FJ (1987) Measurements of coronary flow reserve: defining pathophysiology versus making decisions about patient care. Circulation 76:1183-1189
60. Gould KL, Lipscomb K, Calvert C (1975) Compensatory changes of the distal coronary vascular bed during progressive coronary constriction. Circulation 51:1085-1094
61. Guyton RA, McClenathan JH, Newman GE, Michaelis LL (1977) Significance of subendocardial S-T segment elevation caused by coronary stenosis in the dog. Epicardial S-T segment depression, local ischemia and subsequent necrosis. Am J Cardiol 40:373-380
62. Rouleau J, Boerboom LE, Surjadhana A, Hoffman JIE (1979) The role of autoregulation and tissue diastolic pressures in the transmural distribution of left ventricular blood flow in anesthetized dogs. Circ Res 45:804-815
63. Gallagher KP, Folts JD, Shebuski RJ, Rankin JHG, Rowe GG (1980) Subepicardial vasodilator reserve in the presence of critical coronary stenosis in dogs. Am J Cardiol 46:67-73
64. Gorman MW, Sparks HV Jr (1982) Progressive coronary vasoconstriction during relative ischemia in canine myocardium. Circ Res 51:411-420
65. Aversano T, Becker LC (1985) Persistence of coronary vasodilator reserve despite functionally significant flow reduction. Am J Physiol 248:H403-H411
66. Canty JM, Klocke FJ (1985) Reduced regional myocardial perfusion in the presence of pharmacologic vasodilator reserve. Circulation 71:370-377
67. Pantely GA, Bristow JD, Swenson LJ, Ladley HD, Johnson WB, Anselone CG (1985) Incomplete coronary vasodilation during myocardial ischemia in swine. Am J Physiol 249:H638-H647
68. Grattan MT, Hanley FL, Stevens MB, Hoffman JIE (1986) Transmural coronary flow reserve patterns in dogs. Am J Physiol 250:H276-H283
69. Heusch G, Guth BD, Seitelberger R, Ross J Jr (1987) Attenuation of exercise-induced myocardial ischemia in dogs with recruitment of coronary vasodilator reserve by nifedipine. Circulation 75:482-490

70. Dole WP (1987) Autoregulation of the coronary circulation. Prog Cardiovasc Dis 29:293–323
71. Dole WP, Nuno DW (1986) Myocardial oxygen tension determines the degree and pressure range of coronary autoregulation. Circ Res 59:202–215
72. Gewirtz H, Brautigan DL, Olsson RA, Brown P, Most AS (1983) Role of adenosine in the maintenance of coronary vasodilation distal to a severe coronary artery stenosis. Observations in conscious domestic swine. Circ Res 53:42–51
73. Bretschneider HJ (1967) Aktuelle Probleme der Koronardurchblutung und des Myokardstoffwechsels. Regensburger Jbl Ärztl Fortb 15:1–27
74. Hoffman JIE (1978) Determinants and prediction of transmural myocardial perfusion. Circulation 58:381–391
75. Coggins DL, Flynn AE, Austin RE Jr, Aldea GS, Muehrcke D, Goto M, Hoffman JIE (1990) Nonuniform loss of regional flow reserve during myocardial ischemia in dogs. Circ Res 67:253–264
76. Canty JM (1992) Barbiturate-anesthesia does not affect coronary autoregulatory responses in closed-chest dogs. Faseb J 6:A1751 (Abstr)
77. Bristow JD, Arai AE, Anselone CG, Pantely GA (1991) Response to myocardial ischemia as a regulated process. Circulation 84:2580–2587
78. Heusch G, Deussen A, Thämer V (1985) Cardiac sympathetic nerve activity and progressive vasoconstriction distal to coronary stenoses: feed-back aggravation of myocardial ischemia. J Auton Nerv Syst 13:311–326
79. Austin RE, Aldea GS, Coggins DL, Flynn AE, Hoffman JIE (1990) Profound spatial heterogeneity of coronary reserve. Discordance between patterns of resting and maximal myocardial blood flow. Circ Res 67:319–331
80. Buffington CW, Feigl EO (1981) Adrenergic coronary vasoconstriction in the presence of coronary stenosis in the dog. Circ Res 48:416–423
81. Johannsen UJ, Mark AL, Marcus ML (1982) Responsiveness to cardiac sympathetic nerve stimulation during maximal coronary dilation produced by adenosine. Circ Res 50:510–517
82. Evers AS, Murphree S, Saffitz JE, Jakschik BA, Needleman P (1985) Effects of endogenously produced leukotrienes, thromboxane, and prostaglandins on coronary vascular resistance in rabbit myocardial infarction. J Clin Invest 75:992–999
83. Nichols WW, Mehta JL, Thompson L, Donnelly WH (1988) Synergistic effects of LTC4 and TxA2 on coronary flow and myocardial function. Am J Physiol 255:H153–H159
84. Ertl G (1987) Coronary vasoconstriction in experimental myocardial ischemia. J Cardiovasc Pharmacol 9 (Suppl 2):S 9–S 17
85. Pantely GA, Ladley HD, Anselone CG, Bristow JD (1985) Vasopressin-induced coronary constriction at low perfusion pressures. Cardiovasc Res 19:433–441
86. Heusch G, Deussen A (1983) The effects of cardiac sympathetic nerve stimulation on the perfusion of stenotic coronary arteries in the dog. Circ Res 53:8–15
87. Heusch G, Deussen A (1984) Nifedipine prevents sympathetic vasoconstriction distal to severe coronary stenoses. J Cardiovasc Pharmacol 6:378–383
88. Heusch G (1985) Sympathische Herznerven und Myokardischämie. Thieme, Stuttgart New York
89. Tölle TR, Schipke JD, Schulz R, Thämer V, Haase J (1986) The nociceptive stimulation induced myocardial ischemia is prevented by fentanyl. Neurosci Lett Suppl 26:522
90. Heusch G, Schipke J, Thämer V (1985) Clonidine prevents the sympathetic initiation and aggravation of poststenotic myocardial ischemia. J Cardiovasc Pharmacol 7:1176–1182
91. Seitelberger R, Guth BD, Heusch G, Lee JD, Katayama K, Ross J Jr (1988) Intracoronary alpha 2-adrenergic receptor blockade attenuates ischemia in conscious dogs during exercise. Circ Res 62:436–442
92. Laxson DD, Dai X-Z, Homans DC, Bache RJ (1989) The role of α_1- and α_2-adrenergic receptors in mediation of coronary vasoconstriction in hypoperfused ischemic myocardium during exercise. Circ Res 65:1688–1697
93. Chilian WM (1991) Functional distribution of α_1- and α_2-adrenergic receptors in the coronary microcirculation. Circulation 84:2108–2122
94. Liang IYS, Jones CE (1985) Alpha 1-adrenergic blockade increases coronary blood flow during coronary hypoperfusion. Am J Physiol 249:H1070–H1077

95. Guth BD, Miura T, Thaulow E, Heusch G, Ross J Jr (1993) Alpha 1-adrenergic blockade reduces exercise-induced regional myocardial ischemia in dogs. Basic Res Cardiol 88:282–296
96. Nathan HJ, Feigl EO (1986) Adrenergic vasoconstriction lessens transmural steal during coronary hypoperfusion. Am J Physiol 250:H645–H653
97. Miyamoto MI, Rockman HA, Guth BD, Heusch G, Ross J Jr (1991) Effect of α-adrenergic stimulation on regional contractile function and myocardial blood flow with and without ischemia. Circulation 84:1715–1724
98. Constantine JW, Lebel W (1980) Complete blockade by phenoxybenzamine of alpha$_1$- but not alpha$_2$-vascular receptors in dogs and the effect of propranolol. Naunyn Schmiedebergs Arch Pharmacol 314:149–156
99. Chen D, Dai X-Z, Zimmerman BG, Bache RJ (1988) Postsynaptic α1- and α2-adrenergic mechanisms in coronary vasoconstriction. J Cardiovasc Pharmacol 11:61–67
100. Heusch G, Yoshimoto N, Heegemann H, Thämer V (1983) Interaction of methoxamine with compensatory vasodilation distal to coronary stenoses. Drug Res 33:1647–1650
101. Deussen A, Heusch G, Thämer V (1985) Alpha 2-adrenoceptor – mediated coronary vasoconstriction persists after exhaustion of coronary dilator reserve. Eur J Pharmacol 115:147–153
102. Chilian WM, Ackell PH (1988) Transmural differences in sympathetic coronary constriction during exercise in the presence of coronary stenosis. Circ Res 62:216–225
103. Chilian WM, Harrison DG, Haws CW, Snyder WD, Marcus ML (1986) Adrenergic coronary tone during submaximal exercise in the dog is produced by circulating catecholamines. Evidence for adrenergic denervation supersensitivity in the myocardium but not in coronary vessels. Circ Res 58:68–82
104. Mueller HS, Rao PS, Rao PB, Gory DJ, Mudd JG, Ayres SM (1982) Enhanced transcardiac 1-norepinephrine response during cold pressor test in obstructive coronary artery disease. Am J Cardiol 50:1223–1228
105. Mudge GH, Grossman W, Mills RM Jr, Lesch M, Braunwald E (1976) Reflex increase in coronary vascular resistance in patients with ischemic heart disease. N Engl J Med 295:1333–1337
106. Mudge GH, Goldberg S, Gunther S, Mann T, Grossman W (1979) Comparison of metabolic and vasoconstrictor stimuli on coronary vascular resistance in man. Circulation 59:544–550
107. Malacoff RF, Mudge GH, Holman BL, Idoine J, Bifolck L, Cohn PF (1983) Effect of the cold pressor test on regional myocardial blood flow in patients with coronary artery disease. Am Heart J 106:78–84
108. Indolfi C, Piscione F, Villari B, Russolillo E, Rendina V, Golino P, Condorelli M, Chiariello M (1992) Role of α$_2$-adrenoceptors in normal and atherosclerotic human coronary circulation. Circulation 86:1116–1124
109. Berkenboom GM, Abramowicz M, Vandermoten P, Degre SG (1986) Role of alpha-adrenergic coronary tone in exercise-induced angina pectoris. Am J Cardiol 57:195–198
110. Chierchia S, Pratt T, DeCoster P, Maseri A (1985) Alpha-adrenergic control of collateral flow: another determinant of coronary flow reserve. Circulation 72 (Suppl III):190 (Abstr)
111. Motulsky HJ, Snavely MD, Hughes RJ, Insel PA (1983) Interaction of verapamil and other calcium channel blockers with α$_1$- and α$_2$-adrenergic receptors. Circ Res 52:226–231
112. Rowe GG (1970) Inequalities of myocardial perfusion in coronary artery disease („coronary steal"). Circulation 42:193–194
113. Baumgart D, Ehring T, Krajcar M, Heusch G (1993) A proischemic effect of nisoldipine: Relation to a decrease in perfusion pressure and comparison to dipyridamole. Cardiovasc Res 27:1254–1259
114. Heusch G, Yoshimoto N (1983) Effects of heart rate and perfusion pressure on segmental coronary resistances and collateral perfusion. Pfluegers Arch 397:284–289
115. Busch P, Deussen A, Heusch G (1988) Sympathetic effects on segmental coronary resistances and their role in coronary collateral perfusion. J Appl Cardiol 3:145–160
116. Diemer HP, Wichmann J, Lochner W (1977) Coronary collateral flow: effect of drugs and perfusion pressure. Basic Res Cardiol 72:332–343

117. Ertl G, Simm F, Wichmann J, Fuchs M, Lochner W (1979) The dependence of coronary collateral blood flow on regional vascular resitances. Naunyn Schmiedebergs Arch Pharmacol 308:265–272
118. Maruoka Y, McKirnan MD, Engler RL, Longhurst JC (1987) Functional significance of alpha-adrenergic receptors in mature coronary collateral circulation of dogs. Am J Physiol 253:H582–H590
119. Harrison DG, Chilian WM, Marcus ML (1986) Absence of functioning alpha-adrenergic receptors in mature canine coronary collaterals. Circ Res 59:133–142
120. Gallagher KP, Osakada G, Matsuzaki M, Kemper WS, Ross J Jr (1982) Myocardial blood flow and function with critical coronary stenosis in exercising dogs. Am J Physiol 243:H698–H707
121. Matsuzaki M, Patritti J, Tajimi T, Miller M, Kemper WS, Ross J Jr (1984) Effects of β-blockade on regional myocardial flow and function during exercise. Am J Physiol 247:H52–H60
122. Matsuzaki M, Gallagher KP, Patritti J, Tajimi T, Kemper WS, White FC, Ross J Jr (1984) Effects of a calcium-entry blocker (diltiazem) on regional myocardial flow and function during exercise in conscious dogs. Circulation 69:801–814
123. Matsuzaki M, Guth BD, Tajimi T, Kemper WS, Ross J Jr (1985) Effects of the combination of diltiazem and atenolol on exercis-induced regional myocardial ischemia in conscious dogs. Circulation 72:233–243
124. Guth BD, Tajimi T, Seitelberger R, Lee JD, Matsuzaki M, Ross J Jr (1986) Experimental exercise-induced ischemia: Drug therapy can eliminate regional dysfunction and oxygen supply-demand imbalance. J Am Coll Cardiol 7:1036–1046
125. Guth BD, Heusch G, Seitelberger R, Ross J Jr (1987) Mechanism of beneficial effect of beta-adrenergic blockade on exercise-induced myocardial ischemia in conscious dogs. Circ Res 60:738–746
126. Guth BD, Heusch G, Seitelberger R, Ross J Jr (1987) Elimination of exercise-induced regional myocardial dysfunction by a bradycardic agent in dogs with chronic coronary stenosis. Circulation 75:661–669
127. Heusch G (1991) The relationship between regional blood flow and contractile function in normal, ischemic, and reperfused myocardium. Basic Res Cardiol 86:197–218
128. Gallagher KP, Matsuzaki M, Osakada G, Kemper WS, Ross J Jr (1983) Effect of exercise on the relationship between myocardial blood flow and systolic wall thickening in dogs with acute coronary stenosis. Circ Res 52:716–729
129. Indolfi C, Guth BD, Miura T, Miyazaki S, Schulz R, Ross J Jr (1989) Mechanisms of improved ischemic regional dysfunction by bradycardia. Studies on UL-FS 49 in swine. Circulation 80:983–993
130. Reimer KA, Lowe JE, Rasmussen MM, Jennings RB (1977) The wavefront phenomenon of ischemic cell death. 1. Myocardial infarct size vs duration of coronary occlusion in dogs. Circulation 56:786–794
131. Rahimtoola SH (1985) A perspective on the three large multicenter randomized clinical trials of coronary bypass surgery for chronic stable angina. Circulation 72 (Suppl V):V-123–V-135
132. Schipke JD (1991) Down-regulation and hibernating myocardium. Z Kardiol 80:703–711
133. Heyndrickx GR, Millard RW, McRitchie RJ, Maroko PR, Vatner SF (1975) Regional myocardial functional and electrophysiological alterations after brief coronary artery occlusion in conscious dogs. J Clin Invest 56:978–985
134. Braunwald E, Kloner RA (1982) The stunned myocardium: prolonged, postischemic ventricular dysfunction. Circulation 66:1146–1149
135. Bolli R (1990) Mechanism of myocardial „stunning". Circulation 82:723–738
136. Murry CE, Jennings RB, Reimer KA (1986) Preconditioning with ischemia: a delay of lethal cell injury in ischemic myocardium. Circulation 74:1124–1136
137. Jennings RB, Murry CE, Reimer KA (1991) Preconditioning myocardium with ischemia. Cardiovasc Drugs Ther 5:933–938
138. Marban E (1991) Myocardial stunning and hibernation. The physiology behind the colloquialisms. Circulation 83:681–688

139. Schaper W (1991) „Hibernating myocardium". Zeit für einen Paradigmenwechsel? Z Kardiol 80:712-715
140. Tennant R, Wiggers CJ (1935) The effect of coronary occlusion on myocardial contraction. Am J Physiol 112:351-361
141. Hearse DJ (1979) Oxygen deprivation and early myocardial contractile failure: a reassessment of the possible role of adenosine triphosphate. Am J Cardiol 44:1115-1121
142. Guth BD, Martin JF, Heusch G, Ross J Jr (1987) Regional myocardial blood flow, function and metabolism using phosphorus-31 nuclear magnetic resonance spectroscopy during ischemia and reperfusion. J Am Coll Cardiol 10:673-681
143. Arai AE, Pantely GA, Thoma WJ, Anselone CG, Bristow JD (1992) Energy metabolism and contractile function after 15 beats of moderate myocardial ischemia. Circ Res 70:1137-1145
144. Katz AM (1973) Effects of ischemia on the contractile processes of heart muscle. Am J Cardiol 32:456-460
145. Kübler W, Katz AM (1977) Mechanism of early „pump" failure of the ischemic heart: possible role of adenosine triphosphate depletion and inorganic phosphate accumulation. Am J Cardiol 40:467-471
146. Noma A (1983) ATP-regulated K^+ channels in cardiac muscle. Nature (London) 305:147-148
147. Gerlach E, Deuticke B, Dreisbach RH (1963) Der Nucleotid-Abbau im Herzmuskel bei Sauerstoffmangel und seine mögliche Bedeutung für die Coronardurchblutung. Naturwissenschaften 6:228-229
148. Kirsch GE, Codina J, Birnbaumer L, Brown AM (1990) Coupling of ATP-sensitive K^+ channels to A1 receptors by G proteins in rat ventricular myocytes. Am J Physiol 259:H820-H826
149. Nichols CG, Ripoll C, Lederer WJ (1991) ATP-sensitive potassium channel modulation of guinea pig ventricular action potential and contraction. Circ Res 68:280-287
150. Reffelmann T, Kammermeier H (1992) Energetics and function of hypoxic isolated rat hearts as influenced by modulation of the K^+-ATP-channel-system. Pfluegers Arch 420 (Suppl 1):R105
151. Ingwall JS, Bittl JA (1987) Regulation of heart creatine kinase. Basic Res Cardiol 82 (Suppl 1):93-101
152. Kammermeier H (1963) Verhalten von Adenin-Nukleotiden und Kreatininphosphat im Herzmuskel bei funktioneller Erholung nach länger dauernder Asphyxie. Verh Dtsch Ges Kreislaufforsch 30:206-211
153. Camacho SA, Lanzer P, Toy BJ, Gober J, Velenza M, Botvinick EH, Weiner MW (1988) In vivo alterations of high-energy phosphates and intracellular pH during reversible ischemia in pigs: a 31p magnetic resonance spectroscopy study. Am Heart J 116:701-708
154. Kammermeier H, Schmidt P, Jüngling E (1982) Free energy change of ATP-hydrolysis: a causal factor of early hypoxic failure of the myocardium? J Mol Cell Cardiol 14:267-277
155. Jacobus WE, Pores IH, Lucas SK, Weisfeldt ML, Flaherty JT (1982) Intracellular acidosis and contractility in normal and ischemic hearts examined by 31p NMR. J Mol Cell Cardiol 14:13-20
156. Kentish JC (1986) The effects of inorganic phosphate and creatine phophate on the force production in skinned muscle from rat vesicle. J Physiol 370:585-604
157. Krause S, Hess ML (1984) Characterization of cardiac sarcoplasmic reticulum dysfunction during short-term, normothermic, global ischemia. Circ Res 55:176-184
158. Koretsune Y, Corretti MC, Kusuoka H, Marban E (1991) Mechanism of early ischemic contractile failure. Circ Res 68:255-262
159. Gallagher KP, Kumada T, Koziol JA, McKown MD, Kemper WS, Ross J Jr (1980) Significance of regional wall thickening abnormalities relative to transmural myocardial perfusion in anesthetized dogs. Circulation 62:1266-1274
160. Vatner SF (1980) Correlation between acute reductions in myocardial blood flow and function in conscious dogs. Circ Res 47:201-207
161. Ross J Jr (1989) Mechanisms of regional ischemia and antianginal drug action during exercise. Prog Cardiovasc Dis 31:455-466

162. Ross J Jr (1991) Myocardial perfusion-contraction matching. Implications for coronary heart disease and hibernation. Circulation 83:1076–1083
163. Matsuzaki M, Gallagher KP, Kemper WS, White F, Ross J Jr (1983) Sustained regional dysfunction produced by prolonged coronary stenosis: gradual recovery after reperfusion. Circulation 68:170–182
164. Fedele FA, Gewirtz H, Capone RJ, Sharaf B, Most AS (1988) Metabolic response to prolonged reduction of myocardial blood flow distal to a severe coronary artery stenosis. Circulation 78:729–735
165. Pantely GA, Malone SA, Rhen WS, Anselone CG, Arai A, Bristow J, Bristow JD (1990) Regeneration of myocardial phosphocreatine in pigs despite continued moderate ischemia. Circ Res 67:1481–1493
166. Arai AE, Pantely GA, Anselone CG, Bristow J, Bristow JD (1991) Active downregulation of myocardial energy requirements during prolonged moderate ischemia in swine. Circ Res 69:1458–1469
167. Schulz R, Guth BD, Pieper K, Martin C, Heusch G (1992) Recruitment of an inotropic reserve in moderately ischemic myocardium at the expense of metabolic recovery: a model of short-term hibernation. Circ Res 70:1282–1295
168. Guth BD, Schulz R, Heusch G (1993) Time course and mechanisms of contractile dysfunction during acute myocardial ischemia. Circulation 87 [Suppl IV]:IV35–IV42
169. Schulz R, Miyazaki S, Miller M, Thaulow E, Heusch G, Ross J Jr, Guth BD (1989) Consequences of regional inotropic stimulation of ischemic myocardium on regional myocardial blood flow and function in anesthetized swine. Circ Res 64:1116–1126
170. Schulz R, Rose J, Martin C, Brodde OE, Heusch G (1993) Development of short-term myocardial hibernation: its limitation by the severity of ischemia and inotropic stimulation. Circulation 88:684–695
171. Rose J, Schulz R, Martin C, Heusch G (1993) Postejection wall thickening as a marker of successful short-term hibernation. Cardiovasc Res 27:1306–1311
172. Rahimtoola SH (1982) Coronary bypass surgery for chronic angina – 1981. Circulation 65:225–241
173. Rahimtoola SH (1989) The hibernating myocardium. Am Heart J 117:211–221
174. Tillisch J, Brunken R, Marshall R, Schwaier M, Mandelkern M, Phelps M, Schelbert H (1986) Reversibility of cardiac wall-motion abnormalities predicted by positron tomography. N Engl J Med 314:884–888
175. Wolpers HG, Schwaiger M (1990) Metabolic imaging of ischemic heart disease by positron emission tomography. In: Heusch G (ed) Pathophysiology and rational pharmacotherapy of myocardial ischemia. Steinkopff, Springer, Darmstadt New York, pp 59–81
176. Marwick TH, MacIntyre WJ, Lafont A, Nemec JJ, Salcedo EE (1992) Metabolic response of hibernating and infarcted myocardium to revascularization. A follow-up study of regional perfusion, function, and metabolism. Circulation 85:1347–1353
177. Flameng W, Suy R, Schwarz F, Borgers M, Piessens J, Thone F, van Ermen H, de Geest H (1981) Ultrastructural correlates of left ventricular contraction abnormalities in patients with chronic ischemic heart disease: determinants of reversible segmental asynergy postrevascularization surgery. Am Heart J 102:846–857
178. Vonoverschelde JLJ, Wijns W, Depre C, Essamri B, Heyndrickx GR, Borgers M, Bol A, Melin JA (1993) Mechanisms of chronic regional postischemic dysfunction in humans. New insights from the study of noninfarcted collateral-dependent myocardium. Circulation 87:1513–1523
179. Bolli R (1992) Myocardial „Stunning" in man. Circulation 86:1671–1691
180. Nayler WG, Elz JS, Buckley DJ (1988) The stunned myocardium: effect of electrical and mechanical arrest and osmolarity. Am J Physiol 254:H60–H69
181. Kusuoka H, Porterfield JK, Weisman HF, Weisfeldt ML, Marban E (1987) Pathophysiology and pathogenesis of stunned myocardium: depressed Ca^{2+} activation of contraction as a consequence of reperfusion-induced cellular calcium overload in ferret hearts. J Clin Invest 79:950–961
182. Lange R, Ware J, Kloner RA (1984) Absence of a cumulative deterioration of regional function during three repeated 5 or 15 minute coronary occlusions. Circulation 69:400–408

183. Nicklas JM, Becker LC, Bulkley BH (1985) Effects of repeated brief coronary occlusion on regional left ventricular function and dimension in dogs. Am J Cardiol 56:473–478
184. Thaulow E, Guth BD, Heusch G, Gilpin E, Schulz R, Kröger K, Ross J Jr (1989) Characteristics of regional myocardial stunning after exercise in dogs with chronic coronary stenosis. Am J Physiol 257:H113–H119
185. Kloner RA, Allen J, Cox TA, Zheng Y, Ruiz CE (1991) Stunned left ventricular myocardium after exercise treadmill testing in coronary artery disease. Am J Cardiol 68:329–334
186. Arnold JMO, Braunwald E, Sandor T, Kloner RA (1985) Inotropic stimulation of reperfused myocardium with dopamine: effects on infarct size and myocardial function. J Am Coll Cardiol 6:1036–1044
187. Arnold JMO, Antman EM, Przyklenk K, Braunwald E, Sandor T, Vivaldi MT, Schoen FJ, Kloner RA (1987) Differential effects of reperfusion on incidence of ventricular arrhythmias and recovery of ventricular function at 4 days following coronary occlusion. Am Heart J 113:1055–1065
188. Przyklenk K, Patel B, Kloner RA (1987) Diastolic abnormalities of postischemic „stunned" myocardium. Am J Cardiol 60:1211–1213
189. Charlat ML, O'Neill PG, Hartley CJ, Roberts R, Bolli R (1989) Prolonged abnormalities of left ventricular diastolic wall thinning in the „stunned" myocardium in conscious dogs: time course and relation to systolic function. J Am Coll Cardiol 13:185–194
190. Ehring T, Schulz R, Schipke JD, Heusch G (1992) Diastolic dysfunction of stunned myocardium. Am J Cardiovasc Pathol 4:277–285
191. Zhao M, Zhang H, Robinson TF, Factor SM, Sonnenblick EH, Eng C (1987) Profound structural alterations of the extracellular collagen matrix in postischemic dysfunctional („stunned") but viable myocardium. J Am Coll Cardiol 10:1322–1334
192. Charney RH, Takahashi S, Zhao M, Sonnenblick EH, Eng C (1992) Collagen loss in the stunned myocardium. Circulation 85:1483–1490
193. Whittaker P, Boughner DR, Kloner RA, Przyklenk K (1991) Stunned myocardium and myocardial collagen damage: differential effects of single and repeated occlusions. Am Heart J 121:434–441
194. Ehring T, Heusch G (1990) Left ventricular asynchrony: an indicator of regional myocardial dysfunction. Am Heart J 120:1047–1057
195. Heusch G, Guth BD, Gilpin E, Oudiz R, Matsuzaki M, Ross J Jr (1987) Determinants of recovery of regional contractile function after exercise-induced ischemia in conscious dogs. Fed Proc 46:834 (Abstr)
196. Bolli R, Zhu W-X, Thornby JI, O'Neill PG, Robets R (1988) Time course and determinants of recovery of function after reversible ischemia in a conscious dogs. Am J Physiol 254:H102–H114
197. Bolli R, Patel BS, Hartley CJ, Thornby JI, Jeroudi MO, Roberts R (1989) Nonuniform transmural recovery of contractile function in stunned myocardium. Am J Physiol 257:H375–H385
198. Kusuoka H, Koretsune Y, Chacko VP, Weisfeldt ML, Marban E (1990) Excitation-contraction coupling in postischemic myocardium. Does failure of activator Ca^{++} transients underlie stunning? Circ Res 66:1268–1276
199. Bolli R (1988) Oxygen-derived free radicals and postischemic myocardial dysfunction („stunned myocardium"). J Am Coll Cardiol 12:239–249
200. Bolli R, Jeroudi MO, Patel BS, DuBose CM, Lai EK, Roberts R, McCay PB (1989) Direct evidence that oxygen-derived free radicals contribute to postischemic myocardial dysfunction in the intact dog. Proc Natl Acad Sci USA 86:4695–4699
201. Krause SM, Jacobus WE, Becker LC (1989) Alterations in cardiac sarcoplasmic reticulum calcium transport in the postischemic „stunned" myocardium. Circ Res 65:526–530
202. DeBoer LWV, Ingwall JS, Kloner RA, Braunwald E (1980) Prolonged derangements of canine myocardial purine metabolism after a brief coronary artery occlusion not associated with anatomic evidence of necrosis. Proc Natl Acad Sci USA 77:5471–5475
203. Swain JL, Sabina RL, McHale PA, Greenfiled JC, Holmes EW (1982) Prolonged myocardial nucleotide depletion after brief ischemia in the open-chest dog. Am J Physiol 242:H818–H826

204. Hoffmeister HM, Mauser M, Schaper W (1985) Effect of adenosine and AICAR on ATP content and regional contractile function in reperfused canine myocardium. Basic Res Cardiol 80:445–458
205. Ito BR, Tate H, Kobayashi M, Schaper W (1987) Reversibly injured, postischemic canine myocardium retains normal contractile reserve. Circ Res 61:834–846
206. Becker LC, Levine JH, DiPaula AF, Guarnieri T, Aversano T (1986) Reversal of dysfunction in postischemic stunned myocardium by epinephrine and postextrasystolic potentiation. J Am Coll Cardiol 7:580–589
207. Schäfer S, Heusch G (1990) Recruitment of a time-dependent inotropic reserve by postextrasystolic potentiation in normal and reperfused myocardium. Basic Res Cardiol 85:257–269
208. Ehring T, Heusch G (1991) Postextrasystolic potentiation does not distinguish ischaemic from stunned myocardium. Pfluegers Arch 418:453–461
209. Mercier JC, Lando U, Kanmatsuse K, Ninomiya K, Meerbaum S, Fishbein MC, Swan HJC, Ganz W (1982) Divergent effects of inotropic stimulation on the ischemic and severely depressed reperfused myocardium. Circulation 66:397–400
210. Ellis SG, Wynne J, Braunwald E, Henschke CI, Sandor T, Kloner RA (1984) Response of reperfusion-salvaged, stunned myocardium to inotropic stimulation. Am Heart J 107:13–19
211. Bolli R, Zhu W-X, Myers ML, Hartley CJ, Roberts R (1985) Beta-adrenergic stimulation reverses postischemic myocardial dysfunction without producing subsequent deterioration. Am J Cardiol 56:964–968
212. Heusch G, Schäfer S, Kröger K (1988) Recruitment of inotropic reserve in „stunned" myocardium by the cardiotonic agent AR-L 57. Basic Res Cardiol 83:602–610
213. Schäfer S, Linder C, Heusch G (1990) Xamoterol recruits an inotropic reserve in the acutely failing, reperfused canine myocardium without detrimental effects on its subsequent recovery. Naunyn Schmiedebergs Arch Pharmacol 342:206–213
214. Ambrosio G, Jacobus WE, Bergmann CA, Weisman HF, Becker LC (1987) Preserved high energy phosphate metabolic reserve in globally stunned hearts despite reduction of basal ATP content and contractility. J Mol Cell Cardiol 19:953–964
215. Görge G, Papageorgiou I, Lerch R (1990) Epinephrine-stimulated contractile and metabolic reserve in postischemic rat myocardium. Basic Res Cardiol 85:595–605
216. Dart AM, Schömig A, Dietz R, Mayer E, Kübler W (1984) Release of endogenous catecholamines in the ischemic myocardium of the rat, pt B: Effect of sympathetic nerve stimulation. Circ Res 55:702–706
217. Ciuffo AA, Ouyang P, Becker LC, Levin L, Weisfeldt ML (1985) Reduction of sympathetic inotropic response after ischemia in dogs. Contributor to stunned myocardium. J Clin Invest 75:1504–1509
218. Heusch G, Frehen D, Kröger K, Schulz R, Thämer V (1988) Integrity of sympathetic neurotransmission in stunned myocardium. J Appl Cardiol 3:259–272
219. Bolli R (1991) Oxygen-derived free radicals and myocardial reperfusion injury: an Overview. Cardiovasc Drugs Ther 5:249–268
220. Hearse DJ (1991) Stunning: a radical review. Cardiovasc Drugs Ther 5:853–876
221. Bolli R, Patel BS, Jeroudi MO, Lai EK, McCay PB (1988) Demonstration of free radical generation in „stunned" myocardium of intact dogs with the use of the spin trap α-phenyl N-tert-butyl nitrone. J Clin Invest 82:476–485
222. Bolli R, Jeroudi MO, Patel BS, Aruoma OI, Halliwell B, Lai EK, McCay PB (1989) Marked reduction of free radical generation and contractile dysfunction by antioxidant therapy begun at the time of reperfusion. Evidence that myocardial „stunning" is a manifestation of reperfusion injury. Circ Res 65:607–622
223. Bolli R, Patel BS, Zhu W-X, O'Neill PG, Hartley CJ, Charlat ML, Roberts R (1987) The iron chelator desferrioxamine attenuates postischemic ventricular dysfunction. Am J Physiol 253:H1372–H1380
224. Bolli R, Patel BS, Jeroudi MO, Li X-Y, Triana JF, Lai EK, McCay PB (1990) Iron-mediated reactions upon reperfusion contribute to myocardial „stunning". Am J Physiol 259:H1901–H1911

225. Bolli R, Zhu W-X, Hartley CJ, Michael LH, Repine JE, Hess ML, Kukreja RC, Roberts R (1987) Attenuation of dysfunction in the postischemic „stunned" myocardium by dimethylthiourea. Circulation 76:458–468
226. Myers ML, Bolli R, Lekich RF, Hartley CJ, Roberts R (1986) N-2-mercaptopropionylglycine improves recovery of myocardial function after reversible regional ischemia. J Am Coll Cardiol 8:1161–1168
227. Gross GJ, Farber NE, Hardman HF, Warltier DC (1986) Beneficial actions of superoxide dismutase and catalase in stunned myocardium of dogs. Am J Physiol 250:H372–H377
228. Jeroudi MO, Triana FJ, Patel BS, Bolli R (1990) Effects of superoxide dismutase and catalase, given separately, on myocardial stunning. Am J Physiol 259:H889–H901
229. Triana JF, Li X-Y, Jamaluddin U, Thornby JI, Bolli R (1991) Postischemic myocardial „stunning". Circ Res 69:731–747
230. Farber NE, Pieper GM, Thomas JP, Gross GJ (1988) Beneficial effects of iloprost in the stunned canine myocardium. Circ Res 62:204–215
231. Przyklenk K, Kloner RA (1991) Angiotensin converting enzyme inhibitors improve contractile function of stunned myocardium by different mechanisms of action. Am Heart J 121:1319–1330
232. Lee H-C, Smith N, Mohabir R, Clusin WT (1987) Cytosolic calcium transients from the beating mammalian heart. Proc Natl Acad Sci USA 84:7793–7797
233. Steenbergen C, Murphy E, Levy L, London RE (1987) Elevation in cytosolic free calcium concentration early in myocardial ischemia in perfused rat heart. Circ Res 60:700–707
234. Tani M, Neely JR (1989) Role of intracellular Na^+ in Ca^{2+} overload and depressed recovery of ventricular function of reperfused ischemic rat hearts. Circ Res 65:1045–1056
235. Kitakaze M, Weisman HF, Marban E (1988) Contractile dysfunction and ATP depletion after transient calcium overload in perfused ferret hearts. Circulation 77:685–695
236. Heusch G (1992) Myocardial stunning: a role for calcium antagonists during ischaemia? Cardiovasc Res 26:14–19
237. van Amsterdam FT, Punt NC, Haas M, Zaagsma J (1990) Calcium antagonists show two modes of protection in ischemic heart failure. J Pharmacol Exp Ther 253:277–283
238. Dunlap ED, Matlib MA, Millard RW (1989) Protection of regional mechanics and mitochondrial oxidative phosphorylation by amlodipine in transiently ischemic myocardium. Am J Cardiol 64:84 I-93 I
239. Przyklenk K, Kloner RA (1988) Effect of verapamil on postischemic „stunned" myocardium: importance of the timing of treatment. J Am Coll Cardiol 11:614–623
240. Warltier DC, Gross GJ, Brooks HL, Preuss KC (1988) Improvement of postischemic, contractile function by the calcium channel blocking agent nitrendipine in conscious dogs. J Cardiovasc Pharmacol 12 (Suppl 4):S120–S124
241. Jeremy RW, Stahl L, Gillinov M, Litt M, Aversano TR, Becker LC (1989) Preservation of coronary flow reserve in stunned myocardium. Am J Physiol 256:H1303–H1310
242. Laxson DD, Homans DC, Dai X-Z, Sublett E, Bache RJ (1989) Oxygen consumption and coronary reactivity in postischemic myocardium. Circ Res 64:9–20
243. Bolli R, Triana JF, Jeroudi MO (1990) Prolonged impairment of coronary vasodilation after reversible ischemia. Circ Res 67:332–343
244. Stahl LD, Aversano TR, Becker LC (1986) Selective enhancement of function of stunned myocardium by increased flow. Circulation 74:843–851
245. Schulz R, Guth BD, Heusch G (1991) No effect of coronary perfusion on regional myocardial function within the autoregulatory range in pigs: evidence against the Gregg phenomenon. Circulation 83:1390–1403
246. Schulz R, Janssen F, Guth BD, Heusch G (1991) Effect of coronary hyperperfusion on regional myocardial function and oxygen consumption of stunned myocardium in pigs. Basic Res Cardiol 86:534–543
247. Lamping KA, Gross GJ (1985) Improved recovery of myocardial segment function following a short coronary occlusion in dogs by nicorandil, a potential new antianginal agent, and nifedipine. J Cardiovasc Pharmacol 7:158–166
248. Przyklenk K, Ghafari GB, Eitzman DT, Kloner RA (1989) Nifedipine administered after reperfusion ablates systolic contractile dysfunction of postischemic „stunned" myocardium. J Am Coll Cardiol 13:1176–1183

249. Taylor AL, Golino P, Eckels R, Pastor P, Buja M, Willerson JT (1990) Differential enhancement of postischemic segmental systolic thickening by diltiazem. J Am Coll Cardiol 15:737–747
250. Ehring T, Böhm M, Heusch G (1992) The calcium antagonist nisoldipine improves the functional recovery of reperfused myocardium only when given before ischemia. J Cardiovasc Pharmacol 20:63–74
251. Du Toit EF, Owen P, Opie LH (1990) Attenuated reperfusion stunning with a calcium channel antagonist or internal calcium blocker in the isolated perfused rat heart. J Mol Cell Cardiol 22 (Suppl III):S 58 (Abstr)
252. Guarnieri T (1989) Direct measurement of $[Ca^{2+}]i$ in early and late reperfused myocardium. Circulation 80 (Suppl II):II–241 (Abstr)
253. Janero DR, Burghardt B (1989) Antiperoxidant effects of dihydropyridine calcium antagonists. Biochem Pharmacol 38:4344–4348
254. Koller PT, Bergmann SR (1989) Reduction of lipid peroxidation in reperfused isolated rabbit hearts by diltiazem. Circ Res 65:838–846
255. Mak IT, Weglicki WB (1990) Comparative antioxidant activities of propranolol, nifedipine, verapamil, and dilziazem against sarcolemmal membrane lipid peroxidation. Circ Res 66:1449–1452
256. Du Toit EF, Opie LH (1992) Modulation of severity of reperfusion stunning in the isolated rat heart by agents altering calcium flux at the onset of reperfusion. Circ Res 70:960–967
257. Opie L (1992) Myocardial stunning: a role for calcium antagonists during reperfusion. Cardiovasc Res 26:19–24
258. Nayler WG (1991) Second generation of calcium antagonists. Springer, Berlin Heidelberg New York, pp 1–226
259. Przyklenk K, Kloner RA (1992) Letter to the editor: Calcium antagonists and the stunned myocardium: a role during ischemia? A role during reperfusion? Cardiovasc Res 26:82–84
260. Murry CE, Jennings RB, Reimer KA (1991) New insights into potential mechanisms of ischemic preconditioning. Circulation 84:442–445
261. Murry CE, Richard VJ, Reimer KA, Jennings RB (1990) Ischemic preconditioning slows energy metabolism and delays ultrastructural damage during a sustained ischemic episode. Circ Res 66:913–931
262. Ovize M, Kloner RA, Hale SL, Przyklenk K (1992) Coronary cyclic flow variations „precondition" ischemic myocardium. Circulation 85:779–789
263. Li GC, Vasquez JA, Gallagher KP, Lucchesi BR (1990) Myocardial protection with preconditioning. Circulation 82:609–619
264. Gross GJ, Auchampach JA (1992) Blockade of ATP-sensitive potassium channels prevents myocardial preconditioning in dogs. Circ Res 70:223–233
265. Murry CE, Richard VJ, Jennings RB, Reimer KA (1991) Myocardial protection is lost before contractile function recovers from ischemic preconditioning. Am J Physiol 260:H796–H804
266. Przyklenk K, Bauer B, Ovize M, Kloner RA, Whittaker P (1993) Regional ischemic „Preconditioning" protects remote virigin myocardium from subsequent sustained coronary occlusion. Circulation 87:893–899
267. Kida M, Fujiwara H, Ishida M, Kawai C, Ohura M, Miura I, Yabuuchi Y (1991) Ischemic preconditioning preserves creatine phosphate and intracellular pH. Circulation 84:2495–2503
268. Miura T, Goto M, Urabe K, Endoh A, Shimamoto K, Iimura O (1991) Does myocardial stunning contribute to infarct size limitation by ischemic preconditioning? Circulation 84:2504–2512
269. Rohmann S, Schott RJ, Harting J, Schaper W (1991) Ischemic preconditioning is not a function of stunned myocardium. J Mol Cell Cardiol 23 (Suppl V):71 (Abstr)
270. Ovize M, Przyklenk K, Hale SL, Kloner RA (1992) Preconditioning does not attenuate myocardial stunning. Circulation 85:2247–2254
271. Iwamoto T, Miura T, Adachi T, Noto T, Ogawa T, Tsuchida A, Iimura O (1991) Myocardial infarct size-limiting effect of ischemic preconditioning was not attenuated by oxygen free-radical scavengers in the rabbit. Circulation 83:1015–1022

272. Turrens JF, Thornton J, Barnard ML, Snyder S, Liu G, Downey JM (1992) Protection from reperfusion injury by preconditioning hearts does not involve increase antioxidant defenses. Am J Physiol 262:H585–H589
273. Thornton J, Striplin S, Liu GS, Swafford A, Stanley AWH, van Winkle DM, Downey JM (1990) Inhibition of protein synthesis does not block myocardial protection afforded by preconditioning. Am J Physiol 259:H1822–H1825
274. Li Y, Kloner RA (1992) Cardioprotective effects of ischaemic preconditioning are not mediated by prostanoids. Cardiovasc Res 26:226–231
275. Mullane K (1992) Myocardial preconditioning. Part of the adenosine revival. Circulation 85:845–847
276. Nichols CG, Lederer WJ (1991) Adenosine triphosphate-sensitive potassium channels in the cardiovascular system. Am J Physiol 261:H1675–H1686
277. Liu GS, Thornton J, van Winkle DM, Stanley AWH, Olsson RA, Downey JM (1991) Protection against infarction afforded by preconditioning is mediated by A1 adenosine receptors in rabbit heart. Circulation 84:350–356
278. Thornton JD, Liu GS, Olsson RA, Downey JM (1992) Intravenous pretreatment with A1-selective adenosine analogues protects the heart against infarction. Circulation 85:650–665
279. Tsuchida A, Miura T, Miki T, Shimamoto K, Iimura O (1992) Role of adenosine receptor activation in myocardial infarct size limitation by ischemic preconditioning. Cardiovasc Res 26:456–461
280. van Wagoner DR (1993) Mechanosensitive gating of atrial ATP-sensitive potassium channels. Circ Res 72:973–983
281. Shiki K, Hearse DJ (1987) Preconditioning of ischemic myocardium: reperfusion-induced arrhythmias. Am J Physiol 253:H1470–H1476
282. Hagar JM, Hale SL, Kloner RA (1991) Effect of preconditioning ischemia on reperfusion arrhythmias after coronary artery occlusion and reperfusion in the rat. Circ Res 68:61–68
283. Li Y, Whittaker P, Kloner RA (1992) The transient nature of the effect of ischemic preconditioning on myocardial infarct size and ventricular arrythmia. Am Heart J 123:346–353
284. Miyazaki T, Zipes DP (1989) Protection against autonomic denervation following acute myocardial infarction by preconditioning ischemia. Circ Res 64:437–448
285. Deutsch E, Berger M, Kussmaul WG, Hirshfeld JW Jr, Herrmann HC, Laskey WK (1990) Adaptation to ischemia during percutaneous transluminal coronary angioplasty. Clinical, hemodynamic, and metabolic features. Circulation 82:2044–2051
286. Osakada G, Kumada T, Gallagher KP, Kemper WS, Ross J Jr (1981) Reduction of exercise-induced ischemic regional myocardial dysfunction by verapamil in conscious dogs. Am Heart J 101:707–712
287. Weiss RG, Bottomley PA, Hardy CJ, Gerstenblith G (1990) Regional myocardial metabolism of high-energy phosphates during isometric exercise in patients with coronary artery disease. N Engl J Med 323:1593–1600
288. Schelbert HR (1991) Positron emission tomography for the assessment of myocardial viability. Circulation 84 (Suppl I):I-122–I-131
289. Piérard LA, Landsheere CM de, Berthe C, Rigo P, Kulbertus HE (1990) Identification of viable myocardium by echocardiography during dobutamine infusion in patients with myocardial infarction after thrombolytic therapy: comparison with positron emission tomography. J Am Coll Cardiol 15:1021–1031

Klinisch-pharmakologische Aspekte kardioaktiver Pharmaka

E. Erdmann, R. H. G. Schwinger, M. Böhm

In den letzten Jahren hat sich gezeigt, daß die kardialen Wirkungen kreislaufaktiver Substanzen sehr differenziert hinsichtlich bestehender Erkrankungen der Patienten, ihres Alters und einer eventuellen Begleitmedikation betrachtet werden müssen. Wirkungen und Nebenwirkungen treten von Fall zu Fall verschieden in Erscheinung. Pharmakologische Untersuchungen an gesunden jungen Tieren können neben den speziesbedingten Unterschieden meist nicht die Wirkungen erfassen, die bei Patienten z. B. mit unterschiedlichen Grundkrankheiten auftreten [2]. Sensibilisierungen und Desensibilisierungen von Rezeptoren und zellulären Enzymen sowie Toleranzentwicklungen, die zu erhöhten oder verminderten Empfindlichkeiten gegenüber Katecholaminen und anderen Medikamenten führen, spielen eine zunehmende Rolle bei unseren Entscheidungen. Therapiekonzepte haben zu berücksichtigen, daß sich Wirkungen und sogar Wirkungsmechanismen bei verschiedenen Krankheitszuständen wesentlich ändern.

Katecholamine

Rezeptorregulation

β-Adrenozeptoragonisten wirken am Herz vorwiegend über β_1-Adrenozeptoren positiv-inotrop und positiv-chronotrop (Abb. 1). Ein Teil dieser Wirkung mag auch über die β_2-Adrenozeptoren vermittelt sein, die am nichtinsuffizienten menschlichen Herz aber nur etwa 20% aller β-Adrenozeptoren ausmachen [7]. Erstmals von Bristow et al. wurde 1982 [6] beschrieben, daß es bei permanent erhöhter Plasmakatecholaminkonzentration (Noradrenalin) [8] zu einer Downregulation der β_1-Adrenozeptoren mit der Folge einer verminderten Wirksamkeit des Noradrenalins kommt. Inzwischen weiß man, daß bei Erhöhung der Plasmakatecholamine initial die β_1- und β_2-Adrenozeptoren durch die β-Adrenozeptorkinase und andere phosphatübertragenden Enzyme phosphoryliert werden, was dann zu einer Entkoppelung der Rezeptoren von der Adenylatzyklase führt [21]. Die phosphorylierten Rezeptoren werden vermutlich im weiteren Verlauf internalisiert und abgebaut (Abb. 2).

Neueste Untersuchungen an menschlichen Herzen haben nachgewiesen, daß bei schwerer chronischer Herzinsiffizienz mit permanenter Erhöhung des Plasmanoradreanlins die Messenger-RNA (mRNA) für die β-Adrenozeptorkinase erhöht ist und die mRNA für die β_1-Adrenozeptoren deutlich erniedrigt vorliegt, während die

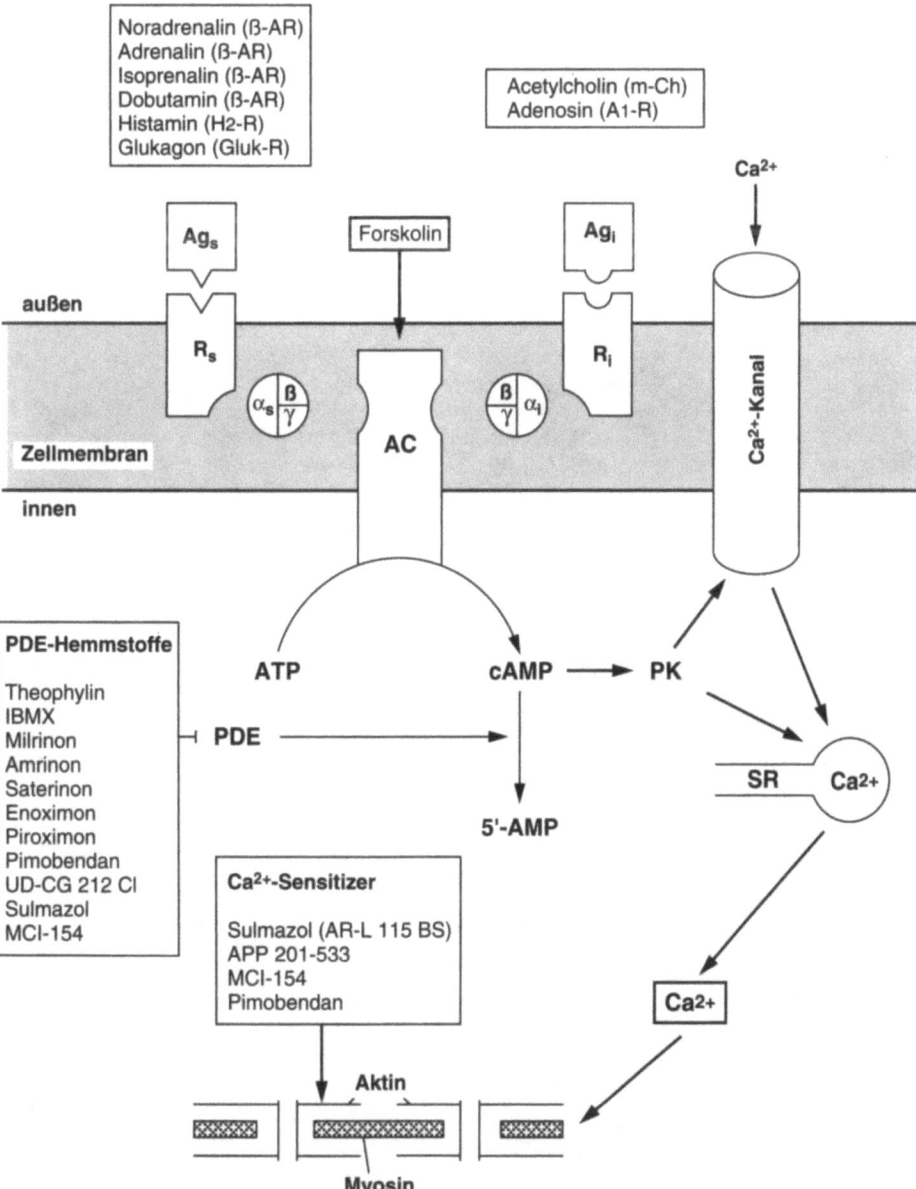

Abb. 1. Schema des Adenylatzyklasesystems und seiner Relation zu den Phosphodiesteraseinhibitoren sowie den Ca^{2+}-Sensitizern (Ag_s stimulierende Agonisten, Ag_i inhibierende Agonisten, R_s stimulierende Rezeptoren, R_i inhibierende Rezeptoren, α_s, β, γ G_s = guaninnukleotidbindendes Protein mit stimulierender Wirksamkeit auf die Adenylatzyklase, α_i, β, γ G_i = mit inhibitorischer Wirksamkeit, PK cAMP-abhängige Proteinkinase, SR sarkoplasmatisches Retikulum, AC Adenylatzyklase)

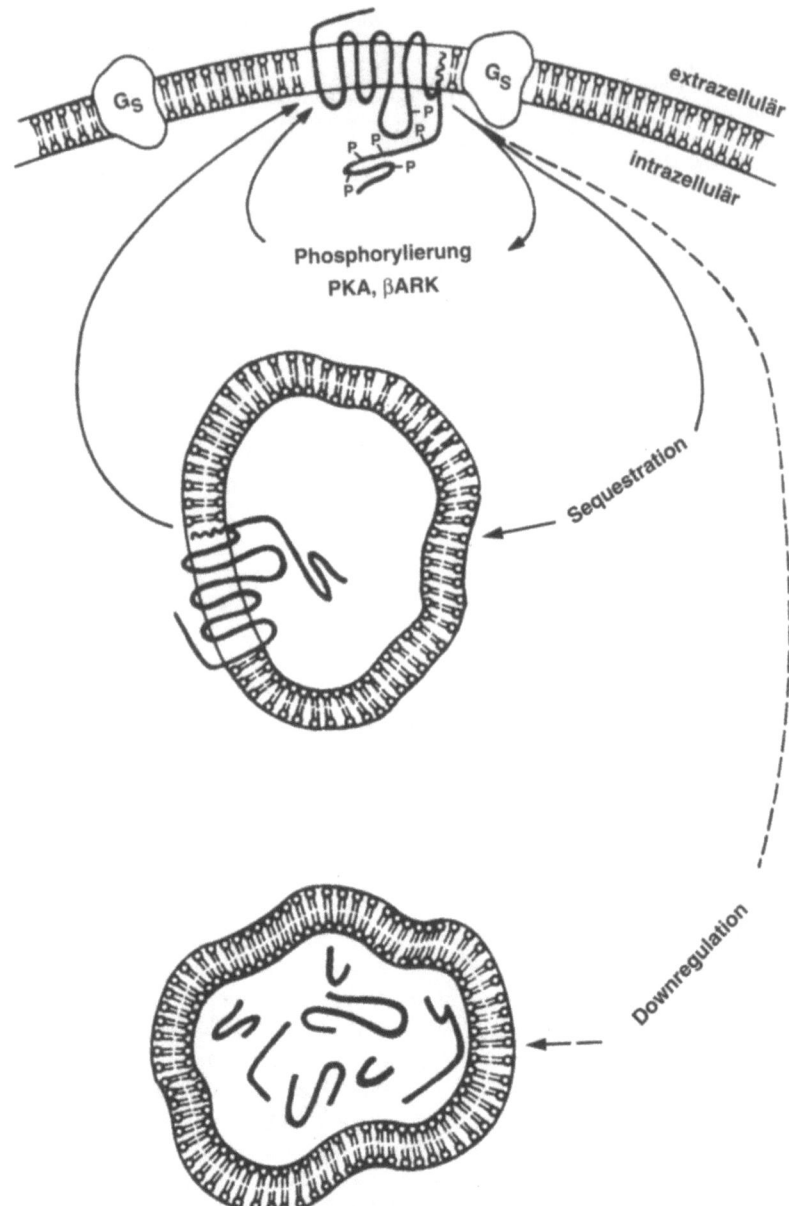

Abb. 2. Mechanismus der Downregulation von β-Adrenozeptoren in der Herzmuskelzellmembran. Bei einer permanenten Stimulation der β-Adrenozeptoren durch Agonisten (Noradrenalin) steigt die intrazelluläre cAMP-Konzentration übermäßig stark an. Dies führt über die β-Adrenozeptorkinase (*βARK*) oder die Proteinkinase A (*PKA*) zu einer Phosphorylierung der β-Adrenozeptoren. Die phosphorylierten β-Adrenozeptoren werden zum einen entkoppelt (keine Stimulation der Adenylatzyklase mehr), zum anderen abgebaut. Der Abbauprozeß verläuft initial über eine Internalisierung (Sequestration) und später dann über eine Auflösung der Proteinstruktur zur Downregulation. Durch die verminderte Anzahl der β-Adrenozeptoren wird das Guaninnukleotid mit stimulatorischer Wirksamkeit auf die Adenylatcyclase (G_s) nicht mehr aktiviert, so daß es zu einer Abnahme der intrazellulären cAMP-Konzentration trotz extrazellulär vorhandener hoher Agonistenkonzentration kommt

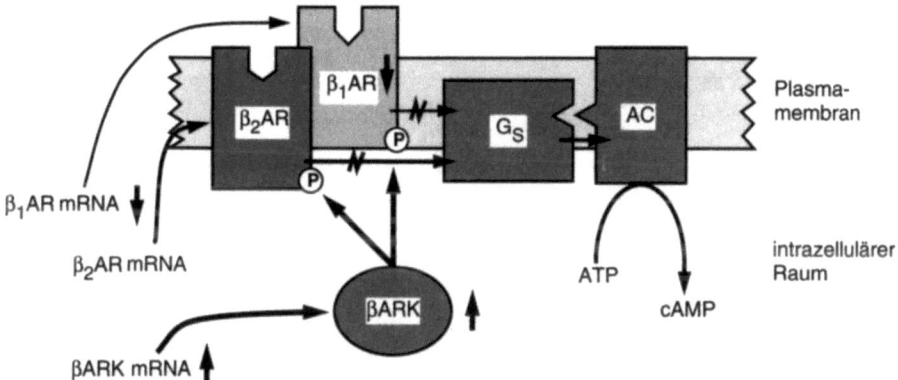

Abb. 3. Schema der Alteration des β-Adrenozeptor-Adenylatzyklase-Systems bei schwerer Herzinsuffizienz ($\beta_1 AR$ β_1-Adrenozeptor, G_s guaninnukleotidbindendes Protein mit stimulatorischer Wirkung auf die Adenylatzyklase, *AC* Adenylatzyklase, *βARK* β-Adrenozeptorkinase, *mRNA* jeweilige Messenger-RNS). (Mod. nach [21])

mRNA für die β_2-Adrenozeptoren unverändert gemessen wurde (Abb. 3) [21]. Dies weist darauf hin, daß die menschliche Herzmuskelzelle sowohl auf der Ebene der Rezeptorproteine als auch auf dem Niveau der Genexpression einer noradrenalininduzierten Überstimulation womöglich entgegen wirkt.

Da es am menschlichen Ventrikel keine Rezeptorreserve zu geben scheint [17], bedeutet eine Abnahme der Rezeptorproteine immer auch eine Abnahme der maximalen Kontraktionskraftzunahme durch β-Adrenozeptoragonisten. Auch die physiologische Regulation der Kontraktionskraft durch Noradrenalin kann bei reduzierter Zahl der β-Adrenozeptoren auch nicht durch eine Erhöhung der Katecholaminkonzentration wiederhergestellt werden, da die Ansprechbarkeit der Myokardzelle vermindert ist. Obwohl die β_2-Adrenozeptoren in ihrer Zahl nicht reduziert sind, bleibt bei mittelgradiger oder schwerer Herzinsuffizienz wegen ihrer Entkopplung von der Adenylatzyklase die Zunahme der Kontraktionskraft über diesen Weg aus, wie durch Untersuchungen mit Dopexamin als selektivem β_2-Adrenozeptoragonist nachgewiesen werden konnte [3].

Klinische Bedeutung

Bei Patienten mit erhöhten Plasmanoradrenalinkonzentrationen und herabregulierten β_2- bzw. entkoppelten β_2-Adrenozeptoren verlieren β_1- und β_2-Adrenozeptoragonisten an Wirksamkeit. Dies gilt um so mehr, je niedriger die verbliebene Zahl der β-Adrenozeptoren ist. Zwar gelingt es, durch eine niedrigdosierte, chronische β-Adrenozeptorenblockergabe die Zahl der β_1-Adrenozeptoren in der Myokardzelle wieder zu erhöhen [23] und die Ansprechbarkeit z. B. auf Dobutamin zu steigern, jedoch gilt das nur für chronische Behandlungen, für die die geeigneten Patienten z. B. noch nicht genau charakterisiert sind.

Nach klinischen Studien sieht es so aus, als ob die Therapie der schweren chronischen Herzinsuffizienz mit β-Adrenozeptoragonisten sich nur zusätzlich zur

Table 1. Intermittierende Dobutamingabe bei chronischer Herzinsuffizienz (randomisiert, doppelblind, 48 h/Woche i.v., über 6 Monate). (Aus [10])

	Plazebo (n = 29)	Dobutamin (n = 31)
Zunahme der Belastbarkeit [s]	38 ± 189	224 ± 558
Todesfälle (n)	5	13

Gabe von Diuretika, Digitalis und ACE-Hemmern und auch dann nur bei Patienten mit dilatativer Kardiomyopathie und hoher Herzfrequenz eignet. Über andere Krankheitsbilder mit z. T. exzessiv hohen Plasmanoradrenalinspiegeln wie kardiogener und septischer Schock, zerebrale Blutungen mit Hirndrucksteigerungen u. a. m. ist noch sehr wenig bekannt in Hinsicht auf das kardiale β-Adrenozeptor-Adenylatzyklase-System. Tierexperimentell sind allerdings auch in dieser Situation Abnahmen der β-Adrenozeptoren nachgewiesen worden.

Wegen der wahrscheinlich noch verstärkten Downregulation der $β_1$-Adrenozeptoren bei i.v. Gabe von Dobutamin ist versucht worden, Dobutamin intermittierend zu applizieren. Trotz einer gewissen Zunahme der körperlichen Belastbarkeit der herzinsuffizienten Patienten unter dieser intermittierenden i.v. Zufuhr hat sich aber die Prognose dieser Patienten deutlich verschlechtert (s. Tabelle 1)[10]. Dementsprechend muß heute von einer Langzeittherapie der chronischen Herzinsuffizienz mit β-Adrenozeptoragonisten entschieden abgeraten werden.

Phosphodiesteraseinhibitoren

Ein cAMP-abhängiger Mechanismus

Phosphodiesteraseinhibitoren (PDE-Inhibitoren) umgehen das defekte β-Adrenozeptor-Adenylatzyklase-System, indem sie den Abbau des zytoplasmatischen cAMP hemmen (s. Abb. 1). In Deutschland sind für die Akuttherapie Amrinon (Wincoram) und Enoximon (Perfan) zugelassen worden. Die Kontraktionskraftsteigerung des isolierten menschlichen Papillarmuskels nach Gabe der mit Amrinon verwandten Substanz Milrinon ist bei der schweren chronischen Herzinsuffizienz vermindert [1]. Die Ursache dafür ist nicht ganz klar. Man weiß aber, daß bei chronischer Herzinsuffizienz unter Basalbedingungen intrazellulär bereits eine reduzierte cAMP-Konzentration vorliegt. Dies ist wahrscheinlich durch die Zunahme des guaninnukleotidbindenden Proteins mit inhibitorischer Wirkung (G_i) auf die Adenylatzyklase bedingt [4, 14]. Tatsächlich konnte nachgewiesen werden, daß mit Zunahme des G_i eine Abnahme der Milrinonwirkung auf die Kontraktionskraft der menschlichen Ventrikelmuskulatur eintritt (Abb. 4).

Dementsprechend unterliegen auch Phosphodiesteraseinhibitoren einer Wirkungsabschwächung bei schwerer chronischer Herzinsuffizienz. Die intrazelluläre cAMP-Konzentration kann aber gesteigert werden, wenn zusätzlich zum Phosphodiesteraseinhibitor ein Katecholamin gegeben wird. Ob dies therapeutisch günstig

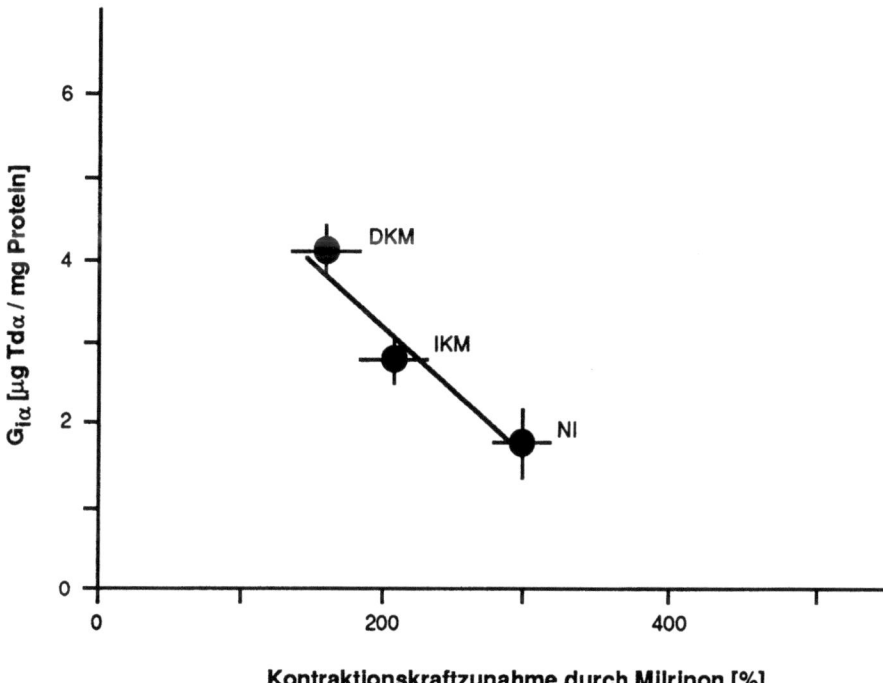

Abb. 4. Beziehung zwischen dem myokardialen Gehalt an $G_{i\alpha}$ und der maximal durch Milrinon stimulierbaren Kontraktionskraftzunahme menschlicher Papillarmuskelstreifen (*DKM* dilatative Kardiomyopathie (NYHA IV), *IKM* ischämische Kardiomyopathie (NYHA IV), *NI* nicht insuffizientes Myokard). Je höher $G_{i\alpha}$, um so weniger läßt sich die Kontraktionskraft durch den PDE-Inhibitor steigern

ist, muß zumindest für die Langzeittherapie bei chronischer Herzinsuffizienz sehr bezweifelt werden.

Klinische Bedeutung

Phosphodiesteraseinhibitoren wirken als Inodilatoren vasodilatatorisch und positivinotrop am Herzmuskel. Wird zusätzlich ein β-Adrenozeptoragonist wie Dobutamin gegeben, kann die Kontraktionskraft durch Hemmung der Phosphodiesterase merklich gesteigert werden. Dies liegt wohl an den sich gegenseitig potenzierenden Wirkungen des β-Adrenozeptoragonisten und des cAMP-Phosphodiesterasehemmstoffs, die wieder zu hohen cAMP-Konzentrationen im insuffizienten Myokard führen können. Alle bislang durchgeführten prospektiven kontrollierten Untersuchungen zur Wirksamkeit der Phosphodiesteraseinhibitoren bei chronischer Herzinsuffizienz haben allerdings eine Zunahme der Letalität gezeigt (Tabelle 2) [15, 22].

Möglicherweise haben erhöhte myokardiale cAMP-Spiegel über eine Induktion von Arrhythmien bei chronischer Herzinsuffizienz unter Gabe von cAMP-Phosphodiesterasehemmstoffen entscheidende Nachteile. Dementsprechend eignen sich

Tabelle 2. Kontrollierte prospektive Untersuchungen über die klinische Wirksamkeit von PDE-Inhibitoren bei chronischer Herzinsuffizienz (Nach [9])

Substanz	Patienten (Aktiv/Plazebo)	Dauer (Monate)	Letalität (Aktiv/Plazebo)
Milrinon	59/49	3	7/3
Enoximon	50/52	4	5/0

PDE-Inhibitoren nicht für die Therapie der chronischen Herzinsuffizienz. In der akuten Situation scheinen sie sich allerdings sehr wohl zu bewähren, da die Vasodilatation dann von einer gewissen Zunahme der Kontraktionskraft begleitet wird.

Kalziumsensitizer

Wirkungsmechanismus

Einige PDE-Inhibitoren erhöhen die Affinität der kontraktilen Proteine für Kalzium. Dies konnte an gehäuteten Herzmuskelfasern experimentell gut belegt werden. Bei gleicher Kalziumkonzentration ist unter dem Einfluß eines Kalziumsensitizers (z. B. Pimobendan, EMD 53998) eine verstärkte Kontraktion meßbar [5]. Der Vorteil dieser Substanzklasse soll in einer cAMP-unabhängigen, ohne Arrhythmieneigung auftreten positiv-inotropen Wirkung bestehen. Da es z. Z. in der klinischen Anwendung noch keine sog. „reinen" Kalziumsensitizer gibt, besteht das aktuelle wissenschaftliche Interesse in der Entwicklung von Substanzen ohne PDE-hemmende Wirkung.

Die kalziumsensitivierende Aktivität dieser Pharmaka ist meist stereospezifisch. So muß man derzeit betonen, daß noch kein „reiner" Kalziumsensitizer zur therapeutischen Anwendung zur Verfügung steht.

Klinische Bedeutung

Die kritische Erwartung, daß durch die Anwendung von Kalziumsensitizern eventuelle diastolische Kontraktionsrückstände negative Auswirkung auf die kardiale Kontraktion haben würden, sind nicht bestätigt worden. Erste Untersuchungen mit Pimobendan an einer kleinen Zahl von Patienten haben eher günstige Resultate auf die Belastbarkeit der chronisch herzinsuffizienten Patienten gezeigt. Pimobendan wurde dabei als zusätzliches Therapeutikum zu Herzglykosiden und Diuretika eingesetzt [12]. Ehe aber definitive Aussagen gemacht werden können, müssen prospektive kontrollierte Untersuchungen an großen Patientenkollektiven abgewartet werden, bei denen die Prognose ein wichtiger Meßpunkt ist.

Natriumkanalmodulatoren

Wirkungsmechanismen

Schon vor einigen Jahren sind Substanzen synthetisiert worden, die den sarkolemmalen Natriumkanal verlängert offen halten und dadurch zu einem Einstrom von Natrium führen. Konsekutiv werden über den Natrium-Kalzium-Austausch vermehrt Kalziumionen in das Zytoplasma befördert. Dadurch wirken diese Pharmaka positiv-inotrop.

Interessant ist, daß für BDF9148 nachgewiesen werden konnte, daß es am insuffizienten menschlichen Herzmuskel schon in niedrigerer Konzentration positiv-inotrop wirkt als am nichtinsuffizienten Herzmuskel (Abb. 5) [19]. Diese erhöhte Wirksamkeit bei chronischer Herzinsuffizienz kann z. Z. noch nicht richtig geklärt werden. Möglicherweise ist sie dadurch bedingt, daß bei chronischer Herzinsuffizienz eine vermehrte Expression des sarkolemmalen Natrium-Kalzium-Austauschers nachgewiesen werden konnte.

Klinische Bedeutung

Die Natriumkanalmodulatoren verlängern das Aktionspotential und den QRS-Komplex, was als Zeichen einer Arrhythmogenizität gewertet werden könnte,

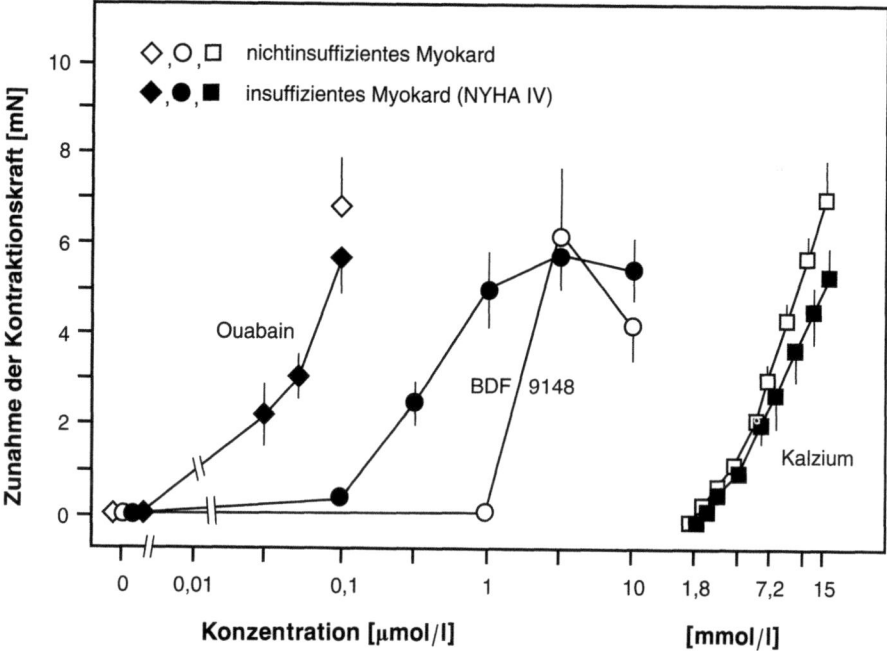

Abb. 5. An menschlichen Papillarmuskeln von herzinsuffizienten Patienten wirkt der Na^+-Kanalmodulator BDF9148 schon in geringeren Konzentrationen positiv-inotrop als am gesunden Myokard. Die Wirksamkeit von BDF9148 ist bei beiden Kollektiven gleich

andererseits aber auch bei vielen Antiarrhythmika auftritt. Tatsächlich sind nach DPI201-106 vermehrt Herzrhythmusstörungen beobachtet worden. Für BDF9148 scheint dies nicht zuzutreffen, ihm werden sogar antiarrhythmische Effekte wohl aufgrund seiner Einflußnahme auf Kaliumkanäle nachgesagt. Ob sich durch die Natriumkanalmodulatoren spezielle therapeutische Indikationen finden, ist z. Z. noch ungeklärt. Insbesondere die Möglichkeit von Arrhythmien muß bedacht werden.

Herzglykoside

Wirkungsmechanismus

Herzglykoside bewirken über eine Hemmung der Natrium-Kalium-ATPase eine leichte Zunahme des intrazellulären Natriums, welches über das Natrium-Kalzium-Austauschsystem zu einer Zunahme der intrazellulären Kalziumkonzentration führt. Die Zahl der Herzglykosidbindungsstellen am menschlichen Myokard bleibt konstant, auch wenn die β-Adrenozeptoren downreguliert sind (Abb. 6) [18]. Die Wirksamkeit von Herzglykosiden ändert sich bei verschiedenen Formen der Herzinsuffizienz nicht (Abb. 7). Außerdem gibt es offensichtlich keine Toleranzentwicklung.

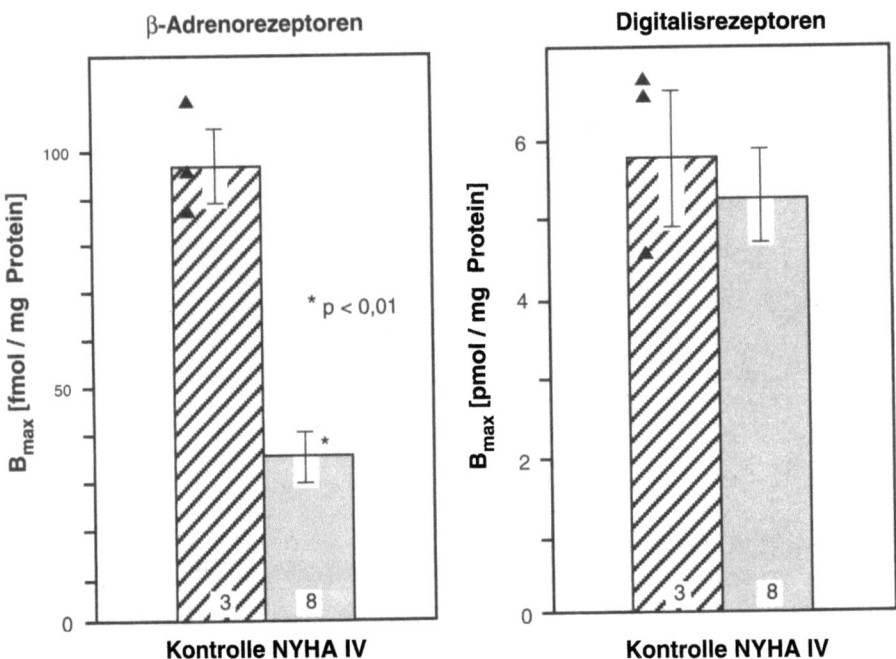

Abb. 6. Die β-Adrenozeptoren und die Digitalisrezeptoren wurden am nichtinsuffizienten und chronisch insuffizienten menschlichen Myokard (dilatative Kardiomyopathie, *NYHA IV*) gemessen. Die β-Adrenozeptoren sind um 60–70% herabreguliert. Die Herzglykosidrezeptoren sind verändert

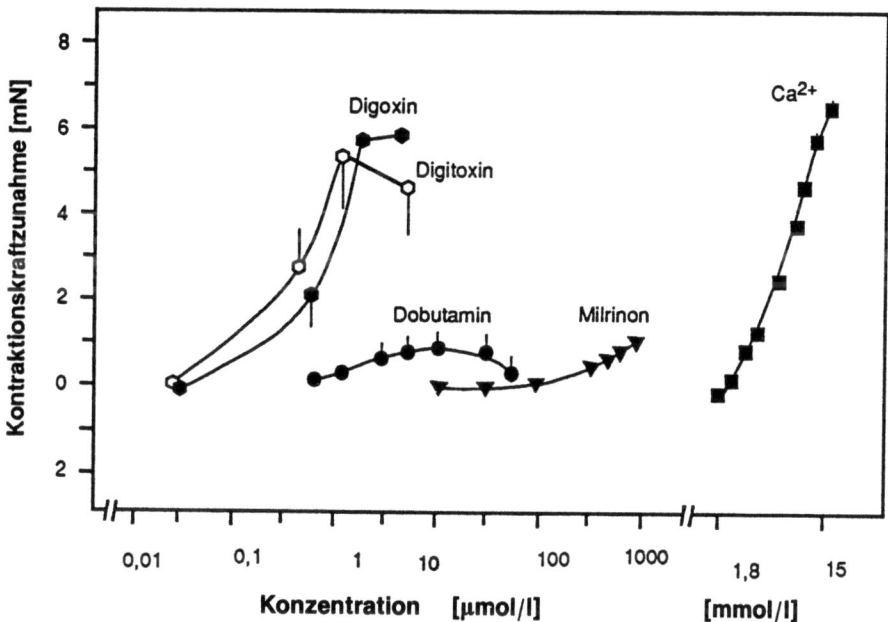

Abb. 7. Am insuffizienten menschlichen Herzmuskel mit downregulierten β-Adrenozeptoren bleiben Ca^{2+} und Herzglykoside wirksam. $β_1$-Adrenozeptoragonisten (Dobutamin) und PDE-Inhibitoren (Milrinon) verlieren an Wirksamkeit

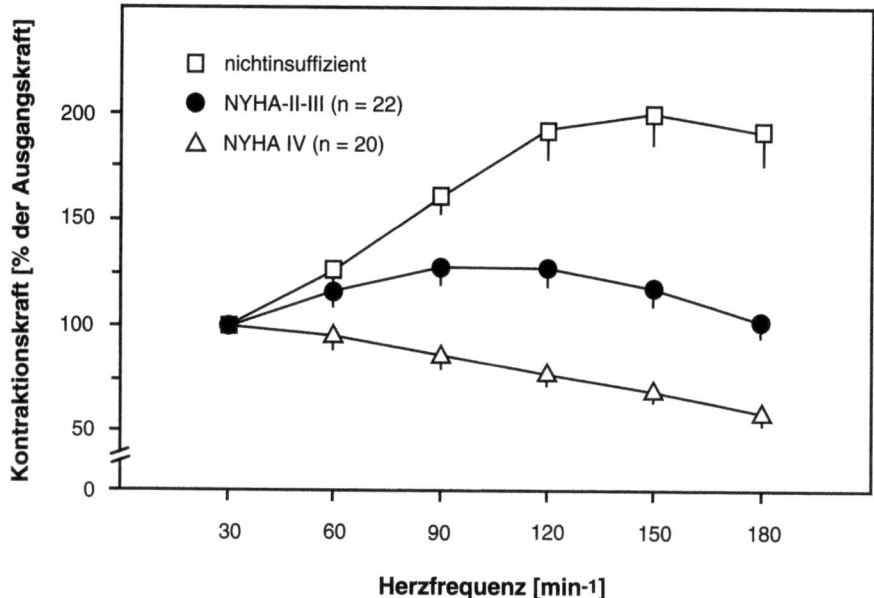

Abb. 8. Mit steigender Stimulationsfrequenz nimmt die Kraft des Einzelschlages bei Papillarmuskeln von herzinsuffizienten Patienten ab statt zu (wie beim nichtinsuffizienten Muskel; ● Papillarmuskeln von Patienten mit Mitralvitien, Operationspräparate; △ Papillarmuskeln von terminal herzinsuffizienten Patienten von explantierten Herzen)

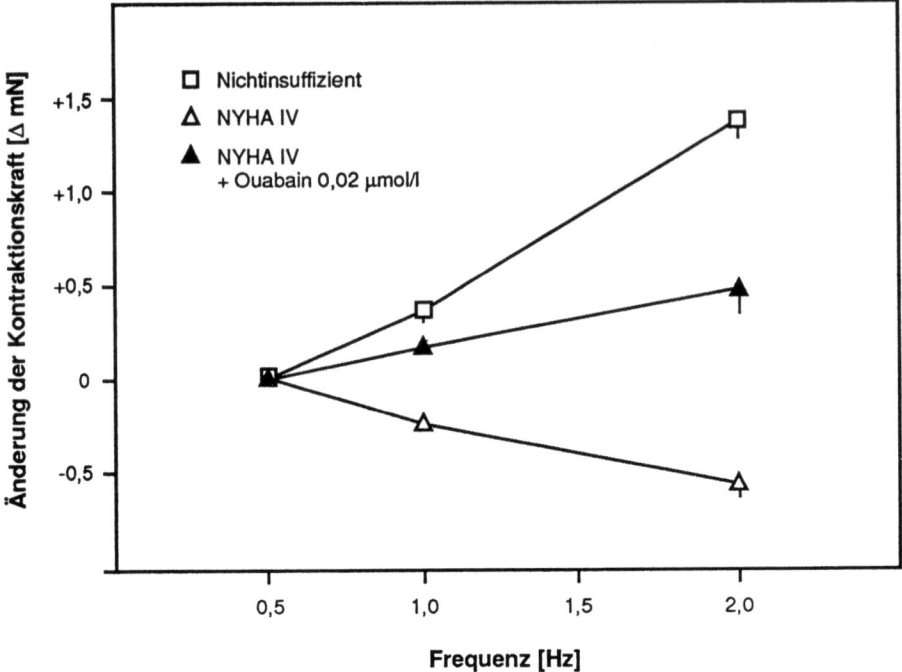

Abb. 9. Die negative Kraft-Frequenz-Beziehung insuffizienter menschlicher Papillarmuskelstreifen wird durch geringe Konzentration von Quabain (= g-Strophanthin) wieder positiv

Interessant ist in diesem Zusammenhang, daß die negative Kraft-Frequenz-Beziehung des insuffizienten menschlichen Herzens (Abb. 8; Bowditch-Effekt) durch gleichzeitige Gabe niedriger, kaum positiv-inotrop wirksamer Herzglykosidkonzentrationen partiell normalisiert werden kann. Setzt man zusätzlich geringe Konzentrationen eines Natriummodulators [20] (BDF9148) zu, kann die gestörte Kraft-Frequenz-Beziehung annähernd normalisiert werden (Abb. 9). Ob diese frequenzabhängigen positiv-inotropen Effekte therapeutische Bedeutung haben, ist z. Z. noch unklar, da wir die optimale Herzfrequenz bei verschiedenen Krankheiten und deren Schweregrad nicht kennen.

Klinische Bedeutung

Bei der akuten Herzinsuffizienz sind Herzglykoside nicht indiziert, da sie unter den Bedingungen des O_2-Mangels arrhythmogene Wirkungen haben, schlecht steuerbar sind und erst nach längerer Einwirkung wirksam werden. Immer ist an die Gefahr von Elektrolytstörungen in der Akutsituation zu denken, die bei gleichzeitiger Digitalistherapie zu Herzrhythmusstörungen führen können.

Bei der Therapie der chronischen Herzinsuffizienz haben sich Herzglykoside auch nach neuesten kontrollierten Untersuchungen zusätzlich zu Diuretika und ACE-Hemmern bewährt. Die Belastbarkeit der Patienten wird dann eindeutig gesteigert.

Wahrscheinlich ist der prognoseverbessernde Effekt der ACE-Inhibitoren nur in Gegenwart von Herzglykosiden nachweisbar.

Durch Herzglykoside läßt sich die Kammerfrequenz bei tachyarrhythmischem Vorhofflimmern unter Ruhebedingungen gut senken. Dies trifft allerdings für Belastungsbedingungen nicht zu. Dann sind Kalziumantagonisten wie Verapamil oder Diltiazem sowie β-Blocker günstiger wirksam. Das gilt auch für intra- oder perioperatives tachyarrhythmisches Vorhofflimmern.

Flosequinan

Wirkungsmechanismus

Flosequinan ist ein Quinolonderivat, welches sowohl als venöser als auch als arterieller Vasodilatator wirkt, ohne eine nachweisbare Reflextachykardie zu erzeugen [13, 16]. Die wesentliche therapeutische Wirkung kommt über eine Senkung des peripheren Widerstands und der Vorlast zustande. Der Wirkungsmechanismus unterscheidet sich von dem anderer Vasodilatatoren darin, daß weder das Adenylatzyklasesystem, die Natrium-Kalium-aktivierbare ATPase, die Phosphodiesterase oder der NO-Mechanismus noch dopaminerge D_1- oder D_2-Rezeptoren beeinflußt werden. Auch Interaktionen mit Calmodulin, Kaliumkanälen, dem ACE-System oder der Prostaglandinsynthese konnten ausgeschlossen werden.

Man nimmt heute an, daß Flosequinan hemmend in das Phosphoinositolsystem eingreift (Abb. 10). Zur Zeit sind erst sehr wenig Substanzen bekannt, die dadurch eine Hemmung der Phospholipase C bewirken. Schon aus diesem Grund verdient Flosequinan ein besonderes Interesse.

Klinische Bedeutung

Die Behandlung mit Diuretika, Digitalis und ACE-Hemmern ist heute als Standardtherapie bei Patienten mit symptomatischer chronischer Herzinsiffizienz anzusehen. Nun wissen wir, daß die Prognose trotz dieser Behandlung sehr ungünstig ist, wenn einmal ein NYHA-Stadium III oder IV erreicht ist. Dementsprechend sind alle neuen Pharmaka wichtig, die in kontrollierten Studien einen zusätzlichen positiven Effekt bei derartigen Patienten aufweisen. Flosequinan hat sich in einigen kontrollierten Studien bereits bei der Therapie der chronischen Herzinsuffizienz als günstig erwiesen, wenn es zusätzlich zu Diuretika, Digitalis und ACE-Hemmern gegeben wurde. Nach neuesten großen multizentrischen Untersuchungen hat sich allerdings herausgestellt, daß trotz einer gewissen Besserung der körperlichen Belastbarkeit unter einer Dosierung von 100 mg Flosequinan pro Tag eine Verschlechterung der Prognose nachweisbar war. Auch dieses Beispiel zeigt eindringlich, daß größte Vorsicht geboten ist, bevor neue Medikamente zur Therapie allgemein empfohlen werden. Kontrollierte, prospektive, randomisierte Untersuchungen sind und bleiben unverzichtbar.

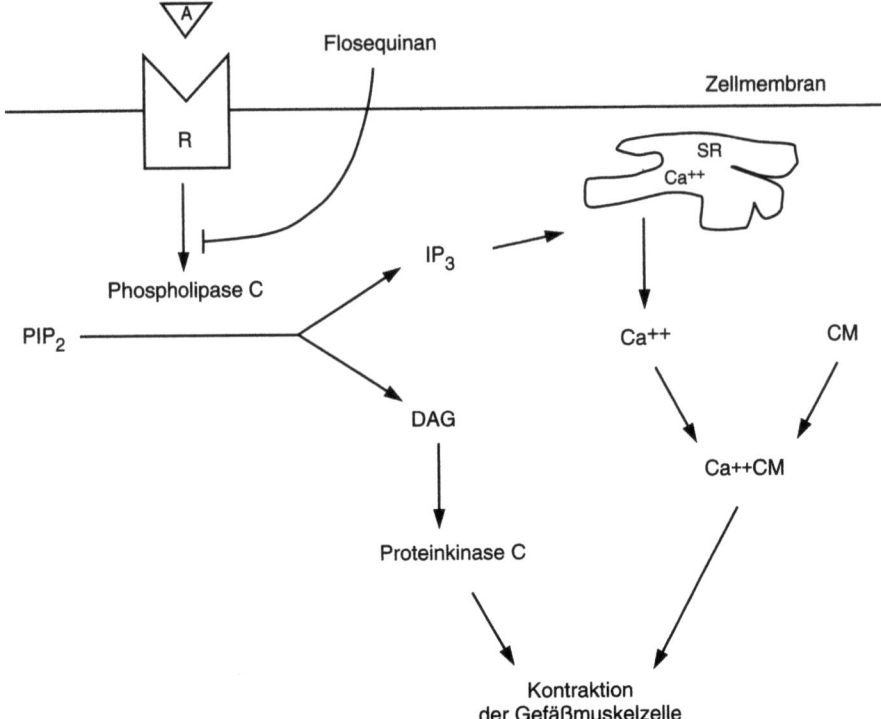

Abb. 10. Schema der Wirkung von Flosequinan an der glatten Gefäßmuskulatur (A = Agonist: Angiotensin II, Endothelin, Wachstumsfaktoren etc., R = Rezeptor, PIP_2 = Phosphatidylinositolbiphosphat, IP_3 = Inositol 1,4,5-Triphosphat, DAG = Diacylglyzerol, SR = sarkoplasmatisches Retikulum, CM = Calmodulin, $CaCM$ = Kalzium-Calmodulin-Komplex). Der gefäßkontraktionsvermittelnde Rezeptor aktiviert wahrscheinlich über ein guaninnukleotidbindendes Protein die Phospholipase C, welche Phosphatidylinositolbiphosphat in Inositoltriphosphat und Diacylglyzerol spaltet. Das IP_3 führt zur Freisetzung von Kalzium aus dem sarkoplasmatischen Retikulum, Diacylglyzerol aktiviert die Proteinkinase C. Beide führen zur Kontraktion glatter Gefäßmuskelzellen. Da Flosequinan bereits in niedrigen Konzentrationen die endothelininduzierte Aktivierung des IP_3 und DAG hemmt, wird die Vasokonstriktion verhindert bzw. aufgehoben. Flosequinan ist dementsprechend eine relaxierende Substanz an der glatten Gefäßmuskulatur

Ausblick

Die Wirkung kardioaktiver Pharmaka ist bei Gesunden und bei Kranken häufig sehr unterschiedlich, wie am Beispiel der Herzinsuffizienz gezeigt wurde. Gleiches gilt für die Therapie mit Antiarrhythmika, die bei Patienten mit koronarer Herzkrankheit häufig sogar eine arrhythmieauslösende Potenz haben. Derartige Aspekte werden in Zukunft noch zunehmende Bedeutung dadurch gewinnen, daß wir die pathophysiologischen Veränderungen bei verschiedenen Krankheiten und Schweregraden derselben besser verstehen lernen. Bislang haben alle Untersuchungen bei Patienten mit schwerer chronischer Herzinsuffizienz gezeigt, daß eine Prognoseverbesserung lediglich mit Diuretika, Digitalis und zusätzlich ACE-Hemmern möglich ist. Alle anderen Pharmaka haben die Prognose sogar eher verschlechtert, obwohl sie teilweise eine Verbesserung der Belastbarkeit hervorgerufen hatten.

Den Anästhesisten interessieren auch Veränderungen der Wirksamkeit kardioaktiver Pharmaka nach akuter Intervention bzw. bei akuten Krankheitsbildern. Darüber ist z. Z. noch sehr wenig bekannt. Es konnte allerdings nachgewiesen werden, daß in den ersten Minuten nach Ausbildung eines Infarktes im Tiermodell eine Zunahme der β-Adrenozeptoren stattfindet. Wenn das auch für den Menschen gilt, dann unterscheiden sich akute und chronische Krankheitsbilder auch in dieser Hinsicht wesentlich. Dies hat für die medikamentöse Therapie große Bedeutung.

Literatur

1. Böhm M, Diet F, Feiler G, Kemkes B, Kreuzer E, Weinhold C, Erdmann E (1988) Subsensitivity of the failing human heart to isoprenaline and milrinone is related to β-adrenoceptor downregulation. J Cardiovasc Pharmacol 12:726–732
2. Böhm M, Diet F, Pieske B, Erdmann E (1989) Screening of positive inotropic agents in isolated cardiac preparations from different sources. J Pharmacol Meth 699:33–44
3. Böhm M, Pieske B, Schnabel P, Schwinger RGH, Kemkes B, Klövekorn WP, Erdmann E (1989) Reduced effect of dopexamine on force of contraction in the failing human heart despite preserved β_2-adrenoceptor subpopulation. J Cardiovasc Pharmacol 14:549–559
4. Böhm M, Gierschik P, Jakobs KH, Pieske B, Schnabel P, Ungerer M, Erdmann E (1990) Increase of Giα in human hearts with dilated but not ischemic cardiomyopathy. Circulation 82:1249–65
5. Böhm M, Morano I, Pieske B, Rüegg JC, Wankerl M, Zimmermann R, Erdmann E (1991) Contribution of cAMP-phosphodiesterase inhibition and sensitization of the contractile proteins for calcium to the inotropic effect of pimobendan in the failing human myocardium. Circ Res 68:689–701
6. Bristow MB, Ginsburg R, Minobe W, Cubicotti RS, Sageman WS, Lurie K, Billingham ME, Harrison DC, Stinson EB (1982) Decreased catecholamine sensitivity and beta-adrenergic-receptor density in failing human hearts. N Engl J Med 307:205–211
7. Brodde OE, (1991) β_1- and β_2-adrenoceptors in the human heart. Properties, function and alterations in chronic heart failure. Pharmacol Rev 43:203–242
8. Cohn JN, Levine TB, Olivari MT, Garberg V, Lura D, Francis GS, Simson AB, Rector T (1984) Plasma noradrenaline as a guide to prognosis in patients with chronic congestive heart failure. N Engl J Med 311:819–823
9. DiBianco R, Shabetai R, Kostuk W et al. (1989) A comparison of oral milrinone, digoxin, and their combination in the treatment of patients with chronic heart failure. N Engl J Med 320:677–683
10. Dies F, Krell MJ, Whitlow P, Liang CH, Goldenberg I, Applefeld MM, Gilbert EM (1986) Intermitttent dobutamine in ambulatory outpatients with chronic cardiac failure. Circulation 74 (Suppl II):II-138
11. Feldmann AM, Cates AE, Veazey WB, Hershberger RE, Bristow MR, Baughman KL, Baumgartner WA, van Dop C (1988) Increase of the 40,000-mol wt pertussis toxin substrate (G protein) in the failing human heart. J Clin Invest 82:189–197
12. Kubo SH, Gollub S, Bourge R et al. (1992) Beneficial effects of pimobedan on exercise tolerance and quality of life in patients with heart failure. Circulation 85:942–949
13. Massie BM, Berk MR, Brozena S, Elkayam U, Plehn J, Kukin M, Murphy B, Neuberg G, Steingart R, DeHaan H (1992) Can further benefit be achieved by adding a vasodilatator to triple therapy in CHF; results of the flosequinan-ACE inhibitor trial (FACET)? AHA I-645 (Abstr)
14. Neumann J, Schmitz W, von Meyerinck L, Scholz HJ, Döring V, Kalmar P (1988) Increase in myocardial Gi-proteins in heart failure. Lancet II:936–937
15. Packer M, Carver JR, Rodeheffer RJ et al. (1991) Effect of oral milrinone on mortality in severe chronic heart failure. N Engl J Med 325:1468–1475

16. Packer M, Pitt B (1992) Efficacy of flosequinan in patients with heart failure who are withdrawn from therapy with converting-enzyme inhibitors: a doubleblind controlled study. Circulation 86 (Suppl I):I-644
17. Schwinger RHG, Böhm M, Erdmann E (1990) Evidence against spare or uncoupled β-adrenoceptors in the human heart. Am Heart J 119:899–904
18. Schwinger RGH, Böhm M, Erdmann E (1990) Effectiveness of cardiac glycosides in human myocardium with and without „downregulated" β-adrenoceptors. J Cardiovasc Pharmacol 15:692–697
19. Schwinger RHG, Böhm M, La Rosée K, Schmidt U, Schulz C, Erdmann E (1992) Na+-channel activations increase cardiac glykoside sensitivity in failing human myocardium. J Cardiovasc Pharmacol 19:554–561
20. Schwinger RHG, Böhm M, Uhlmann R, Erdmann E (1992) BDF9148 and Quabain are effective to restore the normal force-frequency relationship in failing human myocardium. Circulation 86 (Suppl I):I-284
21. Ungerer M, Böhm M, Elce JS, Erdmann M, Lohse MJ (1993) Altered expression of β-adrenergic receptor kinase and β_1-adrenergic receptors in the failing human heart. Circulation 87:454–463
22. Uretsky BF, Jessup M, Konstam A et al. (1990) Multicenter trial of oral enoximone in patients with moderate to moderately severe congestive heart failure. Circulation 82:774–780
23. Waagstein F, Caidahl K, Wallentin I, Bergh CH, Hjalmarson A (1989) Long-term β-blockade in dilated cardiomyopathy. Circulation 80:551

Prä-, intra- und postoperative Herzinsuffizienz: Diagnostik, Behandlungsstrategien und Effektivitätskontrolle

E. P. Kromer

Definition, Ätiologie und Pathophysiologie

Die kongestive Herzinsuffizienz kann als pathophysiologischer Zustand definiert werden, bei dem das Herz aufgrund einer systolischen und/oder diastolischen Funktionsstörung nicht in der Lage ist, bei *normalen* Füllungsdrücken eine adäquate Organperfusion zu gewährleisten [1]. Lutz hat kürzlich die historischen Aspekte der Definition der Herzinsuffizienz ausführlich dargestellt [2].

Die Ursachen der Herzinsuffizienz sind vielfältig; 1971 war die arterielle Hypertonie in der Framingham-Studie mit 75% noch die häufigste Ursache, während zwei 1991 publizierte Megatrials die koronare Herzkrankheit mit 67% vor der Hypertonie mit 43% als Hauptursache beschreiben [3–5]. Andere Ursachen sind Kardiomyopathie, Myokarditis und Herzinsuffizienz bei Herzfehlern. In Entwicklungsländern spielen ferner Infektionskrankheiten wie Trypanosomiasis (Chagas-Krankheit in Lateinamerika) und Schistosomiasis (Cor pulmonale) eine bedeutsame Rolle. Die Mortalität der chronischen Herzinsuffizienz ist weiterhin hoch und reicht von 15% in unselektionierten Patientenkollektiven bis zu 50% bei schwerer Herzinsuffizienz (NYHA IV) im ersten Jahr [6, 7]. Dabei zeigt sich eine Abhängigkeit vom Geschlecht (Männer haben eine schlechtere Prognose), von der Ätiologie (koronare Herzkrankheit als Ursache ist ungünstiger als Kardiomyopathie), von der Herzgröße, dem Ausmaß begleitender ventrikulärer Herzrhythmusstörungen und dem Ausmaß der neurohormonalen Stimulation [3, 8–13].

Als Folge der initialen Schädigung der Ventrikelfunktion findet sich eine Reihe von funktionellen und morphologischen Kompensationsmechanismen, die zur Aufrechterhaltung der Herz-Kreislauf-Funktion aktiviert werden.

Kompensationsmechanismen bei der kongestiven Herzinsuffizienz

- Frank-Straub-Starling-Mechanismus,
- Myokardhypertrophie,
- veränderte Genexpression,
- Stimulation/Alteration *vasokontriktorischer* Systeme:
  sympathisches Nervensystem,
  Renin-Angiotensin-Aldosteron-System,
  Arginin-Vasopressin,
  Endothelin-1,
- Stimulation/Alteration *vasodilatierender* Systeme:
  natriuretische Peptide (ANF, BNF, CNF, Urodilatin),

Prostaglandine (E$_2$, I$_2$),
EDRF,
Bradykinin,
Dopamin,
- Belastungsdekonditionierung.

In Abhängigkeit vom Ausmaß der initialen kardialen Funktionsstörung ist eine Stabilisierung – bis zur Normalisierung – oder eine progrediente Verschlechterung mit der Entwicklung der kongestiven Herzinsuffizienz möglich.

Die Änderung der enddiastolischen Faserlänge (Frank-Straub-Starling-Mechanismus) ist seit langem als wichtiger Mechanismus des Herzens zur Anpassung an *akute* Veränderungen der Nachlast bekannt [14]. Bei der chronischen Herzinsuffizienz kann es jedoch zur *Erschöpfung dieser* Vorlastreserve kommen, 1) wenn chronisch ein *supranomales* Schlagvolumen aufrechterhalten werden soll (Volumenüberlastung), 2) wenn ein durch ausgeprägte Nachlasterhöhung erniedrigtes Schlagvolumen wieder normalisiert werden soll (Drucküberlastung), und/oder 3) wenn ein – durch Einschränkung der effektiven systolischen Funktion durch *lokalen* (im Fall eines Myokardinfarkts) oder *globalen* (im Fall einer dilatativen Kardiomyopathie) Verlust kontraktiler Einheiten – erniedrigtes Schlagvolumen wieder normalisiert werden soll [14]. Wenn zusätzlich der β-adrenerge Signaltransduktionsweg durch

1) Abnahme des myokardialen Noradrenalingehalts,
2) Abnahme (β$_1$-) und Entkopplung vom stimulierenden G-Protein (β$_2$-) der myokardialen β-Rezeptoren und
3) Zunahme inhibitorischer G-Proteine gestört ist,

kann die Lasterhöhung durch reflektorische Steigerung der Inotrophie nicht adäquat kompensiert werden [15–17]. Dieser pathophysiologische Zustand wurde von Ross als „afterload mismatch" definiert [14].

Die Myokardhypertrophie kann sich durch eine parallele (Drucküberlastung) und/oder serielle (Volumenüberlastung) Zunahme von Sarkomeren äußern. Sie kann mit einer Abnahme der Koronarreserve und einer Zunahme der Myokardsteifigkeit durch Zunahme des Kollagengehalts einhergehen, die die systolische und/oder diastolische Funktion des Ventrikels weiter beeinträchtigt. Hier spielt insbesondere das Renin-Angiotensin-Aldosteron-System eine wichtige Rolle als neurohormonaler Modulator [18, 19].

Die effektive Abnahme des Schlagvolumens und der Anstieg der Füllungsdrücke aktivieren arterielle und kardiopulmonale Baroreflexe, die eine wichtige Rolle bei der Kontrolle der Herz-Kreislauf-Funktion spielen [20–23]. Bei schwerer Herzinsuffizienz können sie wesentlich beeinträchtigt sein. Diese Veränderung der *sympathischen* und *parasympathischen* Kontrolle spielt eine wichtige Rolle bei der beobachteten Stimulation vasokonstriktorischer und/oder vasodilatatorischer neurohormonaler Systeme bei der Herzinsuffizienz (s. oben).

Die **klinischen Symptome** der schweren Herzinsuffizienz sind vielfältig und resultieren aus der Funktionsbeeinträchtigung des Herzens *und* den Kompensationsmechanismen.

Framingham-Kriterien der Herzinsuffizienz [3]

Hauptkriterien:
- paroxysmale nächtliche Dyspnoe oder Orthopnoe,
- Halsvenenstauung,
- Rasselgeräusche,
- Herzvergrößerung,
- akutes Lungenödem,
- S_3-Galopp
- Venendruck $>16\,cm\,H_2O$,
- Kreislaufzeit $>25\,s$,
- hepatojugulärer Reflux.

Nebenkriterien:
- Knöchelödeme,
- nächtlicher Husten,
- Belastungsdyspnoe,
- Hepatomegalie,
- Pleuraerguß,
- Vitalkapazität $<33\%$,
- Tachykardie $>120\,bpm$.

Behandlungskriterium:
- Gewichtsabnahme von $>4,5\,kg$ in 5 Tagen durch adäquate Therapie.

Bei leichteren Formen steht entsprechend den Kriterien der New York Association die eingeschränkte Belastbarkeit und rasche Ermüdbarkeit im Vordergrund [24].

Präoperative Herzinsuffizienz

Ursachen

Koronare Herzkrankheit:
- „hibernating myocardium" *vor* Revaskularisierung,
- „stunned myocardium" *vor* Revaskularisierung,
- Zustand nach Infarkt ± Aneurysma,
- Zustand nach Hinterwandinfarkt ± rechtsventrikulärer Infarkt,
- Herzrhythmusstörungen.

Kardiomyopathie:
- restriktiv (z. B. Amyloidose),
- hypertroph ± obstruktiv,
- dilatativ (familiär, äthyltoxisch).

Arterielle Hypertonie:
- ± hypertensive Herzkrankheit.

Herzklappenfehler:
- Stenose, Regurgitation,
- Klappenersatz mit eingeschränkter Ventrikelfunktion.

Cor pulmonale:
- rezidivierende Lungenembolien,
- chronisch-obstruktive Atemwegserkrankung,
- Vakulitis.

Seltene Ursachen:
- angeborene komplexe Vitien,
- Pericarditis constrictiva,
- toxisch (Phäochromozytom),
- endokrin (Schilddrüsenfunktionsstörungen),
- metabolisch (Elektrolytstörungen),
- Vitamin-B_{12}-Mangel.

Unter Berücksichtigung der Tatsache, daß derzeit die koronare Herzkrankheit die wesentlichste Ursache der chronischen Herzinsuffizienz darstellt, kommt ihrer Diagnostik präoperativ besondere Bedeutung zu. Im Rahmen der sehr sorgfältig zu erhebenden **Anamnese** ist insbesondere nach kardiovaskulären Risikofaktoren (Familienanamnese) sowie einer bereits manifesten koronaren Herzkrankheit zu fragen, z. B. Zeit nach Myokardinfarkt, Zustand nach PTCA oder neueren interventionellen Verfahren, Zeit nach Bypassoperation. Die Angabe von Angina pectoris oder Dyspnoe bei Belastung und/oder intermittierend in Ruhe sollte auf alle Fälle eine weiterführende internistische/kardiologische Diagnostik nach sich ziehen. Das Vorliegen einer arteriellen Verschlußkrankheit und/oder einer Karotisstenose sollte ebenfalls Anlaß sein, sehr gezielt nach einer koronaren Herzkrankheit zu suchen, da in beiden Fällen mit einem gehäuften Auftreten zu rechnen ist [25, 26]. Dabei ist die Langzeitprognose nach peripheren Gefäßoperationen eindeutig vom Ausmaß der koronaren Herzkrankheit abhängig [27].

Der Benefit einer Endarteriektomie bei asymptomatischer Stenose der Arteria carotis wird möglicherweise durch Morbidität und Mortalität einer gleichzeitig vorliegenden koronaren Herzkrankheit neutralisiert [28].

Die präoperative Diagnostik sollte außer der sorgfältigen **körperlichen Untersuchung** eine orientierende Laboranalyse, eine Röntgenaufnahme der Thoraxorgane (in 2 Ebenen) und ein 12-Kanal-EKG beinhalten. Im Einzelfall kann durch die Echokardiographie die nichtinvasive kardiologische Diagnostik erweitert werden. Dabei sind Aussagen über Herzgröße und -funktion, Klappenfunktionen und – im Falle einer Trikuspidalklappeninsuffizienz – zur ungefähren Höhe des systolischen Pulmonalarteriendrucks (beim Fehlen einer Pulmonalstenose o. ä.) möglich.

Bei allen unklaren Befunden sollte eine **Belastungsuntersuchung** durchgeführt werden (unter Berücksichtigung der Kontraindikationen wie Aortenstenose, symptomatische koronare 3-Gefäß-Erkrankung etc.). Hierzu stehen das Belastungs-EKG am Fahrradergometer, an der Kletterstufe oder auf dem Laufband zur Verfügung, bei unklaren Befundkonstellationen kann auch eine Myokardszintigraphie indiziert sein. Hier ist der ^{201}Thallium-SPECT-Methode (*S*ingle-*P*hotonemissions*c*omputer*t*omographie in der Doppelinjektionstechnik mit Aufnahmen unmittelbar nach maximaler Belastung, 3-4 h nach Belastung sowie nach 24 h) der Vorzug zu geben, da sie auch zur Erkennung von noch vitalem Myokard („stunned" *bzw.* „hibernating" myocardium") geeignet ist und hier der Positronenemissions-

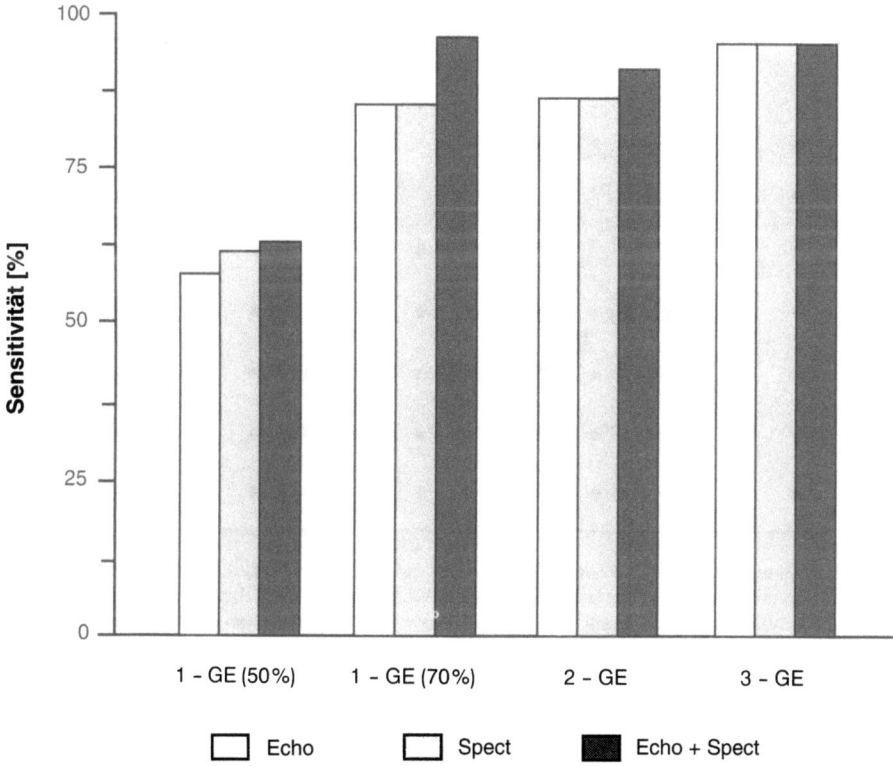

Abb. 1. Sensitivität von Streßechokardiographie, ^{201}Thallium-SPECT und der Kombination beider Untersuchungen zur Erkennung einer angiographisch verifizierten koronaren Herzkrankheit (Stenose > 50%) bei 112 Patienten (*Echo* Streßechokardiographie (Ergometer-Belastung); *SPECT* ^{201}Thallium Single-Photonenemissionscomputerthomographie; *1-GE (50%)* 1-Gefäß-Erkrankung, Stenosegrad > 50%; *1-GE (70%)* 1-Gefäß-Erkrankung, Stenosegrad > 70%; *2-GE* 2-Gefäß-Erkrankung; *3-GE* 3-Gefäßerkrankung). (Nach [32]

tomographie bezüglich der Sensitivität nahezu vergleichbare Ergebnisse liefert [29, 30].

Ausgezeichnete Ergebnisse liefert auch die **Streßechokardiographie.** Hier erfolgt eine Ergometrie oder besser eine pharmakologische Stimulation des Herzens – in der Regel mit Dobutamin 5–20 µg/kg/min per infusionem [31, 32]. Die Sensitivität ist vergleichbar mit konventionellen szintigraphischen Methoden, die Spezifität liegt bei 88% [32] (Abb. 1). Sie eignet sich auch zur Differenzierung von vitalem/avitalem Myokard [30].

Von den genannten 3 Belastungsuntersuchungen ist die Streßechokardiographie im Vergleich zur Szintigraphie ohne Gabe von Radioisotopen möglich, im Fall einer pharmakologischen Stimulation ist sie auch für Patienten geeignet, die wegen extrakardialer Ursachen nicht belastet werden können. Sie setzt allerdings überdurchschnittliche Echokardiographiekenntnisse des Untersuchers voraus.

Im Zweifelsfall sollten Patienten mit Hinweisen für das Vorliegen einer koronaren Herzkrankheit vor elektiven Operationen, die mit einem relevanten Risiko einher-

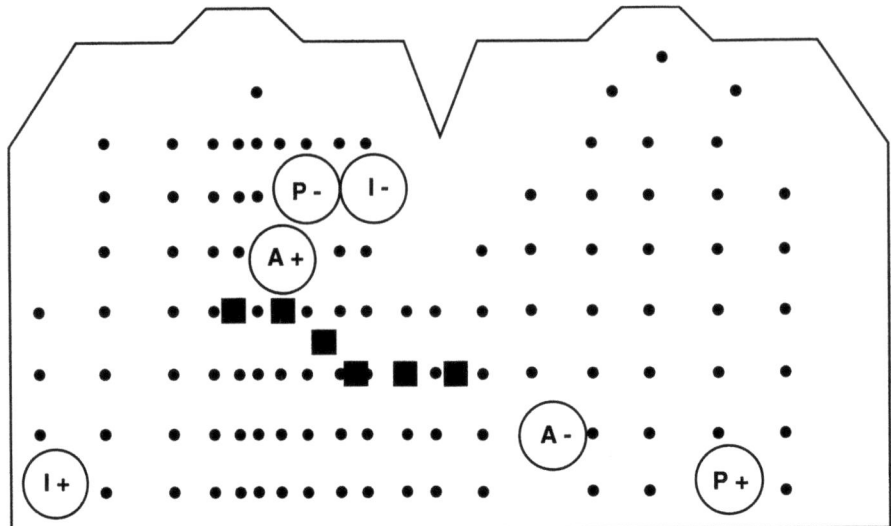

Abb. 2. Darstellung eines aufgeklappten Torsos mit 117 Ableitpunkten (zusätzlich zu den Extremitätenableitungen). Die *schwarzen Vierecke* zeigen die 6 Wilson-Ableitpunkte. *Kreise* zeigen spezifische Ableitungen, die anhand der Diskriminanzanalyse selektiert wurden (*A* anteriorer Infarkt, *P* posteriorer Infarkt, *I* inferiorer Infarkt, + ST-Streckenelevation, − ST-Streckensenkung). (Nach [35]

gehen, nach Ausschöpfung der nichtinvasiven Untersuchungsmethoden einer Herzkatheteruntersuchung mit selektiver Koronarangiographie zugeführt werden. Gegebenenfalls sind danach präoperativ myokardrevaskularisierende Maßnahmen (PTCA, CABG) durchzuführen.

Sollte eine stabile koronare Herzkrankheit vorliegen, sind die Patienten entsprechend zu behandeln. Dabei sollten konventionelle antianginöse Medikamente zum Einsatz kommen: Nitrate, β-Rezeptorenblocker und Kalziumantagonisten [33]. Insbesondere das Absetzen einer präoperativen β-Blockade sollte wegen der damit verbundenen Risiken vermieden werden, z. B. Tachykardie und/oder Blutdruckanstieg mit Auslösung einer intraoperativen Myokardischämie [34]. Die Effektivität der Therapie kann durch eine – nach Therapiebeginn oder -modifikation wiederholte – Belastungsuntersuchung verifiziert werden.

Für koronare Risikopatienten ist sicherlich ein optimales intra- und postoperatives EKG-Monitoring erforderlich. Dabei konnte kürzlich gezeigt werden, daß zur optimalen Erfassung einer anterioren, posterioren oder inferioren Ischämie andere als bislang verwendete EKG-Ableitpunkte sinnvoll sind [35] (Abb. 2).

Bei Patienten mit bereits abgelaufenem Myokardinfarkt kann als dessen Folge eine kongestive Herzinsuffizienz vorliegen. Diese ist ätiologisch von den anderen Ursachen zu differenzieren (s. Übersicht oben).

Sollte im Einzelfall eine eindeutige regionale Wandbewegungsstörung als Hinweis für einen abgelaufenen Myokardinfarkt vorliegen, sollte – unabhängig von einer möglicherweise notwendigen Operation – untersucht werden, ob es sich vorwiegend um vitales oder avitales Myokard handelt. Auf die nichtinvasiven Untersuchungsmethoden zur Differenzierung wurde bereits hinwiesen: Dobutaminechokardiographie, ^{201}Thallium-SPECT und Positronenemissionstomographie [30].

Sollte eine größere regionale Bewegungsstörung Ausdruck von „hibernating" oder „stunned myocardium" sein, sollte vor einer elektiven Operation auf jeden Fall eine Revaskularisierung erfolgen, da einerseits die OP-Letalität durch eine bessere linksventrikuläre Globalfunktion reduziert wird und andererseits die perioperative Herz-Kreislauf-Belastung zum irreversiblen Funktionsverlust des betroffenen Myokardareals führen könnte, was für die Langzeitprognose des Patienten ungünstig sein kann. Ein elektiver Eingriff sollte dann nach Revaskularisierung und Normalisierung der Bewegungsstörung des betroffenen Areals – mit dem notwendigen zeitlichen Abstand – erfolgen.

Die ätiologische Abklärung der anderen Krankheitsbilder erfolgt unter Verwendung von Anamnese, körperlichem Untersuchungsbefund, EKG, Röntgenaufnahme der Thoraxorgane und Echokardiogramm. Die Erkennung und Differenzierung der Kardiomyopathien ist eine Domäne der Echokardiographie. Die exakte Diagnose einer Herzamyloidose oder einer Speicherkrankheit ist im Einzelfall nur durch eine Herzkatheteruntersuchung mit simultaner Druckmessung in beiden Ventrikeln (diastolischer Druckangleich) und mit Endomyokardbiopsie zu führen. Auf die hypertensive Herzkrankheit wird an anderer Stelle in diesem Band eingegangen (s. Beitrag Motz et al.).

Für die nichtinvasive Diagnostik von Herzklappenfehlern ist die Echokardiographie (transthorakal, transösophageal, Dopplertechnik) heute unverzichtbar. In der Regel stellt eine schwere Aortenklappenstenose, insbesondere bei eingeschränkter Ventrikelfunktion, eine absolute Kontraindikation zu einem komplizierten extrakardialen Eingriff dar. Sollte ein Aortenklappenersatz präoperativ nicht möglich sein, wäre an eine perkutane Klappendilatation zu denken, die zumindest *temporär* die hämodynamischen Verhältnisse signifikant verbessern kann. Im Falle einer Mitralklappenstenose wäre präoperativ ebenfalls eine perkutane Mitralklappendilatation – in diesem Fall als definitiver Eingriff – zu diskutieren. Für hochgradige Aorten- und/oder Mitralklappeninsuffizienzen sind extrakardiale Operationen nur bei tatsächlich vitaler Indikation durchzuführen.

Patienten mit leicht- bis mittelgradiger Aorten- oder Mitralinsuffizienz sind nach entsprechender Diagnostik und Vorbereitung operabel (bei erhöhtem Risiko). Das Cor pulmonale wird ebenfalls an anderer Stelle ausführlich abgehandelt (s. Beiträge Hombach et al. und Kohl). Eine Herzinsuffizienz, deren Ätiologie unter die seltenen Ursachen fällt, ist sicherlich ein – per definitionem – äußerst seltenes Krankheitsbild, das einer exakten Diagnostik und adäquaten Therapie durch eine kardiologische Abteilung bedarf.

Die **präoperative Strategie bei kongestiver Herzinsuffizienz** bedarf natürlich – unabhängig vom geplanten chirurgischen Eingriff – in erster Linie einer genauen Diagnostik, insbesondere wegen der Langzeitprognose der Patienten. Sollte anhand der Diagnostik die Indikation zur **medikamentösen Therapie** gestellt werden, sind hier die üblichen Therapieprinzipien zu berücksichtigen [36–40].

Die Gabe von **Diuretika** ist in jedem Fall durch eine **Reduktion der Flüssigkeitszufuhr** auf 1,0–1,5 l/Tag zu ergänzen. Zur Kontrolle der Effektivität dienen die tägliche Bestimmung des Körpergewichts und der Ausfuhr (Mitarbeit des Patienten). Dabei muß ein Verlust von Elektrolyten substituiert werden (Kalium, Magnesium) oder durch Gabe einer kaliumsparenden Diuretikakomponente reduziert werden. Bei schwerer hydropischer Dekompensation in fortgeschrittenen Krankheitsstadien kann es sinnvoll sein, Schleifendiuretika mit Thiaziden zu kombinieren. Als Ultima ratio kann auch die Ultrafiltration eingesetzt werden.

Die Entwicklung einer prognostisch ungünstigen ausgeprägten Hyponatriämie (schwere Herzinsuffizienz, hochdosierte Gabe von Schleifendiuretika – in Kombination mit Thiaziden –, Zufuhr von freiem Wasser) ist unbedingt zu vermeiden. Ihre Therapie sollte unter intensivmedizinischer Überwachung durch strikte Flüssigkeitsrestriktion, Gabe von Furosemid und Captopril – in einschleichender Dosierung, z. B. Beginn mit 1 mg alle 2 h – erfolgen [41]. Nach Normalisierung des Körpergewichts ist oft eine *Dosisreduktion der Diuretika* möglich.

Digitalis als ältestes pharmakologisches Therapieprinzip der Herzinsuffizienz hat weiterhin seinen festen Stellenwert. Für den beobachteten Benefit spielen außer der positiv-inotropen Wirkung auch der Einfluß auf die Kraft-Frequenz-Beziehung, die Resensibilisierung des arteriellen Barorezeptorreflexes und der supprimierende Effekt auf die – bei der Herzinsuffizienz gesteigerte – sympathische Aktivität eine Rolle. Digitalisglykoside sollten außer bei Vorhofflimmern auch bei Sinusrhythmus bei mittelschwerer und schwerer Herzinsuffizienz eingesetzt werden.

Vasodilatanzien zur Reduktion der Last des funktionseingeschränkten Herzens wurden bereits Ende der 40er Jahre zur Behandlung der akuten Herzinsuffizienz verabreicht. Das Therapieprinzip wurde jedoch wieder verlassen; erst seit den 70er Jahren haben Vasodilatanzien einen festen Stellenwert in der medikamentösen Langzeittherapie der Herzinsuffizienz. Dabei wird ihre Effektivität unterschiedlich beurteilt [42]. Die Kombination von Nitraten (160 mg ISDN/Tag) und Hydralazin (bis 300 mg/Tag) hat in der V-HeFT-I-Studie erstmals die Mortalität bei chronischer Herzinzuffizienz signifikant reduziert [43].

Mit Einführung der **ACE-Hemmer 1979** steht ein weiteres Therapieprinzip zur Verfügung, das die Effektivität einer allgemeinen Vasodilatation übertrifft [44]. Mit dieser Substanzklasse lassen sich Hämodynamik, regionale Durchblutung, Belastungstoleranz, Hospitalisierungsrate und Mortalität bei symptomatischer Herzinsuffizienz und bei asymptomatischer linksventrikulärer Dysfunktion signifikant verbessern [7, 45–47]. Ob zusätzlich ein antiatheromatöser Effekt auf die Progression der koronaren Herzkrankheit existiert, kann derzeit nur vermutet werden anhand der reduzierten Reinfarktrate [46, 47]. Die klinischen Effekte einer ACE-Hemmung bedürfen in der Regel einer mindestens 4- bis 6wöchigen Therapiedauer. Die Ansprechbarkeit liegt bei 60–70 % der Patienten. Der Stellenwert neuer direkter Vasodilatanzien, z. B. Flosequinan, oder von Endopeptidasehemmstoffen ist derzeit noch nicht ausreichend definiert [48, 49].

Unter Anwendung der genannten Therapieprinzipien sollten die Patienten **präoperativ optimal rekompensiert** werden, was in der Regel im Rahmen einer stationären Behandlung erfolgt und je nach Schwere der Herzinsuffizienz 1–3 Wochen dauert. Eine Verbesserung der Belastbarkeit läßt sich auch mit einem submaximalen Belastungstest wie dem 6-min-Gehtest exakt erfassen. Hier liegt eine ausgezeichnete Übereinstimmung mit der maximalen Belastbarkeit am Fahrradergometer vor, wie wir in eigenen Untersuchungen zeigen konnten (Abb. 3) [48, 50]. Bei der Wahl des Operationszeitpunktes sollte ferner berücksichtigt werden, daß nach überstandenem Myokardinfarkt die perioperative Reinfarktrate und Letalität mit

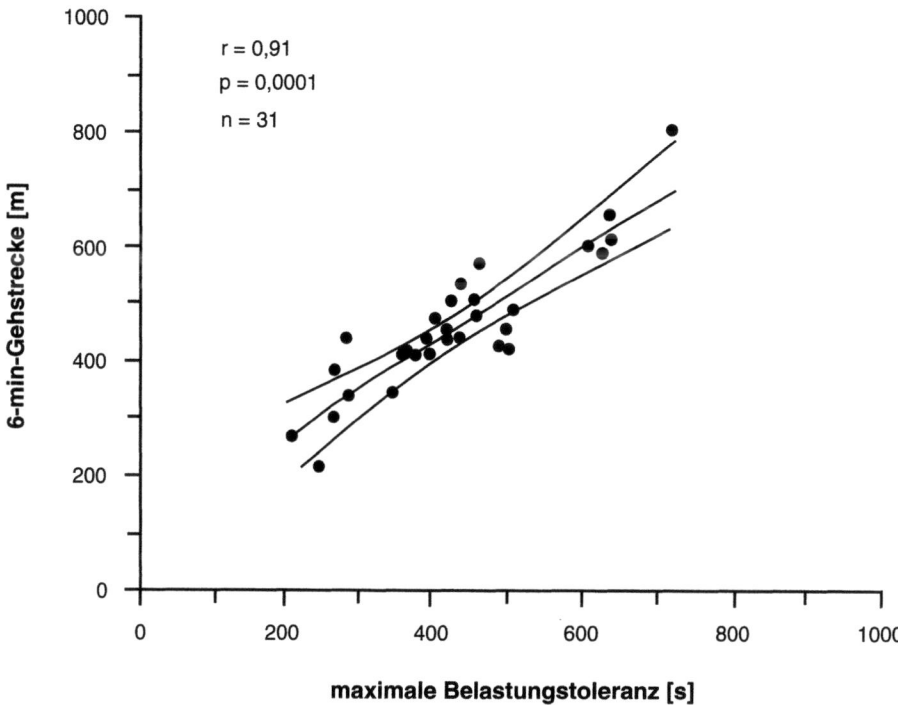

Abb. 3. Korrelation von *maximaler* Belastungstoleranz bei der Fahrradergometrie (25 Watt je 2 min) und *submaximaler* Belastbarkeit im 6-Minuten-Gehtest bei 31 Patienten mit kongestiver Herzinsuffizienz. Dargestellt ist die lineare Regression mit den 95% Konfidenzintervallen

zunehmendem Abstand vom Infarkt abnimmt, d. h. im Einzelfall sollten mindestens 3 Monate abgewartet werden [51].

Intra- und postoperative Herzinsuffizienz

Häufigste Ursachen

Koronare Herzkrankheit:
- Myokardinfarkt/Reinfarkt
  ± Ventrikelseptumdefekt,
  ± akute ischämische Mitralinsuffizienz,
  ± rechtsventrikulärer Infarkt.

Akute nichtischämische Klappeninsuffizienz:
- Mitralklappenprolaps mit Sehnenfadenabriß,
- Aneurysma dissecans der Aorta/Aortenruptur.

Lungenembolie:
- Bein-Becken-Venenthrombose,
- Fettembolie.

Komplikation einer Endokarditis:
- embolisch bedingter Myokardinfarkt;
- Perforation eines Sinus-valsalvae-Aneurysmas.

Perioperative Herzinsuffizienz nach extrakorporaler Zirkulation

Hypertensive Krise:
- Resektion einer Aortenisthmusstenose,
- Resektion eines Phäochromozytoms,
- β-Blockerentzug,
- Abklemmen der Aorta.

Perikardtamponade:
- perioperative passagere Schrittmachersonde,
- Aneurysma dissecans der Aorta/Aortenruptur.

Die intra- und postoperative Herzinsuffizienz ist entweder neu aufgetreten oder die Dekompensation einer vorbestehenden chronischen Herzinsuffizienz. Sie ist in der Regel initial an einem Abfall des systolischen Blutdrucks auf Werte unter 80 mm Hg zu erkennen, der nicht Folge einer Hypovolämie ist. Weitere klinische Zeichen können ein Anstieg der Füllungsdrücke sowie ein Rückgang der Diurese (< 20 ml/h) sein. Bei invasivem hämodynamischen Monitoring ist die Diagnose anhand hämodynamischer Parameter möglich: Herzindex $< 2,5$ l/min/m^2, zentralvenöse O$_2$-Sättigung $< 55\%$ (cave Shunt oder Anämie), pulmonalkapillärer Verschlußdruck > 15 mm Hg, rechtsatrialer Mitteldruck > 10 mm Hg (13,6 cm H$_2$O).

Ein **Myokardinfarkt/Reinfarkt** kann ausgelöst werden durch Blutdruckanstieg, Hypoxie oder Anämie bei vorbestehender koronarer Herzkrankheit. Eine Ausnahme stellen eine intraoperative Plaqueruptur, ein embolischer Myokardinfarkt bei Aortenklappenendokarditis oder ein Myokardinfarkt bei Thoraxtrauma mit Koronarläsion und komplettierender Thrombose dar. „Mechanische" Komplikationen treten in der Regel nach 1–4 Tagen auf: Der ischämische Ventrikelseptumdefekt findet sich vorwiegend bei koronarer 3-Gefäß-Erkrankung. Im Fall eines Vorderwandinfarkts ist er apikal und beim Hinterwandinfarkt basal lokalisiert. Der interventionelle VSD-Verschluß bleibt sicherlich wenigen kardiologischen Zentren vorbehalten, ansonsten ist eine rasche chirurgische Korrektur erforderlich, wenn diese Komplikation überhaupt überlebt wird.

Eine akute ischämische Mitralklappeninsuffizienz im Sinne einer Papillarmuskeldysfunktion ist auch bei kleineren Infarkten möglich, man findet sie vorwiegend bei Hinterwandinfarkt (posteriorer Papillarmuskel). Auf das in bis zu 50% der Fälle gleichzeitige Vorkommen eines **rechtsventrikulären Infarktes** beim Hinterwandinfarkt wurde kürzlich ausführlich eingegangen [52]. Im Fall einer Hinterwandischämie sollte durch **Ableitung V$_{4R}$** eine rechtsventrikuläre Beteiligung ausgeschlossen werden. Die Sensitivität dieser Ableitung liegt im Vergleich zur Autopsie bei 88%, die Spezifität bei 50% und die diagnostische Korrektheit bei 83% [52]. Sie ist neben der Echokardiographie die einzige nichtinvasive Maßnahme, die relativ rasch durchgeführt werden kann. Die exakte Diagnose einer rechtsventrikulären Beteiligung ist therapeutisch von dramatischer Bedeutung, da in diesem Falle eine Vorlastsenkung durch Nitroglyzerin zu einer weiteren Abnahme des rechtsventriku-

Tabelle 1. Differentialdiagnose der akuten Herz-Kreislauf-Insuffizienz anhand hämodynamischer Parameter

	HMV	MRAP	$RV_{S/D}$	$PAP_{S/D}$	PCW
LV-Insuffizienz	↓	→↑	→↑	↑	↑↑
Akute MI	↓	→↑	→↑	↑	V-Welle↑
VSD	↓→↑	→↑	↑	↑	V-Welle↑
pHT/LE	↓	↑	↑	↑	→
RV-Infarkt	↓	↑	↑	↓↑	↓↑
Tamponade	↓	↑	↑	↑	↑
Septischer Schock	↓↑	→	→	→	→(↑)
Hypovolämie	↓	↓	↓	↓	↓

HMV Herzminutenvolumen, *MRAP* mittlerer rechtsatrialer Druck, $RV_{S/D}$ systolischer/enddiastolischer rechtsventrikulärer Druck, $PAP_{S/D}$ systolischer/diastolischer Pulmonalarteriendruck, *PCW* pulmonalkapillärer Verschlußdruck, *LV* linker Ventrikel, *RV* rechter Ventrikel, *MI* Mitralklappeninsuffizienz, *VSD* Ventrikelseptumdefekt, *pHT* pulmonale Hypertonie, *LE* Lungenembolie.

lären Schlagvolumens führen kann mit der fatalen Konsequenz, daß die Vorlast des linken Ventrikels kritisch unterschritten wird. Daher ist in diesem Fall eine massive Volumensubstitution zur Aufrechterhaltung einer adäquaten Herz-Kreislauf-Funktion erforderlich.

Auf das akute Cor pulmonale und die hypertensive Krise wird – wie bereits erwähnt – an anderer Stelle in diesem Band eingegangen (s. Beiträge Hombach et al., Kohl).

Die exakte **Differentialdiagnose** der oben genannten Krankheitsbilder ist – sofern insbesondere intraoperativ möglich – durch folgende Untersuchungen möglich: Auskultation (Klappeninsuffizienz, Shunt), Blutdruckmessung (evtl. vergleichend zur möglichen Erfassung eines Aneurysma dissecans der Aorta), 12-Kanal-EKG mit den speziellen Ableitpunkten A+, A−, I+, I−, P+, P− und V_{4R} (vgl. Abb. 2), Echokardiographie und Dopplerechokardiographie (transthorakal, transösophageal) und invasives hämodynamisches Monitoring mit Oxymetrie (Shuntdetektion und -quantifizierung). Die Differentialdiagnose anhand invasiv gemessener hämodynamischer Parameter ist in Tabelle 1 aufgezeigt, wobei zusätzlich die Kriterien des septischen und hypovolämischen Schocks aufgelistet sind.

Eine optimale **Behandlungsstrategie** stützt sich auch hier auf die möglichst exakte Diagnose. Dabei hat die Therapie der akuten Myokardischämie in der Regel konservativ zu erfolgen, da perioperativ eine Thrombolysetherapie ausscheidet. In der postoperativen Phase ist eine Rescue-PTCA zu erwägen, die exzellente klinische Resultate liefert [53, 54]. Eine Perikardtamponade wird durch Punktion mit Drainage oder ggf. intraoperativ durch inferiore Perikardiotomie behandelt.

Bei der medikamentösen Therapie, auf die an anderer Stelle ausführlich eingegangen wird, sind 2 wesentliche Gesichtspunkte zu beachten.

1) Die veränderte Beziehung zwischen Nachlast und Schlagvolumen – als Zielgrößen medikamentöser Interventionen – des insuffizienten Herzens muß berücksichtigt werden. So hält das suffiziente Herz sein Schlagvolumen gegen eine

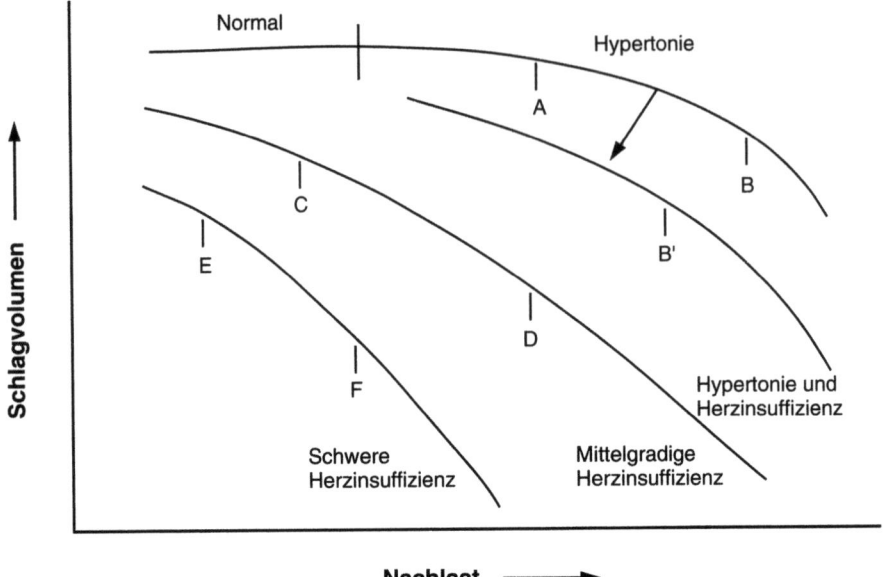

Abb. 4. Beziehung zwischen Schlagvolumen und linksventrikulärer Nachlast bei suffizienten und insuffizienten Herzen. Beim gesunden Herzen bleibt das Schlagvolumen im Fall einer Nachlasterhöhung (Hypertonie) weitgehend konstant (*A*). Herzinsuffizienz bei arterieller Hypertonie ist gekennzeichnet durch übermäßige Steigerung der Nachlast bei normaler systolischer Funktion (*B'*) oder eingeschränkter systolischer Funktion (*B'*). Bei mittel- bis höhergradiger Störung der systolischen Funktion weisen Schlagvolumen und Nachlast eine inverse Beziehung auf mit der Folge, daß der Blutdruck nicht mehr nur von der Nachlast abhängt. Daher kann der arterielle Blutdruck an den Punkten *E* und *F* (bzw. *C* und *D*) gleich sein trotz deutlicher Unterschiede von Schlagvolumen und Nachlast. Es zeigt sich auch, daß eine Nachlastreduktion beim Gesunden das Schlagvolumen nur unwesentlich beeinflußt, während bei schwerer Herzinsuffizienz eine beträchtliche Steigerung möglich ist (*F→E*). (Nach [56])

ansteigende Nachlast in einem weiten Bereich konstant aufrecht, während das insuffiziente Herz sofort mit einer Reduktion des Schlagvolumens reagiert (Abb. 4).

Als praktische Konsequenz daraus ist die Forderung abzuleiten, bei hämodynamischer Instabilität zur Abschätzung der Nachlast nicht den arteriellen Blutdruck, sondern den peripheren Widerstand heranzuziehen, um einer übermäßigen Nachlasterhöhung durch Reduktion der vasopressorischen Medikation zu begegnen. Hier ist eine **subtile Differentialtherapie** mit unterschiedlich wirkenden Katecholaminen und Phosphodiesterasehemmstoffen indiziert.

2) Die optimale linksventrikuläre Vorlast ist häufig nur ungenau abzuschätzen. Die Beziehung zwischen dem rechtsatrialen Mitteldruck und dem pulmonalkapillären Verschlußdruck als Maß des linksventrikulären Füllungsdrucks ist bei linksventrikulärer Funktionsstörung unzureichend [56]. Besonders bei linksventrikulärer Hypertrophie ist häufig ein höherer Füllungsdruck (18–20 mm Hg) optimal. Die Ermittlung des optimalen Füllungsdrucks sollte im Einzelfall durch repetitive Gabe von Volumen (50, 100 oder 200 ml über 10 min) unter Kontrolle von Herzminuten-

volumen und Füllungsdruck erfolgen, wie es Weil u. Henning als „volume challenge" propagieren [57].

Zusammenfassend ist die wichtigste Maßnahme bei der Diagnostik und Therapie von prä-, intra- und postoperativer Herzinsuffizienz das Erkennen des Risikopatienten. Initial steht die sorgfältige Erhebung von Anamnese und körperlichem Status. Daraus resultiert eine adäquate Stufendiagnostik, die auf moderne, vorwiegend nichtinvasive und hocheffiziente Untersuchungsmethoden zurückgreifen kann. Eine rationelle Therapie mit Minimierung des perioperativen Risikos ist nur in diesem Fall gezielt möglich.

Literatur

1. Braunwald E (1988) Pathophysiology of heart failure.In: Braunwald E(ed) Heart disease: a texbook of cardiovascular medicine, 3rd edn. Saunders, Philadelphia, pp 426–448
2. Lutz JE (1988) A XII century description of congestive heart failure. Am J Cardiol 61:494–495
3. McKee PA, Castelli WP, McNamara PM, Kannel B (1971) The natural history of congestive heart failure: the Framingham Study. N Engl J Med 285:1441–1445
4. The SOLVD Investigators (1991) Effect of enalapril on survival in patients with reduced left ventricular ejection fractions and congestive heart failure. N Engl J Med 325:293–302
5. Cohn JN, Johnson G, Ziesche S et al. (1991) A comparison of enalapril with hydralazinisosorbit dinitrate in the treatment of chronic congestive heart failure. N Engl J Med 293:303–310
6. Yusuf S, Thom T, Abbott RD (1989) Changes in hypertension treatment and in congestive heart failure mortality in the United States. Hypertension 13:74–79
7. The CONSENSUS Trial Study Group (1987) Effects of Enalapril on mortality in severe congestive heart failure: results of the Cooperative North Scandinavian Enalapril Survival Study (CONSENSUS). N Engl J Med 316:1429–1435
8. Franciosa JA, Wilen M, Ziesche S, Cohn JN (1983) Survival in men with severe chronic left ventricular failure due to either coronary artery disease or idiopathic dilated cardiomyopathy. Am J Cardiol 51:831–836
9. White HD, Norris RM, Brown MA, Brand PWT, Whitlock RMC, Wild CJ (1987) Left ventricular endsystolic volume as the major determinant of survival after recovery from myocardial infarction. Circulation 76:44–51
10. Meinertz T, Hofmann T, Kasper W et al. (1984) Significance of ventricular arrhythmias in indiopathic dilated cardiomypathy. Am J Cardiol 53:902–907
11. Swedberg K, Eneroth P, Kjekshus J, Wilhelmsen L for the CONSENSUS Trial Study Group (1990) Hormones regulating cardiovascular function in patients with severe congestive heart failure and their relation to mortality. Circulation 82:1730–1736
12. Gottlieb S, Kukin ML, Ahern D, Packer M (1989) Prognostic importance of atrial natriuretic peptide in patients with chronic congestive heart failure. J Am Coll Cardiol 13:1534–1539
13. Cohn JN, Levine TB, Olivari MT et al. (1984) Plasma norepinephrine as a guide to prognosis in patients chronic congestive heart failure. N Engl J Med 311:819–823
14. Ross J (1976) Afterload mismatch and preload reserve: a conceptual framework for the analysis of ventricular function. Prog Cardiovasc Dis 255–264
15. Chidsey CA, Braunwald E, Morrow AG, Mason DT (1963) Myocardial norepinephrine concentration in man: Effects of reserpine and of congestive heart failure. N Engl J Med 269:653–659
16. Bristow MR, Ginsberg R, Minobe W et al. (1982) Decreased catecholamine sensitivity an beta-adrenergic receptor density in failing human hearts. N Engl J Med 307:205–211
17. Böhm M, Gierschik P, Jakobs K-H et al. (1990) Increase of G_i in human hearts with dilated but not ischemic cardiomyoapthy. Circulation 82:1249–1265

18. Kromer EP, Riegger AJG (1988) Effects of long-term angiotensin converting enzyme inhibition on myocardial hypertrophy in experimental aortic stenosis in the rat. Am J Cardiol 161–163
19. Brilla CG, Janicki JS, Weber KT (1991) Cardioreparative effects of lisinopril in rats with genetic hypertension and left entricular hypertrophy. Circulation 83:1771–1779
20. Eckberg DL, Drabinsky M, Braunwald E (1971) Defective parasympathic control in patients with heart disease. N Engl J Med 285:877–883
21. Higgins CB, Vastner SF, Eckberg DL, Braunwald E (1972) Alterations in the baroreceptor reflex in conscious dogs with heart failure. J Clin Invest 51:715–724
22. Zucker IH, Gilmore JP (1985) Aspect of cardiovascular reflexes in pathologic state. Fed Proc 44:2400–2407
23. Elsner D, Kromer EP, Riegger AJG (1990) Effect of vagal blockade on neurohormonal systems in conscious dogs with heart failure. J Cardiovasc Pharmacol 15:586–591
24. Criteria Committee of the New York Heart Association (1964) Nomenclature and criteria of diseases of the heart and the great vessels, 6th eds. Little Brown, Boston, pp 1–24
25. Kannel WB, Skinner JJ Jr, Schwartz MJ, Shurtleff D (1970) Intermittent claudication. Circulation 41:875–883
26. Craven TE, Rye JE, Espeland MA et al. (1990) Evaluation of the associations between carotid artery atherosclerosis and coronary artery stenosis: a case-control study. Circulation 82:1230–1242
27. Hertzer NR, Young JR, Beven EG et al. (1986) Late results of coronary bypass in patients with peripheral vascular disease: I. Five-year survival according to age and clinical status. Cleve Clin Q 53:133–143
28. Hobson RW, Weiss DG, Fields WS et al. (1993) Efficacy of carotid endarteriectomy for asymptomatic carotid stenosis. N Engl J Med 328:221–227
29. Dilsizian V, Rocco TP, Freedman NMT, Leon MB, Bonow RO (1990) Enhanced detection of ischemic but viable myocardium by the reinjection of Thallium after stress-redistribution imaging. N Engl J Med 323:141–146
30. Dilsizian V, Bonow RO (1993) Current diagnostic techniques of assessing myocardial viability in patients with hibernating and stunned myocardium. Circulation 87:1–20
31. Armstrong WF (1991) Stress Echocardiographie for detection of coronary artery disease. Circulation 84 (Suppl I):I-43–I-49
32. Quinones MA, Verani MS, Haichin RM, Mahmarian JJ, Suarez J, Zoghbi WA (1992) Exercise echocardiography versus ^{201}thalium-SPECT in evaluation of coronary artery disease: analysis of 292 patients. Circulation 85:1026–1031
33. Rutherford JD, Braunwald E (1992) Chronic ischemic heart disease. In: Braunwald E (ed) Heart disease, 4th Saunders, Philadelphia, pp 1292–1365
34. Stone J, Foex P, Sear J, Johnson L, Khambatta H, Triner L (1988) Risk of myocardial ischemia during anaesthesia in treated and untreated hypertensive patients. Br J Anaesth 61:675–679
35. Kornreich F, Montague TJ, Rautaharju PM (1993) Body surface potential mapping of ST-segment changes in acute myocardial infarction. Implications for ECG enrollment criteria for thrombolytic therapy. Circulation 87:773–782
36. Smith TW, Braunwald E, Kelly RA (1992) The management of heart failure. In: Braunwald E (ed) Heart disease, 4th edn. Saunders, Philadelphia, pp 464–519
37. Mager G, Höpp HW, Hilger HH (1992) Digitalis, Katecholamine und Vasodilatatoren bei Herzinsuffizienz. Internist 33:631–638
38. Riegger AJG (1992) ACE-Hemmer bei Hochdruck und Herzinsuffizienz. Internist 33:639–644
39. Zidek W, Rahn KH (1992) Diuretika: Wirkungsspektrum, Indikationen, Therapieresultate bei Herzerkrankungen. Internist 33:645–649
40. Riegger AJG (1993) Differentialtherapie der Herzinsuffizienz. Internist 34:939–943
41. Lee WH, Packer M (1986) Prognostic importance of serum sodium concentration and its modification by converting enzyme inhibition in patients with severe chronic heart failure. Circulation 73:257–267
42. Kromer EP, Elsner D, Riegger AJG (1991) Nebenwirkungen einer Vasodilatantientherapie der Herzinsuffizienz: Hypotonierisiko unter ACE-Inhibition. Z Kardiol 80 (Suppl 2):11–15

43. Cohn JN, Archibald DG, Ziesche S et al. (1986) Effect of vasodilatator therapy on mortality in chronic congestive heart failure: results of a veterans administration cooperative study. N Engl J Med 314:1547–1552
44. Cohn JN, Johnson G, Ziesche S et al. (1991) A comparison of enalapril with hydralazineisosorbide dinitrate in the treatment of chronic congestive heart failure. N Engl J Med 325:303–310
45. The SOLVD Investigators (1991) Effect of Enalapril on survival in patients with reduced left ventricular ejection fractions and congestive heart failure. N Engl J Med 325:293–302
46. The SOLVD Investigators (1992) Effect of Enalapril on mortality and the development of heart failure in asymptomatic patients with reduced left ventricular ejection fractions. N Engl J Med 327:685–691
47. Pfeffer MA, Braunwald E, Moye LA et al. (1992) Effect of captopril on mortality and morbidity in patients with left ventricular dysfunction after myocardial infarction. N Engl J Med 327:669–677
48. Riegger AJG, Kahles H, Wagner A, Kromer EP, Elsner D, Kochsiek K (1990) Exercise capacity, hemodynamic, and neurohumoral changes following acute and chronic administration of flosequinan in chronic congestive heart failure. Cardiovasc Drugs Ther 4:1395–1402
49. Elsner D, Müntze A, Kromer EP, Riegger AJG (1992) Effectiveness of endopeptidase inhibition (Candoxatril) in congestive heart failure. Am J Cardiol 70:494–498
50. Guyatt G (1987) Use of six-minute walk test as an outcome measure in clinical trails in chronic heart failure. Heart Failure 3:211–217
51. Rao T, Jacobs K, El-Etr A (1983) Reinfarction following anesthesia in patients with myocardial infarction. Anesthesiology 59:499–505
52. Zehender M, Kasper W, Kauder E et al. (1993) Right ventricular infarction as an independent predictor of prognosis after acute inferior myocardial infarction. N Engl J Med 328:981–988
53. Grines CL, Browne KF, Marco J et al. (1993) A comparison of immediate angioplasty with thrombolytic therapy for acute myocardial infarction. N Engl J Med 328:673–679
54. Zijlstra F, DeBoer MJ, Hoortje JCA et al. (1993) A comparison of immediate angioplasty with intravenous streptokinase in acute myocardial infarction. N Engl J Med 328:680–684
55. Cohn JN, Franciosa JA (1977) Vasodilator therapy of cardiac failure. N Engl J Med 297:27–35
56. Forrester JS, Diamond G, McHugh TJ, Swan HJC (1971) Filling pressures in the right and left sides of the heart in acute myocardial infarction. N Engl J Med 285:190–198
57. Weil HM, Henning RJ (1979) New concepts in the diagnosis and fluid treatment of circulatory shock. Anesth Analg 58:124–132

Prä- und intraoperative Rhythmusstörungen – Bewertung und Behandlungsstrategien

H. Metzler

Präoperative Rhythmusstörungen als Risikofaktoren und Outcome-Prädiktoren

Perioperative Morbidität und Mortalität werden auch heute von kardialen Auslöse- und Einflußfaktoren dominiert [13]. Zu den härtesten präoperativen Outcome-Prädiktoren zählen das kongestive Herzversagen und der kurz zurückliegende Infarkt. Zwischen Rhythmusstörungen per se und intraoperativen kardialen Komplikationen konnte bislang kein direkter Zusammenhang gefunden werden, sofern nicht ernste kardiale Erkrankungen vorliegen. Statistisch abgesichert ist dies für die schwere koronare Herzkrankheit und die linksventrikuläre Dysfunktion [13]. Diese Befunde stehen in Übereinstimmung mit großen kardiologischen Untersuchungen, die belegen, daß selbst bei komplexen Rhythmusstörungen von ansonsten Herzgesunden kein erhöhtes prognostisches Risiko besteht [12]. Jüngste von Forrest et al. an insgesamt 17000 Patienten durchgeführte Untersuchungen bestätigen das bekannte Konzept [9] (s. Tabelle 1).

Tabelle 1. Zusammenhang zwischen präoperativ bestehenden kardiovaskulären Erkrankungen (Abszisse) und intraoperativen kardialen Komplikationen (Ordinate), Angaben % (Mod. nach [9])

Intraoperative Störungen	Präoperativ bestehende kardiovaskuläre Erkrankungen					
	RR ↑	KHK	MI > 1J	VES	Dek	MI < 1J
RR ↓	2,3	9,0	7,4	8,7	17,2	17,9
RR ↑	2,7	4,6	5,7	2,5	3,7	8,9
Tachykardie	0,9	2,5	4,0	1,0	4,8	2,2
VES	1,1	3,6	5,4	8,2	6,7	8,9
Bradykardie	0,7	2,2	1,0	2,0	0,5	2,2
Vorhofarrhythmie	0,4	2,9	2,7	2,5	6,7	4,4
Pumpversagen	0,4	3,1	2,0	4,1	7,5	7,8
Myokardischämie	0,2	2,2	1,0	1,5	3,7	4,4
MI	0,2	1,6	0,3	0,0	0,0	1,1

RR ↑ Hypertonie, Hypertension, *RR* ↓ Hypotension, *KHK* koronare Herzkrankheit, *MI* Myokardinfarkt, *VES* ventrikuläre Extrasystolen, *Dek* Dekompensation

Intraoperativ muß mit ernsten ventrikulären Arrhythmien v.a. bei Patienten mit kurz zurückliegendem Infarkt (8,9%) und bei Dekompensation (6,7%) gerechnet werden. Umgekehrt besteht bei präoperativ höhergradigen ventrikulären Rhythmusstörungen eine relativ hohe Wahrscheinlichkeit an relevanter intraoperativer Hypotension (8,7%). In diesem Sinn muß auch der in diesem Punkt eher pauschal formulierende Goldman-Index verstanden werden, sofern man präoperativ bestehende Rhythmusstörungen als additiven Risikofaktor versteht [10].

Auffällig in der von Forrest et al. publizierten Arbeit ist auch die markante Zunahme von Vorhofarrhythmien jenseits des 7. Lebensjahrzehnts. An sich wird der Verlust des Sinusrhythmus vom intakten Ventrikel ausreichend kompensiert. Je schlechter sich jedoch die linksventrikuläre Compliance präsentiert – als eklatantes Beispiel können wir in diesem Zusammenhang die hochgradige Aortenstenose ansehen –, desto eher wird sich der Verlust des „atrial kick" nachteilig auf die gesamte Herz-Kreislauf-Situation auswirken.

Aus den bisher bekannten Daten, sowohl aus der kardiologischen als auch anästhesiologischen Literatur, läßt sich somit eindeutig ableiten, daß die entscheidende Determinante von Rhythmusstörungen in der kardialen Grundkrankheit zu suchen ist. Daraus leitet sich auch die Notwendigkeit und Forderung ab, bei präoperativ gefundenen Rhythmusstörungen sorgfältig nach einer ersten kardialen Erkrankung zu fahnden und diese vor einem elektiven Eingriff möglichst zu therapieren.

Häufige, kardial bedingte Ursachen von Arrhythmien

- Koronare Herzkrankheit,
- Dekompensaton,
- Hypertonikerherz,
- Klappenfehler,
- Kardiomyopathie,
- Altersherz,
- Myokarditis,
- Rhythmusstörungen sui generis.

Häufigste kardiale Ursache präoperativ bestehender Rhythmusstörungen sind die koronare Herzkrankheit und die Dekompensation. Nächster Schritt ist die Erfassung von Einflußfaktoren für Rhythmusstörungen nichtkardialer Genese, da sich diese gewöhnlich gut korrigieren oder zumindest zuordnen lassen.

Häufige extrakardial bedingte Ursachen für Arrhythmien

- Hypokaliämie,
- Hypomagnesiämie,
- medikamentös:
  Digitalis,
  Antidepressiva,
  Theophyllin,
  Phenothiazine,
  Lithium,
  Antiarrhythmika,

- Hyperthyreose,
- Hypoxie, Schmerz, Angst,
- erhöhte Spiegel exogen
  zugeführter Katecholamine,
- grundkrankheitsbedingt.

Die Diagnostik präoperativer Rhythmusstörungen wird über ein Ruhe-EKG erfolgen, das möglichst alle 12 Ableitungen inkludieren sollte. Die Abklärung einer begleitenden ernsten koronaren Herzkrankheit erfolgt – falls durchführbar – über ein Belastungs-EKG, bei gefäßchirurgischen oder orthopädischen Patienten mit limitierter oder überhaupt verhinderter Mobilität über aufwendigere Verfahren, wie z. B. die Thalliumszintigraphie, was im Einzelfall mit dem Kardiologen abgesprochen werden muß. Die Abklärung einer eingeschränkten Ventrikelfunktion erfolgt am einfachsten über die Echokardiographie. In Zweifelsfällen kann auch ein Langzeit-EGK zur Klärung beitragen [15].

Insgesamt ergibt sich die Notwendigkeit für die sorgfältige Erfassung präoperativer Rhythmusstörungen v. a. aus der Tatsache, daß sie sich als Indiz für eine mögliche ernste kardiale Erkrankung anbieten und daß sie als Orientierungsmaß für intra- und postoperativ auftretende Arrhythmien herangezogen werden können.

Eine präoperative Behandlungsbedürftigkeit besteht nur bei hämodynamisch bedeutsamen Arrhythmien, z. B. tachykardem Vorhofflimmern, gehäuften ventrikulären Extrasystolen etc. Präoperativ führt in vielen Fällen bereits eine Rekompensation oder gute medikamentöse Einstellung einer koronaren Herzkrankheit zum spontanen Verschwinden von Arrhythmien. Lange bestehendes Vorhofflimmern sollte in Hinblick auf linksatriale Thromben echokardiographisch abgeklärt werden.

Intraoperative Situation

Intraoperativ treten kardiale Rhythmusstörungen mit einer Inzidenz von 13–84% auf, allerdings nur dann, wenn man alle Formen elektrokardiographischer Abnormalitäten inkludiert, d. h. die Inzidenz klinisch relevanter Arrhythmien ist gering und wird zwischen 0,9 und 6% angegeben [3, 13].

Grundsätzlich sind intraoperativ 3 Arrhythmiekategorien zu unterscheiden:

1. *Benigne Rhythmusstörungen*
   Zum Beispiel wandernder Schrittmacher, AV-Dissoziation, Knotenrhythmus und vereinzelte ventrikuläre Extrasystolen. Sie sind zumeist Ausdruck autonomer Imbalance oder oberflächlicher Narkoseführung. Narkosevertiefung, Behandlung oder Unterbrechung chirurgischer Stimuli, evtl. Atropin, machen eine spezielle antiarrhythmische Therapie meist überflüssig.
2. *Schwere Rhythmusstörungen ohne kardiale Begleiterkrankung*
   Zum Beispiel hochgradige Sinustachykardie und -bradykardie, Lown-III- und -IV-Arrhythmien. Sie sind zumeist Ausdruck einer akut aufgetretenen kardiorespiratorischen Störung, z. B. schwere Hypotension, Hypokapnie, Hypovolämie. Primäre Therapie ist die unverzügliche Behebung der auslösenden Ursache.

3. Schwere Rhythmusstörungen bei bestehender kardialer Erkrankung
Sie sind zumeist Ausdruck der Rekapitulation des präoperativen Arrhythmieprofils. Die primäre Therapie ist grundkrankheitsorientiert.

Die meisten intraoperativ auftretenden Rhythmusstörungen lassen sich somit durch Modifikation des Narkoseverfahrens, Beendigung mechanischer Stimuli, Normalisierung von Blutgasen und Elektrolytstörungen beherrschen. Eine spezielle antiarrhythmische Therapie schließt sich gewöhnlich erst bei Erfolglosigkeit der genannten Maßnahmen an.

Perioperatives Management des Schrittmacherpatienten

Bei Schrittmacherpatienten bestimmen primär Grundkrankheit und hohes Alter das Anästhesierisiko. Mögliche perioperative Ursachen für Störungen der Schrittmacherfunktion sind:
- reversible und irreversible Ausfälle des Schrittmacheraggregats durch elektrische oder elektromagnetische Interferenz (EMI), wie Elektrokauter, Kernspintomographie und Lithotriptor,
- Beschädigung der Schrittmacherelektrode durch Kardioversion und Defibrillation,
- Störungen der Reizerkennung („entrance block"),
- Störungen der Reizbeantwortung („exit block").

Die Anwendung des Hochfrequenzkauters kann potentiell immer die Funktion eines implantierten Schrittmachers stören, doch ist ein kompletter Funktionsausfall extrem selten [5].

Vor elektiven nichtkardiochirurgischen Eingriffen sollte neben dem üblichen präoperativen Screening eine spezielle Diagnostik erfolgen:
- Feststellung des Schrittmachers aus dem Schrittmacherpaß,
- Ausmessung der aktuellen Sensing- und Pacingfunktion,
- Prüfung auf ausreichenden Eigenrhythmus,
- Entscheidung über Umprogrammierung oder Abschaltung.

Da heute sehr vielfältige Schrittmachersysteme mit unterschiedlicher Funktion existieren, faßt Tabelle 2 Empfehlungen zum präoperativen Vorgehen zusammen [21]. Antitachykardieschrittmacher und automatische Defibrillatoren müssen auf jeden Fall deaktiviert werden, da im Falle der Elektrokauterung die Gefahr einer Defibrillation des mit dem Patienten in Kontakt stehenden Operationsteams droht.

Die Übersicht faßt die notwendige Ausrüstung zusammen, die intraoperativ bei Eingriffen an Schrittmacherpatienten bereitgestellt werden soll:

Empfehlungen zur Bereitstellung der notwendigen OP-Ausrüstung bei Eingriffen an Schrittmacherpatienten
- Ausrüstung zur notfallmäßigen SM-Stimulation,
- Defibrillator,
- Magnet,
- systemspezifisches Programmiergerät (?).

Tabelle 2. Empfehlungen zur Schrittmacherumprogrammierung vor elektromagnetischer Interferenz. (Nach [21])

Stimulationsart	SM-abhängig	SM-unabhängig
Fixfrequent	Belassen	–
Demand	Fixfrequent	Belassen
Frequenzadaptiert	Fixfrequent	Demand
Antitachykardie	Deaktivieren!	Deaktivieren!
AICD	Deaktivieren!	Deaktivieren!

Die Forderung nach Bereitstellung eines systemspezifischen Programmiergerätes ist bei der Vielfalt der heute im deutschsprachigen Raum angebotenen Schrittmachersysteme unrealistisch. Nach möglicher Beeinflussung eines Schrittmachersystems durch elektromagnetische Interferenz sollte aber auf jeden Fall eine postoperative Kontrolle der Schrittmacherfunktion erfolgen.

Perioperative Schrittmacherindikationen

Prinzipiell gelten auch für die perioperative Phase die gängigen kardiologischen Indikationen. Die Empfehlungen der Arbeitsgruppe Herzschrittmacher der Deutschen Gesellschaft für Herz- und Kreislaufforschung sind hier gekürzt aufgelistet [2]:

Absolute Indikationen zur Implantation eines permanenten Schrittmachers (nach [2])

1. Sinusknotenerkrankungen mit eindeutiger Symptomatik.
2. Atrioventrikuläre Leitungsstörungen
   - bei Patienten mit Symptomen:
     AV-Block III. Grades,
     AV-Block II. Grades, Typ Mobitz II,
     AV-Block II. Grades, Typ Wenckebach,
     AV-Block I. Grades, infrabifurkal lokalisiert,
   - bei Patienten ohne Symptome:
     abhängig von der anatomischen Lokalisation des Blocks.
3. Vorhofflimmern mit langsamer Kammerfrequenz und eindeutiger Symptomatik.
4. Hypersensitives Karotissinussyndrom vom kardioinhibitorischen Typ mit eindeutiger Symptomatik.

Auch zur Implantation eines temporären Schrittmachers gelten die in der Kardiologie üblichen Indikationen:

1. Überbrückung bis zur Implantation eines permanenten Schrittmachers bei schweren bradykarden Rhythmusstörungen.

2. Schwere bradykarde Rhythmusstörungen von transienter Natur
   - Intoxikation durch Digitalis, β-Blocker, Antiarrhythmika,
   - Blockbilder bei akutem Myokardinfarkt,
   - Rechtsherzkatheter bei Linksschenkelblock.

Die früher immer wieder geforderte Implantation eines temporären Schrittmachers in der perioperativen Phase bei asymptomatischem bifaszikulärem Block wird heute als übervorsichtig erachtet. Ähnliches gilt für die Überlegung von Atlee, bei Patienten mit schlechter ventrikulärer Compliance für den Fall des Verlustes des Sinusrhythmus Systeme für atriales Pacing bereitzustellen [4].

Während sich für viele bradykarde Rhythmusstörungen die definitive Diagnose und Entscheidung zur Schrittmacherimplantation aus dem Ruhe-EKG stellen läßt, erweist sich für Synkopen in der Anamnese, auch für kurz zurückliegende Myokarditiden mit Arrhythmieverdacht und vorausgegangenem Infarkt ein Holter-EKG als diagnostisches Hilfsmittel [14].

Antiarrhythmische Therapie

Die spektakulären Ergebnisse des CAST-I- und CAST-II-Studie haben zu einer Neubewertung der antiarrhythmischen Therapie in der Kardiologie beigetragen, die auch für den perioperativen Bereich Berücksichtigung finden sollte. Die Ergebnisse der CAST-I- und -II-Studie zeigten, daß Patienten nach durchgemachtem Myokardinfarkt eine höhere Mortalität hatten, wenn sie mit Antiarrhythmika behandelt wurden, als Patienten der Plazebogruppe [7,20]. Ein wesentlicher Aspekt, den auch wir Anästhesisten uns bewußt zu machen haben, ist die früher vielfach unterschätzte Bedeutung des proarrhythmogenen Effekts von Antiarrhythmika, also das Neuauftreten von ernsten Arrhythmien bzw. die Zunahme bestehender Arrhythmien nach Einleitung einer antiarrhythmischen Therapie [1, 17]. Die Wahrscheinlichkeit eines proarrhythmogenen Effekts schwankt zwischen 1 und 20% (Tabelle 3) und ist

Tabelle 3. Zu erwartender proarrhythmogener Effekt verschiedener Antiarrhythmika (*KHV* kongestives Herzversagen). (Mod. nach [17])

Substanz	Antiarrhythmischer Effekt [%]	Proarrhythmogener Effekt [%]	
		Ohne KHV	Mit KHV
Chinidin	70	2–3	10–20
Procainamid	80	1–2	5–15
Disopyramid	70	1–2	10–20
Mexiletin	60	1–2	5–10
Tocainid	60	1–2	5–15
Flecainid	90	7	10–15
Propafenon	80	6	10–15
β-Blockade	50	5	1–10
Amiodaron	70	1	5–15

Tabelle 4. Derzeit übliche Klassifikation von Antiarrhythmika. (Nach [23])

Klasse	Substanz	Hauptwirkung
I		Hemmung schneller Aktionspotentiale
IA	Chinidin, Disopyramid	
IB	Lidocain, Mexiletin	
IC	Propafenon, Flecainid	
II	β-Blocker	Hemmung der β-adrenergen Wirkung
III	Amiodaron, Sotalol, Bretylium	Verlängerung der Repolarisation
IV	Kalziumantagonisten	Hemmung langsamer Aktionspotentiale

besonders bei kardialer Dekompensation ausgeprägt. Der Effekt ist substanz- und dosisunabhängig.

Die heute übliche Klassifikation von Antiarrhythmika wird auch als Hybridklassifikation bezeichnet, da sie ältere Klassifikationen zusammenfaßt [23]. Die Schwäche der Klassifikation liegt darin, daß die meisten Antiarrhythmika mehrere antiarrhythmische Mechanismen besitzen und daher nicht eindeutig und ausschließlich einer Klasse zugeordnet werden können (Tabelle 4) [16].

Einige neue für die Anästhesiologie u. U. bedeutsame Antiarrhythmika sollen im folgenden kurz besprochen werden.

Adenosin

Adenosin ist ein Antiarrhythmikum mit extrem kurzer Halbwertzeit von weniger als 15 s, das aufgrund der Hemmung der AV-Überleitung sowohl diagnostisch als auch therapeutisch zur Behandlung von (paroxysmalen) supraventrikulären Tachykardien eingesetzt werden kann. Es gibt heute schon genügend Erfahrung über den erfolgreichen Einsatz in der intraoperativen Phase [19]. Wegen der extrem kurzen Wirkungsdauer kann die Hypotension als wichtigste Nebenwirkung als nicht relevant toleriert werden. Die Erstdosis beträgt beim Erwachsenen 6 mg, im Fall der Erfolglosigkeit kann nach einigen Minuten ein Bolus mit 12 mg angeschlossen werden. Entsprechend den Empfehlungen der AHA wird Adenosin heute bei paroxysmaler supraventrikulärer Tachykardie als Class-I-Empfehlung eingestuft [8].

Amiodaron

Amiodaron ist ein potentes Antiarrhythmikum mit komplexem antiarrhythmischem Wirkmechanismus, das zur Behandlung von schweren ventrikulären und supraventrikulären Rhythmusstörungen eingesetzt werden kann [6]. Im perioperativen Bereich erscheint Amiodaron besonders dann angezeigt, wenn rezidivierende lebensbedrohliche Arrhythmien mit anderen Substanzen nicht durchbrochen werden können. Die Erstdosis beträgt 2,5–5 mg/kg, appliziert als Kurzinfusion über

15 min, die Maximaldosis pro 24 h beim Erwachsenen 1200 mg. Nebenwirkungen und Interaktionen sind zahlreich, bei lebensbedrohlichen Arrhythmien aber zu akzeptieren. Schwerste Nebenwirkungen ist die bei 5–7% der Patienten auftretende pulmonale Toxizität mit Gefahr der Ausbildung eines ARDS. Einige Berichte weisen besonders auf das erhöhte Risiko in der postoperativen Phase hin [11].

Magnesium

Magnesium ist als wichtiges intrazelluläres Kation an zahlreichen enzymatischen und biochemischen Reaktionen beteiligt. Die Kalium-Magnesium-ATPase ist ein magnesiumabhängiges Enzym. Der gute antiarrhythmische Effekt von Magnesium wurde schon 1935 von Zwillinger beschrieben, in den folgenden Jahrzehnten aber eher ignoriert [25]. Erst in den letzten Jahren unterstreichen zahlreiche kardiologische Studien die Bedeutung des Magnesiums v. a. bei akutem Myokardinfarkt, bei der Behandlung der „torsade de pointes" und bei Digitalisintoxikation [22, 24]. Für die perioperative Phase ist die präoperative Magnesiumbestimmung und Magnesiumsubstitution bei Risikopatienten zumindest überlegenswert.

Behandlung lebensbedrohlicher Arrhythmien

Bradykarde Rhythmusstörungen werden mit Atropin, Orciprenalin und/oder mechanischer Stimulation behandelt.

Lebensbedrohliche *tachykarde* Rhythmusstörungen sind wesentlich komplexer Natur. Bei Zeichen von Herz-Kreislauf-Stillstand bzw. schwerst beeinträchtigter Hämodynamik muß unverzüglich defibrilliert oder kardiovertiert werden. Insgesamt stehen zahlreiche pharmakologische Möglichkeiten zur Auswahl, vorausgesetzt, die Arrhythmie kann eindeutig verifiziert werden, was v. a. für den nicht täglich mit Rhythmusstörungen Konfrontierten differentialdiagnostische Schwierigkeiten bedeuten kann. Eine wesentliche Hilfestellung leistet dabei ein diagnostischer und therapeutischer Entscheidungsbaum, der heute mehr und mehr für die Behandlung schwerer Tachyarrhythmien zugrundegelegt wird, und der von der primären Differenzierung in Arrhythmien mit schmalem und breitem Kammerkomplex sowie der sekundären Differenzierung in Arrhythmien mit regelmäßigem oder unregelmäßigem RR-Intervall ausgeht [18] (s. Abb. 1 und 2).

Unter strenger Beachtung dieses Algorithmus sollte eine gezieltere Entscheidungsfindung möglich sein. Karotissinusmassage ist bei alten Patienten bzw. zerebraler Anamnese eher zu vermeiden. Verapamil gilt zwar auch heute noch als bevorzugte Substanz zur Behandlung supraventrikulärer Tachyarrhythmien, allerdings muß ausdrücklich darauf verwiesen werden, daß dieses Konzept nur bei guter linksventrikulärer Funktion gilt! Bei Tachyarrhythmien mit breitem QRS-Komplex ist Verapamil ebenso wie Digitalis absolut kontraindiziert, da beide Substanzen über Verkürzung der Refraktärperiode akzessorischer Leitungsbahnen weitere Anstiege der Ventrikelfrequenz bis hin zum Kammerflimmern provozieren können. Dies gilt auch für die Behandlung des WPW-Syndroms, besonders bei gleichzeitigem Vorhofflimmern oder Vorhofflattern.

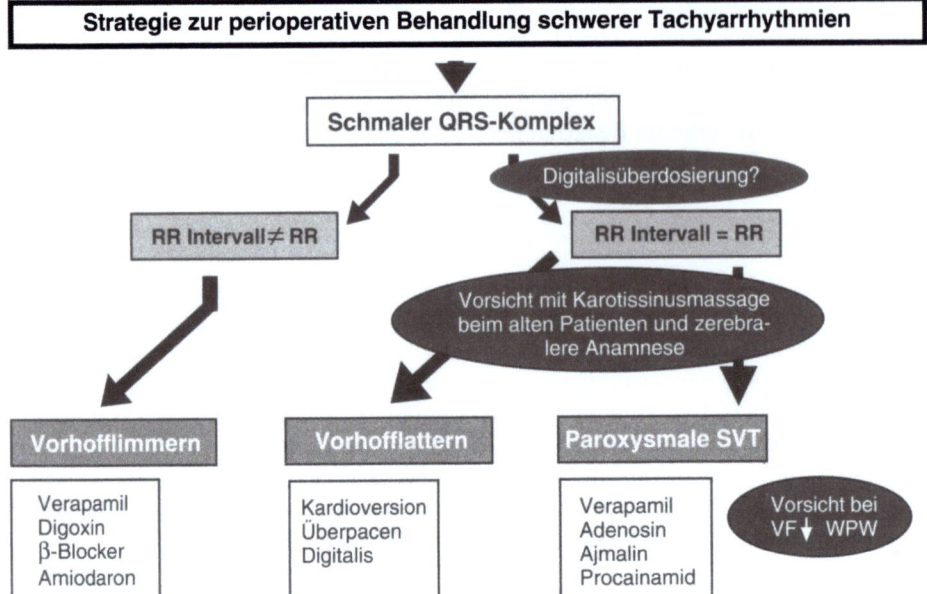

Abb. 1. Diagnostischer und therapeutischer Algorithmus bei Tachyarrhythmien mit schmalem QRS-Komplex

Eine Sonderform der ventrikulären Tachykardie stellen die nicht selten medikamentös bedingten „torsades de pointes" dar. Antiarrhythmika v. a. der Klasse I_a, I_b und III sind ineffektiv, die effektivste Therapie erfolgt mit Magnesium bzw. über passagere Schrittmacherstimulation.

Zusammenfassend kann gesagt werden, daß präoperative Rhythmusstörungen, sofern extrakardiale Faktoren ausgeschlossen sind, als wichtige Marker für eine zugrundeliegende ernste kardiale Erkrankung angesehen werden können, die es zu erkennen und – wenn möglich – zu therapieren gilt, während die symptomatische Behandlung der Arrhythmien auf wenige Fälle mit deutlich beeinträchtigter Hämodynamik und unzureichender Korrigierbarkeit der auslösenden kardialen Erkrankung beschränkt bleibt. Intraoperativ sind schwere Rhythmusstörungen heute eher selten geworden. Ein vorliegendes präoperatives komplettes 12-Ableitungs-EKG wird auch hier hilfreich sein, zwischen neu auftretenden Arrhythmien und der Rekapitulation des präoperativen Arrhythmieprofils zu differenzieren.

Für das perioperative Management des Schrittmacherpatienten und die perioperativen Schrittmacherindikationen existieren klar überschaubare Schemata.

Unter den neuen Antiarrhythmika sind v. a. Adenosin, Amiodaron und Magnesium zu nennen, die eine wertvolle Bereicherung der im perioperativen Bereich zur Verfügung stehende Palette an wirksamen antiarrhythmischen Substanzen darstellen.

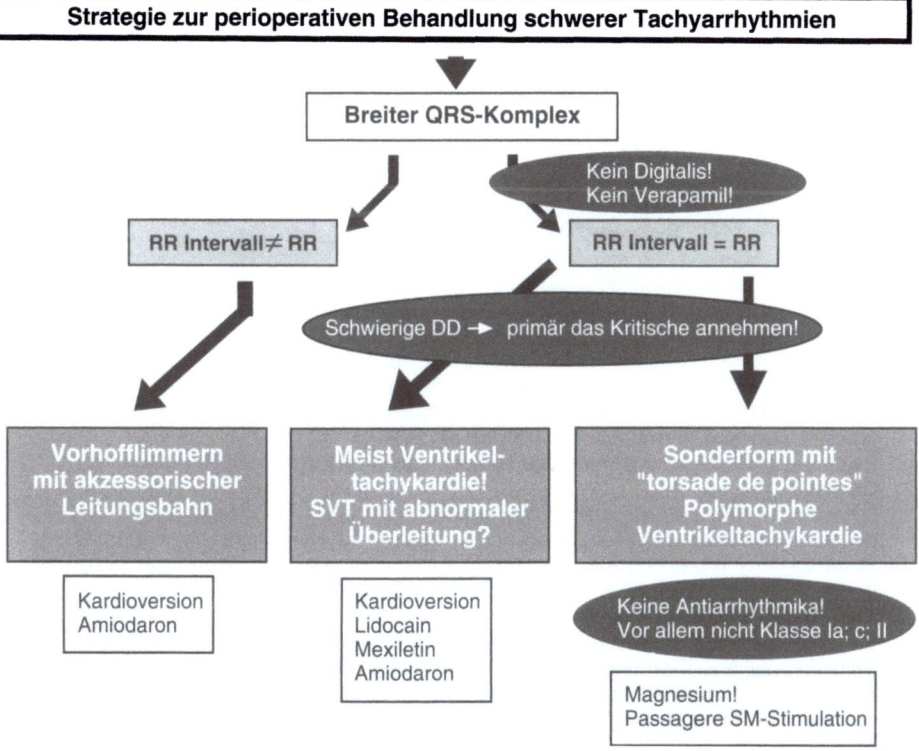

Abb. 2. Diagnostischer und therapeutischer Algorithmus bei Tachyarrhythmien mit breitem Kammerkomplex

Literatur

1. Anderson JL (1990) Should complex ventricular arrhythmias in patients with congestive heart failure be treated? A protagonist's viewpoint. Am J Cardiol 15:447–457
2. Arbeitsgruppe Herzschrittmacher der Deutschen Gesellschaft für Herz- und Kreislaufforschung (1990) Empfehlungen zur Herzschrittmachertherapie. Herzschrittmacher, Elektrophysiol 1:42–51
3. Atlee JL, Bosnjak ZJ (1990) Mechanisms for cardiac dysrhythmias during anaesthesia. Anesthesiology 72:347–374
4. Atlee JL (1992) Temporary perioperative pacing. In: Atlee JL, Gombotz H, Tscheliessnigg KH (eds) Perioperative management of pacemaker patients. Springer, Berin Heidelberg New York, pp 127–137
5. Bach P, Markewitz A, Hoffmann E, Jülle P, Weinhold C, Werdan K, Steinbeck G (1988) Bedrohliche intraoperative Schrittmacher-Zwischenfälle. Herz/Kreislauf 4:107–109
6. Cairns JA, Connolly SJ, Roberts G, Gent M (1993) Amiodarone for patients with ventricular premature depolarizations after myocardial infarction. Is it safe to stop treatment of one year? Circulation 84:637–639
7. Echt DS, Liebson PR, Mitchel BR et al. (1991) Mortality and morbidity in patients receiving encainide, flecainide, or placebo: the cardiac arrhythmia suppresison trial. N Engl J Med 324:781–788
8. Emergency Cardiac Care Committee and Subcommittees, American Heart Association (1992) Guidelines for cardiopulmonary resuscitation and emergency cardiac care. JAMA 268:2171–2302

9. Forrest JB, Rehder K, Cahalan MK, Goldsmith ChH (1992) Multicenter study of general anesthesia. III. Predictors of severe perioperative Adverse outcome. Anesthesiology 76:3–15
10. Goldman L (1987) Multifactorial index of cardiac risk in noncardiac surgery: ten-year status report. J Cardiothorac Anesth 7:237–244
11. Greenspon AJ, Kidwell GA, Hurley W, Mannion J (1991) Amiodarone-related postoperative adult respiratory distress syndrome. Circulation 84:407–415
12. Kennedy L, James A, Whitlock BS, Michael MK, Kennedy LJ, Buckingham TA, Goldberg RJ (1985) Long term follow up of asymptomatic healthy subjects with frequent and complex ventricular ectopy. N Engl J Med 24:193–197
13. Mangano DT (1990) Perioperative cardiac morbidity. Anesthesiology 72:153–184
14. Metzler H, Mahla E, Roman B, Gombotz H, List WF (1992) Holter monitoring for preoperative assessment of bradycardic arrhythmias. In: Atlee JL, Gombotz H, Tscheliessnigg KH (eds) Perioperative management of pacemaker patients. Springer, Berlin Heidelberg New York, pp 122–126
15. Metzler H, Rehak P, Mahla E, Rotman B, List WF (1990) Präoperative Risikoerfassung: Langzeitelektrokardiographie zur gezielten Arrhythmiediagnostik. Anaesthesis 39:77–82
16. Nattel S (1991) Antiarrhythmic drug classifcations. A critical appraisal of their history, present status, and clinical relevance. Drugs 41:672–701
17. Rehnqvist N (1989) Arrhythmias and their treatment in patients with heart failure. Am J Cardiol 64:61J–64J
18. Schoenfeld P (1992) Management of severe tachyarrhythmias. In: Vincent JL (ed) Yearbook of intensive care and emergency medicine. Springer, Berlin Heidelberg New York, p 431–443
19. Stemp LI, Roy WL (1992) Adenosin for the cardioversion of supraventricular tachycardia during general anesthesia and open heart surgery. Anesthesiology 76:849–852
20. The Cardiac Arrhythmia Suppression Trial II Investigations (1991) Effect of the antiarrhythmic agent moricizine on survival after myocardial infarction. N Engl J Med 327:727–733
21. Tscheliessnigg KH, Gombotz H, Atlee JL (1992) Guidelines for the perioperative management of pacemaker and automatic internal cardioverter-defibrillator patients. In: Atlee JL, Gombotz H, Tscheliessnigg KH (eds) Perioperative management of pacemaker patients. Springer, Berlin Heidelberg New York, p 146–152
22. Tzivoni D, Kreen A (1990) Suppression of ventricular arrhythmias by magnesium. Am J Cardiol 1:1397–1399
23. Vaughan Williams EM (1984) A classification of antiarrhythmic actions reassessed after a decade of new drugs. J Clin Pharmacol 24:129–147
24. Woods KL, Fletcher S, Roffe Ch, Haider Y (1992) Intravenous magnesium sulphate in suspected acute myocardial infarction: results of the second Leicester Intravenous Magnesium Intervention Trail (LIMIT-2). Lancet 339:1553–1558
25. Zwillinger L (1935) Über die Magnesiumwirkung auf das Herz. Klin Wochenschr 14:1429–1433

Zusammenfassung der Diskussion zu Teil A

Regionale Ischämie des Myokards

Frage:
Muß die Pathophysiologie der koronaren Herzkrankheit aufgrund des Beitrags Heusch neu geschrieben werden? Welche Auswirkungen hat die regionale Funktionseinschränkung auf die Gesamtfunktion des Herzens? Ergeben sich daraus therapeutische Konsequenzen?

Antwort:
Die Myokardischämie wird traditionell als Mißverhältnis zwischen Energieangebot und Energiebedarf verstanden. Dieses Konzept wird jedoch dem grundsätzlich regionalen Charakter der Myokardischämie nicht ganz gerecht.

Eine Diskrepanz zwischen O_2-Bedarf und O_2-Angebot innerhalb eines Myokardareals besteht wohl nur in der initialen Phase der Myokardischämie. Der Energiebedarf des Myokards (Funktion) adaptiert sich innerhalb der ersten 2 min einer Minderdurchblutung an das reduzierte Energieangebot (Durchblutung), d. h. nach kurzer Zeit entsteht ein neues Gleichgewicht zwischen Energieangebot und Energiebedarf [1]. Ein solches Gleichgewicht kann im ischämischen Moykard über längere Zeit (1–3 h) aufrechterhalten werden. Solange die Energie für den Erhaltungsstoffwechsel (ca. 10% des Gesamtstoffwechsels) ausreicht, bleibt die Zelle vital, auch wenn die Funktion als Hauptenergieverbraucher komplett abgeschaltet wird. Das Ausmaß der Minderdurchblutung bestimmt dabei den Grad der regionalen Dysfunktion. Je nach Größe des dysfunktionalen Myokardareals wird auch die globale Pumpleistung des Herzens beeinträchtigt.

Eine positiv-inotrope Stimulation (z. B. durch Dobutamin) kann die globalventrikuläre Pumpleistung des Herzens verbessern, und auch im „hibernating myocardium" wird zunächst eine Funktionsverbesserung erreicht. Hält eine solche Stimulation jedoch für längere Zeit an, dann verschlechtert sich die metabolische Situation im „hibernating myocardium" derart, daß sich die regionale Funktion verschlechtert, bis die Zellen schließlich nekrotisch werden.

Nach erfolgreicher Reperfusion bleibt die Funktion im ursprünglich ischämischen Myokardareal trotz normalisierter Durchblutung lang anhaltend gestört („stunned myocardium"). In dieser Reperfusionsphase des Herzens kann sich das dysfunktionale Areal auch bei anhaltender inotroper Stimulation erholen, da die metabolische Situation sich nicht verschlechtert und deshalb auch keine Nekrosen auftrctcn.

Eine Identifizierung von „stunned myocardium" und „hibernating myocardium" erfordert eine simultane Analyse des Stoffwechsels (z. B. Kreatinphosphat, Laktat), der Durchblutung und der Funktion in einem regionalen Myokardareal. Eine simultane Analyse von Stoffwechselsituation und Durchblutung ist bei Patienten bisher nur mit PET-Techniken sehr aufwendig möglich und daher für die klinische Routine nicht einsetzbar. Grundsätzlich kann die Stoffwechselsituation des Herzens jedoch auch durch eine Laktatbestimmung im Koronarsinus (Koronarsinuskatheter) abgeschätzt werden. Bei allen Risikopatienten sollte sowohl für die Primärdiagnostik als auch für eine weiterführende Differentialdiagnostik ein speziell ausgebildeter Kardiologe hinzugezogen werden.

Frage:
Die regionale Ischämie kann durch eine sympathische Stimulation verstärkt werden. Welche Bedeutung kommt dabei den anderen endogenen Vasopressorsystemen zu, wie z. B. Angiotensin, Vasopressin, Endothelin, Thromboxan?

Antwort:
Prinzipiell kann jede dieser Substanzen eine Ischämie auslösen, wen sie exogen, z. B. über die Koronararterien, zugeführt wird. Für die endogenen Mediatoren ist dies jedoch noch nicht bewiesen. Die beschriebene Erhöhung der endogenen Mediatoren beweist noch nicht, daß sie für die Ischämie ursächlich verantwortlich sind.

Frage:
Kann dem Phänomen der ischämischen Präkonditionierung nicht eine Abnahme der Rezeptordichte zugrunde liegen? Sie ist charakterisiert durch metabolische Entlastung, Abnahme von Rhythmusstörungen und verminderte Ansprechbarkeit auf Katecholamine.

Antwort:
Die Veränderungen der β-Rezeptorendichte sind bei der ischämischen Präkonditionierung bisher nicht untersucht. Aus eigenen Untersuchungen im „hibernating myocardium" ist jedoch bekannt, daß keine Veränderung der β-Rezeptorendichte während einer 90minütigen Low-flow-Ischämie auftritt [7]. Es erscheint daher unwahrscheinlich, daß eine 5minütige Ischämiephase zur ischämischen Präkonditionierung eine Veränderung der β-Rezeptoren hervorruft.

Präoperative Abklärung von Risikofaktoren

Frage:
Wie kann die präoperative kardiale Diagnostik optimiert werden?

Antwort:
Eine erste Selektion muß der Anästhesist treffen; je mehr Risikofaktoren bei einem Patienten bestehen, um so eher muß er an die Notwendigkeit eines kardiologischen Konsils denken. Der Kardiologe wiederum ist aufgerufen, mit Hilfe von Funktionstests die Belastbarkeit des Herzens zu überprüfen. Daraus resultiert die

Konsequenz einer präoperativen Therapie bzw. die Indikation zur weiteren invasiven Diagnostik.

Die Bedeutung der Anamnese kann gar nicht hoch genug eingeschätzt werden. Sie ergibt häufig bereits klare Hinweise auf das Vorliegen von Risikofaktoren. Wertvolle Zusatzinformationen erhält man durch das EKG und das Röntgenbild des Thorax. Erst bei Vorliegen hiermit noch nicht abklärbarer Befunde ist eine weiterführende Diagnostik angezeigt. Als nächster Schritt kann ein Belastungs-EKG gute Auskunft geben über die Ischämieschwelle des Herzens bzw. die Leistungsfähigkeit des Patienten. Erst nach diesen Untersuchungen sollte diskutiert werden, ob eine Echokardiographie noch weitere Informationen bringt. Es ist klar, daß ein kardiologisches Konsil nicht eine Screeningmethode sein kann. Es gilt, die Patienten mit erhöhtem Risiko vorher herauszufinden, z. B. Diabetiker, Raucher und Hypertoniker. Einmal mehr zeigt sich, daß die anästhesiologische Ambulanz hier ein wertvolles Regulativ darstellt, um rechtzeitig präoperativ ein kardiologisches Konsil anzufordern, ohne daß dadurch gleich das ganze Operationsprogramm in Unordnung gerät. Mit den Kardiologen muß abgesprochen sein, welche Verfahren bei welchen Fragen einzusetzen sind und welche Antworten erwartet werden können.

Fragen zur Therapie einer Herzinsuffizienz

Frage:
Welche Bedeutung hat die poststenotische Vasokonstriktion der Koronararterien? Kann sie z. B. durch eine hohe Periduralanästhesie mit Blockade der Nn. accelerantes aufgehoben werden?

Antwort:
An der Konstriktion im poststenotischen Bereich besteht kein Zweifel. Es dürfte sich um die Folge einer Stimulation der α-Adrenozeptoren handeln. Behoben werden kann diese Vasokonstriktion durch Gabe eines Kalziumblockers [3]. In tierexperimentellen Studien hat sich gezeigt, daß die Vasokonstriktion auch durch eine Periduralanästhesie aufgehoben werden kann, allerdings nur bei Verwendung von extrem hohen Dosen des Lokalanästhetikums, wie sie in der Klinik nicht üblich sind [4].

Frage:
Welche apparativen Möglichkeiten stehen zur Verfügung, um diskrete Veränderungen, wie sie von Heusch beschrieben worden sind, zu erfassen?

Antwort:
Um regionale Ischämien am Herzen zu erfassen, stehen uns 3 Möglichkeiten zur Verfügung: das EKG, der Pulmonalarterienkatheter und die Echokardiographie. Beim EKG ist zu beachten, daß es sich bei Veränderungen eher um Spätphänomene handelt. Der Pulmonalarterienkatheter erfaßt globale Veränderungen, nicht aber regionale Ischämien. Für die Echokardiograpie gilt, daß die Sensitivität zwar sehr hoch sein mag, die Spezifität jedoch gering ist, d. h. daß Änderungen in der Wandbewegung einer Fülle unterschiedlicher Auslöser haben können, die durch die

Echokardiographie nicht differenziert werden können. Von den 3 zur Verfügung stehenden Verfahren kann die Echokardiographie am ehesten Hinweise auf das Vorliegen einer regionalen Ischämie geben.

Frage:
Welche Bedeutung kommt der Fahrradergometrie in der präoperativen Beurteilung der Herzleistung zu?

Antwort:
Es gibt eine kontrollierte prospektive Studie [2] über die Ergometrie in der präoperativen Diagnostik, die gezeigt hat, daß wenigstens für 3 min eine Herzfrequenzerhöhung auf 100/min mit Hilfe eines Fahrradergometers erreicht werden muß, um die Patienten selektionieren zu können, die intra- und postoperativ in ihrer kardialen Funktion eingeschränkt bzw. ischämiebedroht sind. In nicht wenigen Fällen werden diese Patienten präoperativ noch koronarangiographiert, dilatiert bzw. einer Herzoperation zugeführt.

Frage:
Bestehen aus pathophysiologischer Sicht Einwände gegen die routinemäßige Verwendung von Katecholaminen zur Verbesserung der kardialen Funktion?

Antwort:
Es sind 2 Negativbeispiele zu zitieren:

Bei Anwendung von Katecholaminen mit α-sympathikomimetischer Wirkung kann es in manchen Fällen zu einer kritischen koronaren Vasokonstriktion kommen.

Der Einsatz von Katecholaminen mit β_1-stimulierender Wirkung kann zu einer Störung der Balance zwischen Energieangebot und -bedarf in ischämischen Gebieten führen. Vor einer routinemäßigen Anwendung von Katecholaminen sollte man sich zumindest der Risiken bewußt sein. Dies gilt v. a. für Patienten mit koronarer Herzkrankheit.

Frage:
Welchen Stellenwert hat das Digitalis heute bei der Behandlung der chronischen und der akuten Herzinsuffizienz?

Antwort:
In einer Studie wurde Patienten, die wegen einer chronischen Herzinsuffizienz oder wegen einer ischämischen Herzerkrankung mit Digitalis, Diuretika und ACE-Hemmern behandelt wurden, randomisiert zur Hälfte Digitalis entzogen. Die Patienten wurden daraufhin ¼ Jahr überwacht. Es stellte sich heraus, daß in der Gruppe ohne Digitalis 25% der Patienten ein Lungenödem erlitten, in der mit Digitalis behandelten Gruppe jedoch nur 5% [6]. Drechsler aus Freiburg hat in einer 2. Studie eine Gruppe von Patienten mit Diuretika und Digitalis, eine andere Gruppe mit Diuretika und ACE-Hemmern therapiert. Die Ergebnisse zeigen, daß die Patienten mit Digitalis eine größere Leistungsbreite und weniger Zeichen einer Herzinsuffizienz haben. Als Resümee kann gelten, daß die besten Resultate erzielt werden, wenn ACE-Hemmer und Digitalis gleichzeitig gegeben werden. Zumindest

gilt dies für Patienten mit manifester Herzinsuffizienz, d. h. mit einer Ejektionsfraktion von 40% oder weniger und der Symptomatik einer Herzinsuffizienz. Digitalis gilt heute als wirksames Medikament, das nur bei strenger Indikationsstellung, d. h. manifester Herzinsuffizienz, gegeben werden darf. Dementsprechend macht es keinen großen Unterschied, ob es sich um eine ischämische oder kardiomyopathische Störung handelt. Unklar ist bisher geblieben, ob Digitalis allein auch ausreichen würde.

Für die Behandlung der akuten Herzinsuffizienz gibt es weiterhin keine gute Begründung. Eine hämodynamische Wirkung ist zwar nachzuweisen, es treten jedoch vermehrt Rhythmusstörungen auf, außerdem vergrößert sich bei Patienten nach Infarkt das Gebiet der Infarzierung.

Frage:
Welche Therapie empfiehlt sich bei einem Patienten, der mit einer unbehandelten manifesten Herzinsuffizienz dem Anästhesisten vorgestellt wird?

Antwort:
Kontrollierte Studien fehlen zu dieser Frage. Es sind Fragen der Praktikabilität entscheidend, wie z. B. die Möglichkeit einer Operationsterminverschiebung. Es ist bekannt, daß die Wirkung der Herzglykoside langsam, d. h. nach Tagen einsetzt, Diuretika sind in diesen Fällen daher fast immer besser als Glykoside.

Frage:
Nimmt man an, die Wiederherstellung der Frequenz-Kraft-Beziehung besitzt eine klinische Relevanz, wären dies Patienten für eine präoperative Digitalisierung?

Antwort:
Erdmann spricht sich dagegen aus. Es gibt keine Untersuchung, die einen prophylaktischen Effekt des Digitalis nachweist. Die Erfahrungen in der Herzchirurgie zeigen auch, daß perioperativ gegebene Digitalispräparate gehäuft zu Herzrhythmusstörungen führen.

Therapie der Herzinsuffizienz mit β-Blockern

Frage:
Kann man sich eine klinische Situation vorstellen, wo durch eine β-Blockertherapie eine Senkung der Herzfrequenz erreicht wird, die sich positiv auf die myokardiale Kontraktion auswirkt?

Antwort:
Es ist nicht ausgeschlossen, daß bei ausgeprägten Formen einer Herzinsuffizienz mit hoher Frequenz durch eine geringe β-Blockierung eine Verbesserung der myokardialen Funktion erreicht werden kann. Klinisch läßt sich noch nicht sicher sagen, welche Patienten hierfür wirklich geeignet sind. Wahrscheinlich sind es Patienten mit hoher Herzfrequenz und eher die mit einer Kardiomyopathie und weniger die mit koronarer Herzkrankheit.

In „Circulation" wurde 1990 eine Untersuchung publiziert [8], in der Patienten mit ischämischer Herzerkrankung und solchen mit dilatativen Myopathien ein β-Blocker gegeben wurde. Die Patienten wurden ein halbes Jahr später nachuntersucht. Es stellte sich heraus, daß der gewünschte Effekt, eine Zunahme des Herzminutenvolumens und eine Verbesserung des klinischen Status, nur bei Patienten mit dilatativer Kardiomyopathie eingetreten war, die auch eine Frequenzsenkung aufwiesen. Bei Patienten mit ischämischer Herzerkrankung war weder eine Frequenzsenkung zu beobachten noch eine Verbesserung der hämodynamischen Situation.

Frage:
Gibt es eine optimale Herzfrequenz bei einem Patienten mit chronischer Herzinsuffizienz? Gibt es Untersuchungen über die Effektivität einer Therapie mit frequenzsenkenen Mitteln?

Antwort:
Hierzu sind z. Z. nur Spekulationen möglich. Es läßt sich nur aussagen, daß alle Präparate mit einer frequenzsteigernden Wirkung ungünstige Auswirkungen haben (Katecholamine, PDE-Inhibitoren, partielle β-Adrenozeptoragonisten). Alle Kalziumantagonisten, auch Verapamil und Diltiazem, wirken sich negativ aus, wenn eine ventrikuläre Dysfunktion besteht. Sie senken zwar die Frequenz, ihre negativinotrope Wirkung ist jedoch nicht günstig.

Zur Frage der optimalen Herzfrequenz gibt es keine exakte Aussage. In einem Editorial [5] wurde 1988 darauf hingewiesen, daß ein kleines Herz offensichtlich eine andere optimale Frequenz hat als ein großes und daß bei manchen Patienten in Abhängigkeit von der Compliance der enddiastolische Druck mit Frequenzsenkung ansteigt und bei anderen eher abfällt. Pathophysiologisch gesehen müßte man an sich die Wandspannung errechnen, die sich in Abhängigkeit von der Frequenz für jedes Herz ergibt. Dies ist z. Z. jedoch nicht realisierbar.

Frage:
Kann es bereits als klinisches Konzept bezeichnet werden, einen Patienten mit Kardiomyopathie und Tachykardie mit β-Blockern zu behandeln? Über welchen Zeitraum sollte sich die Behandlung erstrecken?

Antwort:
Dieses Therapieprinzip ist noch viel zu wenig ausgereift, um schon empfohlen werden zu können. Es gilt weiterhin die Maxime, den Patienten mit Diuretika, Digitalis und ACE-Hemmern zu behandeln. Nur wenn diese Therapie überhaupt nicht wirksam ist, können evtl. andere Prinzipien erprobt werden, z. B. auch β-Blocker. In allen bisherigen Untersuchungen wurde eine Testdosis vorweg verabreicht. Nur die Patienten, die die Testdosis überhaupt vertragen haben, wurden weiter mit diesen Substanzen behandelt. Von diesen wenigen Patienten hat sich wiederum nur die Hälfte in ihrer Funktion verbessern lassen. Wenn überhaupt, so muß diese Therapieform langfristig über Monate angelegt sein und in sehr niedrigen Dosierungen durchgeführt werden.

Frage:
Kann man sich vorstellen, daß für den rechten Ventrikel eine andere Frequenz optimal sein könnte als für den linken Ventrikel?

Antwort:
Die physiologische Regulation der Schlagfrequenz des rechten und des linken Ventrikels ist unterschiedlich. Der Bainbridge-Reflex, der eine Tachykardie auslöst, kommt aus dem rechten Vorhof und der rechten Kammer, und der Bezold-Jarisch-Reflex kommt v. a. aus der Hinterwand des linken Ventrikels; er wirkt bradykardisierend. Nimmt man an, daß dies physiologische Reflexe sind, dann könnte man daraus ableiten, daß die optimalen Frequenzen für beide Ventrikel tatsächlich unterschiedlich sind. Wahrscheinlich ist dies jedoch keine Frage des Optimums, sondern eine Frage der Ursache. Aufgrund einer auslösenden Ursache kann es durchaus dazu kommen, daß für den rechten Ventrikel eine höhere Frequenz besser wäre als für den linken.

Katecholamine, Elektrolyte und Herzfunktion

Frage:
Bei Anwendung eines Vasopressors steigt der zentralvenöse Druck an. Diese Beobachtung wurde auch bei septischen Patienten gemacht. Handelt es sich hierbei wirklich um eine Volumenzunahme oder nur um eine Veränderung der Compliance des Ventrikels?

Antwort:
Die Messung des Drucks allein sagt nichts über die Füllung des Ventrikels aus. Phenylephrin verschlechtert die diastolische Ventrikelfunktion. Der zentralvenöse Druck repräsentiert nicht nur das Volumenangebot an den rechten Ventrikel, sondern auch den Zustand des rechten Ventrikels und die Verteilung des Volumens.

Frage:
Nach einem Herzinfarkt v. a. mit gleichzeitigem Linksherzversagen sind die Plasmanoradrenalin- und Adrenalinspiegel stark erhöht. Ist bekannt, wie sich die Rezeptoren unter dieser hohen endogenen Katecholaminkonzentration über mehrere Stunden verhalten? In der Postreanimationsphase sind die entsprechenden Konzentrationen um das 10000fache erhöht. Dennoch sind die hämodynamischen Reaktionen relativ normal. Im Grunde genommen bleibt als einzige Erklärung, daß sich die Rezeptoren in ihrer Funktion an diese hohen Konzentrationen adaptiert haben. Hat dies eine therapeutische Konsequenz?

Antwort:
Wahrscheinlich ist die im Plasma gemessene Noradrenalinkonzentration unwichtig gegenüber der im synaptischen Spalt vorliegenden Konzentration. Wie hoch diese unter den Bedingungen der Reanimation ist, weiß keiner. Für die chronische Herzinsuffizienz gilt, daß die Wiederaufnahme des Noradrenalins nicht funktioniert,

das Herz selbst ist noradrenalindepletiert. Bei Reanimationssituationen wird die Wiederaufnahme des Noradrenalins wahrscheinlich noch funktionieren. Für Noradrenalin als Neurotransmitter mag dies zutreffen, unklar ist dies jedoch für Adrenalin.

Frage:
Welche Bedeutung hat die katecholamininduzierte Hypokaliämie in der Genese von Rhythmusstörungen? Besonders ausgeprägt ist sie bei Schädel-Hirn-traumatisierten Patienten. Der Mittelwert bei 20 Patienten mit dieser Verletzung betrug 2,6 mmol/l. Dennoch fanden sich keine Rhythmusstörungen. Gilt diese Beobachtung auch für ein internistisches Patientengut?

Antwort:
Das Problem in der Inneren Medizin ist, daß immer dann, wenn eine Hypokaliämie vorliegt und Rhythmusstörungen auftreten, eine Verbindung zwischen den beiden Größen gesehen wird. So liegt z. B. in der ersten Phase nach einem Herzinfarkt in der überwiegenden Zahl der Fälle ebenfalls eine Hypokaliämie vor. Gleichzeitig haben diese Patienten häufig eine Herzrhythmusstörung. Ehe auf einen direkten Zusammenhang geschlossen wird, sollte jedoch bedacht werden, daß beide Phänomene auch durch den erhöhten Katecholaminspiegel, der in allen diesen Fällen vorliegt, ausgelöst sein kann. Der Patient mit Ischämie oder Herzinfarkt und gleichzeitiger Hypokaliämie neigt allerdings mehr zu Arrhythmien als der Patient mit einer Normokaliämie. Durch Zufuhr von Kalilum läßt sich in vielen Fällen eine Normalisierung des Herzrhythmus erreichen.

In diesem Zusammenhang sei auch auf Befunde hingewiesen, wonach es bei Graviden unter Partusisten zu einem dramatischen Abfall des Kaliumspiegels kommt, der nach Absetzen des Medikaments von einer stark ausgeprägten Hyperkaliämie gefolgt ist. In diesen Situationen scheuen sich der Geburtshelfer und der Anästhesist natürlich, einen niedrigen Kaliumspiegel auszugleichen, da sie von der nachfolgenden Hyperkaliämie wissen.

Frage:
Von der American Heart Association (AHA) wird bei der Reanimation wegen der immer wieder beobachteten Hypomagnesiämie die rasche Gabe von 1–2 g Magnesiumsulfat empfohlen. Die klinischen Erfahrungen zeigen jedoch, daß dies zu teilweise dramatischen Blutdruckabfällen führt. Gibt es aus internistischer Sicht Indikationen für eine Magnesiumsubstitution?

Antwort:
Aus kardiologischer Sicht ergibt sich eine Indikation nur bei Torsade-de-pointes-Tachykardie. Außerdem kann bei therapierefraktärem und/oder rezidivierendem Kammerflimmern zumindest der Versuch mit Magnesium gemacht werden. Schuster empfiehlt die Magnesiumtherapie auch bei rezidivierenden Kammertachykardien. Sie erscheint leichter durchführbar und steuerbar als die Therapie mit Amiodaron.

Frage:
Wie ist ein Patient prä- bzw. intraoperativ zu behandeln, der kurz vor der Operation aus einem Sinusrhythmus in ein Vorhofflimmern umspringt? Soll der Patient intraoperativ kardiovertiert werden?

Antwort:
Eine Digitalisierung allein genügt sicherlich nicht. Ein akutes Vorhofflimmern kann ohne weitere Voruntersuchung kardiovertiert werden. Akut heißt, daß das Vorhofflimmern noch nicht länger als 2 Tage besteht. Besteht die Störung schon längere Zeit, so empfiehlt sich vorher eine transösophageale Echokardiographie, um einen Thrombus im linken Herz auszuschließen. Vor und nach der Kardioversion empfiehlt sich in diesen Fällen eine Markumarisierung von mindestens 10 Tagen.

Frage:
Welche EKG-Ableitungen empfehlen sich, um eine Myokardischämie besser lokalisieren zu können?

Antwort:
Für die Vorderwandischämien kann man mit klinisch ausreichender Sicherheit die V5-Ableitung wählen; für die Myokardhinterwand hat sich die aVF als nicht günstig erwiesen. Hier gibt die Nehb-D-Ableitung bessere Ergebnisse. Wird das Langzeit-EKG zur ST-Streckenüberwachung genommen, so wird die V2-Ableitung für die Rhythmusdiagnostik genommen, die V5-Ableitung für die Vorderwand und die Nehb-D-ähnliche Ableitung für die Hinterwand. Für die Ischämiediagnostik intraoperativ genügt eine V5- und eine Nehb-D-Ableitung. Überlappungen gibt es für laterale und Hinterwandischämien. Für eine grobe Lokalisation würde es jedoch ausreichen.

Frage:
Welche Aussagekraft haben die sog. Spätpotentiale hinsichtlich der prognostischen Wertigkeit perioperativer maligner ventrikulärer Rhythmusstörungen? Es gibt ältere Befunde, wonach ihnen eine prognostische Aussage im akuten Stadium der Ischämie zukommt.

Antwort:
Erstaunlicherweise gibt es überhaupt keine Daten über die perioperative Einschätzung dieser Störungen. Die positive Vorhersagewahrscheinlichkeit bei Beobachtung dieser Störungen liegt maximal bei 20%. Wesentlich ist der hohe negative prädiktive Wert, d. h. hat der Patient nach dem Infarkt keine Spätpotentiale, hat er mit einer 96%igen Wahrscheinlichkeit keinen Reinfarkt zuerwarten. Dies ist allerdings abhängig von der kardialen Grunderkrankung: Liegt z. B. eine Kardiomyopathie vor, ist der Vorhersagewert gleich Null. Patienten mit hypertropher obstruktiver Kardiomyopathie weisen fast gar keine Spätpotentiale auf, obwohl sie massive Rhythmusstörungen haben können. Die Aussage über Spätpotentiale gilt also nur für koronare Risikopatienten. Die positive Aussage gilt außerdem nur für die Zeit bis zu 6 Monaten nach einem Infarkt.

Frage:
Gibt es heute eine allgemein anerkannte Definition der akuten Herzinsuffizienz?

Antwort:
Die von Braunwald erstellte Formulierung einer inadäquaten Organperfusion bei normalem Füllungsdruck des Herzens wird nicht allgemein anerkannt. Eine WHO-Expertenkommission konnte sich als kleinsten gemeinsamen Nenner auf die Definition einigen: „nachgewiesene kardiale Funktionsstörungen und Symptomatik". Die Kardiologen waren mehrheitlich der Meinung, daß diese Definition bei Verwendung eines Mehrstufenschemas durchaus praktikabel sei.

Frage:
ACE-Hemmer werden häufig zur Behandlung der Herzinsuffizienz, aber auch einer Hypertonie eingesetzt. Im Gegensatz zur Medikation mit β- oder α-Blockern oder Catapresan, die noch am Morgen des Operationstages gegeben werden, gibt es für ACE-Hemmer keine verbindliche Empfehlung. Gibt es hierfür Gründe?

Antwort:
Der ACE-Hemmer ist pharmakologisch schlecht steuerbar. Der Patient, der am Morgen der Operation 10 mg Enalapril eingenommen hat, ist mit seiner pressorischen Antwort z. B. auf Volumenverlust völlig blockiert. Der Anästhesist muß entscheiden, ob er den Patienten in der direkten perioperativen Phase nicht besser mit einem anderen Antihypertonikum behandelt, dessen Wirkung leichter zu steuern ist.

Aus anästhesiologischer Sicht wird dieses Problem als nicht so gravierend eingeschätzt. Eine ähnliche Situation ergibt sich, wenn der Patient eine hohe thorakale Periduralanästhesie erhält. Auch hier sind wesentliche Kompensationsmechanismen geblockt.

Dennoch bleibt die Frage offen, ob man speziell auf dem ACE-Hemmer bestehen muß, wenn Alternativen, die dieses Phänomen der totalen Blockierung nicht aufweisen, zur Verfügung stehen.

Frage:
Welche Indikationen gibt es für das Anlegen eines externen Schrittmachers?

Antwort:
Es sind durchaus Situationen vorstellbar, wo es aufgrund eines spezifischen operativen Eingriffs (z. B. Glomus-caroticum-Tumor) zu ausgeprägten Bradykardien oder sogar Asystolien kommt. Hier ist der externe Schrittmacher sicherlich der kleinstmögliche Eingriff, er belästigt den Patienten auch nicht, da er nur intraoperativ in Anspruch genommen wird. Metzler spricht von Rhythmusstörungen transienter Natur, bei denen er dieses externe Verfahren befürwortet.

Literatur

1. Gallagher KP, Matsuzaki M, Osakada G, Kemper WS, Ross J (1983) Effect of exercise on the relationship between myocardial blood flow and systolic wall thickening in dogs with acute coronary stenosis. Circ Res 52:716–729
2. Gerson MC, Hurst JM, Hertzberg VS, Baughman R, Roman GW, Ellis K (1990) Prediction of cardiac and pulmonary complications related to elective abdominal and noncardiac thoracic surgery in geriatric patients. Am J Med 88:101
3. Heusch G, Deussen A (1984) Nifedipine prevents sympathetic vasoconstriciton distal to severe coronary stenoses. J Cardiovasc Pharmacol 6:378–383
4. Heusch G, Deussen A, Thämer V (1985) Cardiac sympathetic nerve activity and progressive vasoconstriction distal to coronary stenoses: feed back aggravation of myocardial ischemia. J Auton Nerv Syst 13:311–326
5. Levine HJ (1988) Optimum heart rate of large failing hearts. Am J Cardiol 61:633–636
6. Packer M, Gheorghiade M, Young JB, Smith LK, Constantini PJ, Adams KF, Cody RJ, Butman SM, Gourley LA, Jolly MK (1992) Randomized double-blind, placebo-controlled, withdrawal study of digoxin in patients with chronic heart failure treated with converting-enzyme inhibitors. J Am Coll Cardiol 19:260A
7. Schulz R, Rose J, Martin C, Brodde OE, Heusch G (1993) Development of short-term myocardial hibernation: its limitation by the severity of ischemia and inotropic stimulation. Circulation
8. Woodley SL, Gilbert EM, Anderson JL, O'Connell JB, Deitchman D, Yanowitz FG, Mealey PC, Volkman K, Renlund DG, Menlove R, Bristow MR (1991) β-blockade with bucindolol in heart failure caused by ischemic vs idiopathic dilated cardiomyopathy. Circulation 84:2426–2441

B. Herz- und kreislaufwirksame Medikamente in der Intensiv- und Notfallmedizin

Charakterisierung der Kreislaufveränderungen unter Intensivtherapie und Zielpunkte einer adäquaten kardiozirkulatorischen Therapie

M. Georgieff, B. Kugler, T. Schricker

Trotz der unbestreitbaren Erfolge der Intensivmedizin bei der Reduktion der perioperativen Mortalität muß man bei kritischer Betrachtung dennoch feststellen, daß dem klassischen Konzept der Intensivtherapie bei der Behandlung von Patienten mit Sepsis und insbesondere bei Multiorganversagen offenbar Grenzen gesetzt sind. So hat sich an der hohen Letalitätsrate von 50–80% trotz einer Verbesserung der diagnostischen und therapeutischen Möglichkeiten in den letzten 15 Jahren nichts geändert [9, 4]. Diese Beobachtungen bei chirurgischen Intensivpatienten stehen im Einklang mit den Befunden bei internistischen Patienten, die ebenfalls eine hohe Letalitätsrate um 50% aufweisen [19]. Dies macht deutlich, daß das Multiorganversagen ein universelles Problem aller Bereiche der Intensivmedizin darstellt.

An den betroffenen Organsystemen, die im Rahmen des Multiorganversagens eine Beeinträchtigung des zellulären Stoffwechsels aufweisen, hat sich in den letzten 20 Jahren ebenfalls nichts geändert [7]. Früher wie heute stehen Störungen des Gasaustausches und deren Behandlung durch die künstliche Beatmung im Mittelpunkt der täglichen intensivmedizinischen Praxis. Einen bedeutsamen Fortschritt im Verständnis der pathophysiologischen Zusammenhänge, welche zur Entstehung und Aufrechterhaltung des Organversagens führen, stellen die Erkenntnisse über die zentrale Rolle des Splanchnikusgebietes bei diesem Krankheitsgeschehen dar. Es wurde deutlich, daß am Anfang des septischen Geschehens häufig eine endogene Freisetzung von Bakterien und Toxinen aus der Darmflora steht. Des weiteren konnte gezeigt werden, daß die viszeralen Organe als Hauptsitz der Zellen des retikuloendothelialen Systems der wichtigste Bildungsort der Zytokine TNF und IL-1 sind, die nach heutiger Erkenntnis die septische Mediatorkaskade auslösen [8]. Im Rahmen einer inflammatorischen Erkrankung reagiert somit v. a. das Splanchnikusgebiet mit einem ausgeprägten Hypermetabolismus [18]. Bei der Suche nach den Ursachen, die im Rahmen einer Erkrankung mit inflammatorischer Komponente zu einem Multiorganversagen führen können, spielen daher Störungen der adäquaten nutritiven Organperfusion sicherlich eine besondere Rolle. Sehr wahrscheinlich ist dabei die überschießende Freisetzung endogener Katecholamine, Zytokine und die Aktivierung der Eicosanoidkaskade von Bedeutung. Es ist jedoch bis heute noch nicht gelungen, eine spezifische Substanz in unmittelbaren Zusammenhang mit diesem Phänomen zu korrelieren [18] – es fehlt bis heute somit ein eindeutiges Korrelat, das den Kliniker auf das Ausmaß dieser pathophysiologischen Veränderungen verläßlich hinweist.

Der Hypermetabolismus des Splanchnikusgebietes ist dadurch charakterisiert, daß der Anteil des Splanchnikusgebietes am Gesamt-O_2-Verbrauch von normal

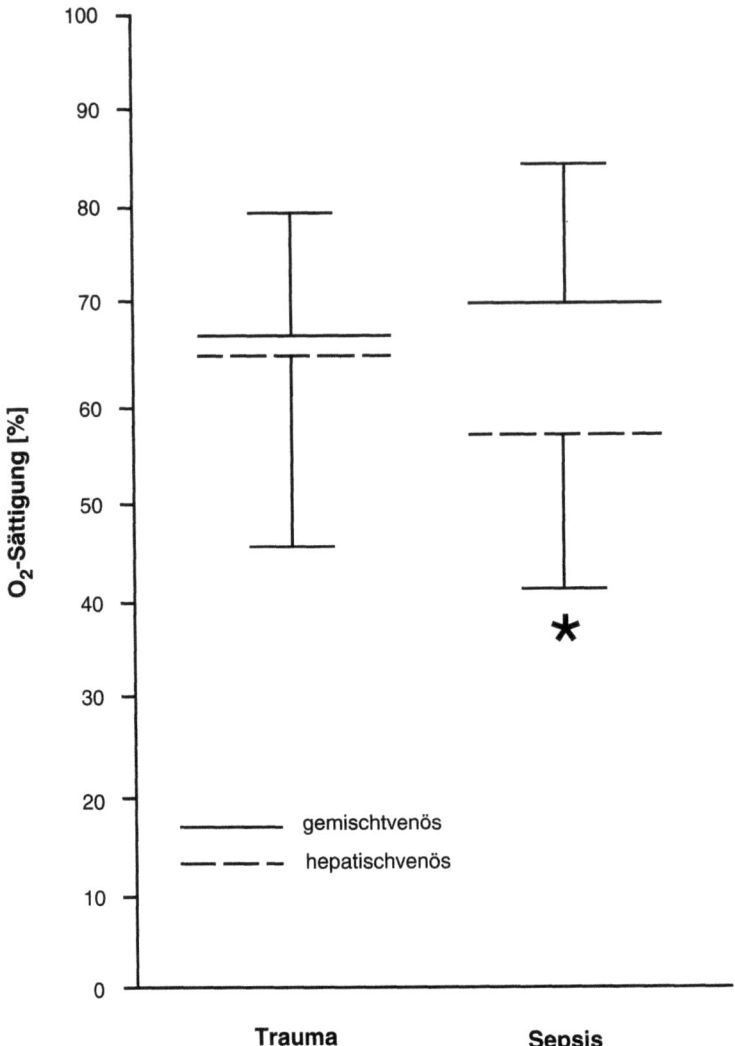

Abb. 1. Einfluß von Trauma und Sepsis auf die Differenz zwischen gemischtvenöser und hepatischvenöser O$_2$-Sättigung. (Nach [5])

24–26% auf bis zu 70% gesteigert sein kann [11]. Diesen pathophysiologischen Veränderungen eines überschießenden regionalen O$_2$-Verbrauchs versucht der Organismus durch eine Steigerung der Perfusion nachzukommen. So steigt z. B. der hepatische Blutfluß von $0{,}72 \pm 0{,}21$ l/min · m^2 bei normalen auf $1{,}24 \pm 0{,}32$ l/min · m^2 bei septischen Patienten an. Trotzdem fällt der hepatischvenöse pO$_2$ von $35{,}0 \pm 3{,}5$ mm Hg bei normalen auf $28{,}8 \pm 5{,}2$ mm Hg bei septischen Patienten als Zeichen einer vermehrten Organextraktion ab [6]. Charakteristisch für einen solchen nutritiven Status des Splanchnikusgebietes ist eine O$_2$-Sättigungsdifferenz zwischen hepatischvenöser und gemischtvenöser Sättigung, die bei Normalen, aber auch im kompensierten posttraumatischen Zustand nicht auftritt [5]. Während eines Zustandes mit relativem nutritivem Perfuisonsmangel erhöht die Leber kompensatorisch die O_2-Extraktion, um eine ausgeglichene O_2-Bilanz zu erzielen (Abb. 1) [11]. Im Gegensatz dazu geht eine Beeinträchtigung der Darmperfusion mit einer Reduktion der O_2-Extraktion einher; der Darm weist demnach eine wesentlich geringere Toleranz gegenüber einer Beeinträchtigung der Perfusion auf [14].

Zu diesen pathophysiologischen Merkmalen der gestörten nutritiven Zirkulation kommt sehr oft hinzu, daß der Gasaustausch der Lunge beeinträchtig ist, so daß eine künstliche Beatmung notwendig ist. Die negativen Folgen der Beatmung beinhalten eine deutliche Reduktion des Herzzeitvolumens mit einem Anstieg des peripheren Widerstands. Diese Nebenwirkungen werden bei Anwendung von PEEP noch weiter verstärkt.

Bailey et al. konnten zeigen, daß der kompensatorische Anstieg des Gesamtkörperwiderstands durch einen parallelen, wesentlich stärker ausgeprägten Anstieg des mesenterialen Gefäßwiderstands begleitet wird (Abb. 2) [2]. Man muß demnach annehmen, daß während intermittierender Beatmung mit positivem Druck (IPPV) und insbesondere IPPV + PEEP die Diskrepanz zwischen metabolischen Anforderungen und nutritiver Perfusion verstärkt wird. Somit stellt die Beatmung zwar eine ausreichende Oxygenierung des Bluts sicher; dieser positive Effekt für den Gesamtorganisumus geht jedoch zu Lasten der O_2-Bilanz der viszeralen Organe.

Dieses Dilemma führt erneut die bekannte Tatsache vor Augen, daß Schock und Sepsis im Grunde auf Störungen des zellulären Energiestoffwechsels beruhen und somit letzten Endes ein metabolisches Krankheitsbild darstellen. Für die Notfalltherapie kardiozirkulatorischer Störungen leisten die etablierten Verfahren des hämodynamischen Monitorings gute Dienste, da in dieser Phase der Behandlung die globale Verbesserung der Pumpfunktion des Myokards und die Wiederherstellung eines ausreichenden Herzzeitvolumens vorrangig ist.

Die Zielgröße einer optimierten Kreislauftherapie im Anschluß an die Akuttherapie besteht jedoch nicht einfach in einer fortgesetzten Stabilisierung dieser hämodynamischen Funktionsparameter im Sinne einer „Blutdruckkosmetik", vielmehr rückt jetzt die bedarfsgerechte nutritive Perfusion minderversorgter Teilkreisläufe in das Zentrum der weiteren therapeutischen Überlegungen.

Während zumindest die Perfusion von Myokard, Gehirn, Nieren und Muskulatur aufgrund spezifischer Autoregulationsmechanismen oder der Möglichkeit der Messung des peripheren Widerstands aus den beiden hämodynamischen Kenngrößen mittlerer arterieller Druck und Herzzeitvolumen abgeschätzt werden kann, trifft dies für das Splanchnikusgebiet nicht zu. Darüber hinaus kann trotz „normaler" Durchblutungsrate ein Gewebe unterversorgt sein, wenn der O_2-Bedarf überproportional angestiegen ist. Ein zentrales Problem für die Umsetzung des therapeutischen Ziels einer Optimierung der Teilkreisläufe stellen daher die heute noch unzureichenden Überwachungsmöglichkeiten der nutritiven Organperfusion dar.

Das Monitoring der individuellen Respiratoreinstellung orientiert sich auch heute noch an der adäquaten Arterialisierung des Bluts bei ausgeglichenem Säuren-Basen-Haushalt. Unter den Bedingungen eines Hypermetabolismus im Splanchnikusgebiet gekoppelt mit einer Minderperfusion dieses Areals, wie man sie insbesondere während Sepsis beobachtet, muß man sich die Frage stellen, welcher Wert dem p_aO_2

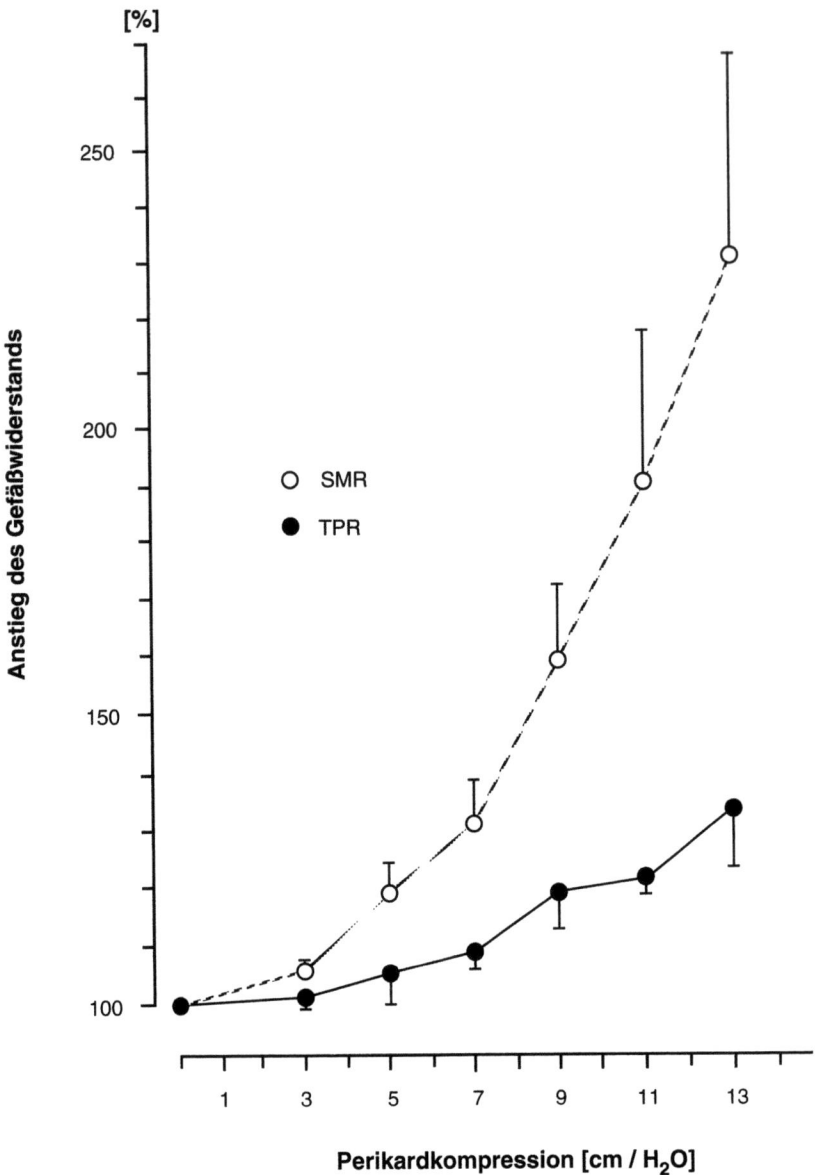

Abb. 2. Verhalten von Gesamtkörperwiderstand (*TPR*) und mesenterialarteriellem Widerstand (*SMR*) während Reduktion der Herzauswurfleistung durch Perikardkompression. (Nach [2])

als alleiniger therapeutischer Zielgröße einer differenzierten Intensivtherapie beigemessen werden darf.

Das heute übliche Monitoring ist aufgrund seiner mangelhaften Organspezifität nicht in der Lage, die oben dargestellten Veränderungen der regionalen Situation zu erfassen. Darüber hinaus stellen die erhobenen Meßwerte zumeist statische Größen dar, die nur sehr beschränkt Rückschlüsse auf die eigentlichen Umsatzraten der jeweiligen Parameter erlauben (z. B. pO$_2$ vs. O$_2$-Verbrauch, Blutzucker vs. hepatische Glukoseproduktion). Es muß daher als Ziel der intensivmedizinischen Forschung aufgefaßt werden, neue Verfahren des Monitorings zu entwickeln, die möglichst organspezifische Aussagen über die metabolische Situation bzw. ausreichende nutritive Perfusion gefährdeter Gewebe erlauben.

Ein möglicher Ansatz für derartige Monitoringkonzepte ist die Erfassung von Organleistungen, welche die funktionelle Integrität dieses Organs erfassen und empfindlich auf kritische Veränderungen des Energiestoffwechsels des betreffenden Organs reagieren. Eine Überwachung von Organfunktionen des Splanchikusgebietes beim Menschen ist durch den Einsatz der stabilen Isotopentechnik möglich, bei der einzelne Atome der jeweiligen Substanzen mit stabilen, nichtradioaktiven Isotopen markiert sind. Es handelt sich dabei um ein nichtinvasives Verfahren, welches aufgrund der fehlenden Strahlenbelastung auch bei Kindern und sogar Schwangeren gefahrlos eingesetzt werden kann [15, 3].

Interessante Größen für intensivmedizinische Fragestellungen, die mit dieser Methode erfaßt werden können, sind beispielsweise die hepatische Glukoseproduktion und der „first pass effect" der Leber. Die Gluconeogeneserate kann als Kenngröße für den O$_2$-Verbrauch der Leber angesehen werden, da sie allein schon beim Gesunden etwa 50% des hepatischen O$_2$-Verbrauchs ausmacht [16]. Die hepatische Glukoseproduktion kann somit in Analogie zum Herzmuskel quasi als die metabolische „Nachlast" der Leber aufgefaßt werden. Ferner besteht eine inverse Korrelation zwischen der Gluconeogeneserate und der Albuminsyntheseleistung.

Der „first pass effect" ist eine physiologische Größe, die nicht nur von der metabolischen Funktion der Einheit Darm-Leber, sondern auch von der intestinalen Durchblutung und der Transportkapazität des Dünndarms für die eingesetzte Substanz beeinflußt wird. Eine Möglichkeit zur Erfassung des „first pass effect" besteht in der gleichzeitigen intrajejunalen und intravenösen Infusion von Leuzin, das an unterschiedlichen Positionen markiert wurde (Abb. 3). Aus der Differenz der Anreicherungsraten der beiden Tracer im Blut kann nach einer etwa 2stündigen Äquilibrierungsphase der „first pass effect" berechnet werden.

Derzeit werden im Rahmen klinischer Studien eine Reihe von Anwendungen der stabilen Isotopentechnik im Rahmen der Intensivmedizin hinsichtlich ihrer Sensitivität evaluiert. In einer Studie an 8 septischen beatmeten Patienten, deren Kreislaufsituation nach üblichen klinischen Kriterien ausreichend stabilisiert schien, wurde untersucht, welche Auswirkungen eine Volumengabe von Hydroxyäthylstärke (HAES) und eine nachfolgende niedrigdosierte Dopamintherapie auf die hepatische Glukoseproduktion und den „first pass effect" haben [1]. Als Verlgeichsgruppe zur Erfassung der Normalwerte dienten gesunde Probanden. Vor Volumen- und Dopamingabe war bei diesen septischen Patienten die hepatische Glukoseproduktion von normal $2,1 \pm 0,2$ mg/kg KG · min auf $10,2 \pm 1,9$ mg/kg KG · min erhöht, während der „first pass effect" für Leuzin von $27 \pm 2\%$ auf $12 \pm 2\%$ erniedrigt war. Die Volumengabe führte zu einem Absinken der Glukoseproduktion auf $7,6 \pm 1,2$ mg/kg KG · min und einem Anstieg des „first pass effect" auf $16 \pm 5\%$. Die zusätzliche Gabe von Dopamin in Nierendosis führte zu einer weiteren Normalisierung der Gluconeogeneserate und des „first pass effect" auf $4,8 \pm 0,6$ mg/kg KG · min sowie $22 \pm 6\%$ (Tabelle 1). In den üblichen Parametern der Makrohämodynamik waren im Gegensatz dazu keine signifikanten Änderungen zu beobachten.

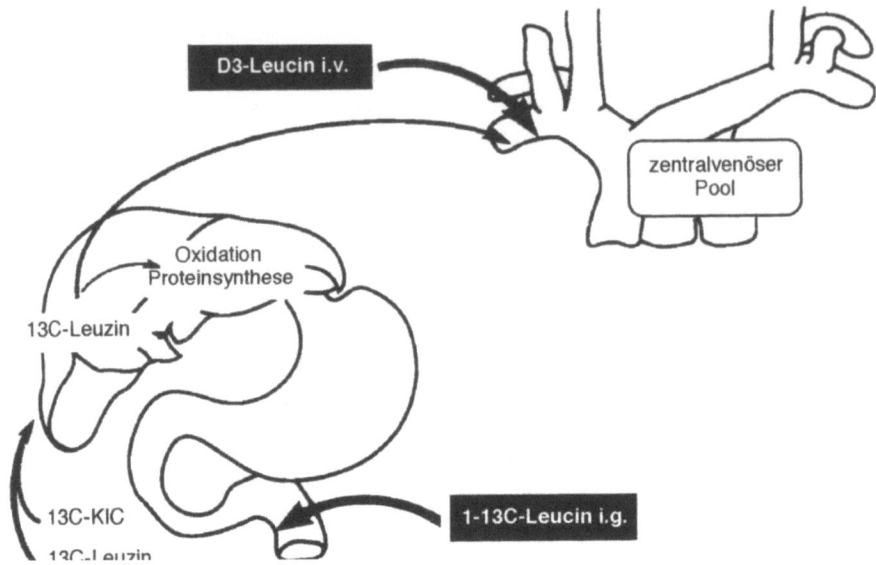

Abb. 3. Versuchsaufbau zur intravenösen (D 3-Leuzin) bzw. enteralen (13C-Leuzin) Leuzinapplikation für die Bestimmung des hepatischen „first passe effect"

Tabelle 1. Modulation des Splanchnikusmetabolismus durch Hydroxyäthylstärke (HAES) bzw. HAES + Dopamin. Untersuchungen an Patienten 12 h nach einem intraabdominellen Eingriff

Gemessene Parameter	Basalwert	Nach HAES	Nach HAES + Dopamin	Normalpersonen
Hepatische Glukoseproduktion [mg/kg · min]	10,2 ± 1,9	7,6 ± 1,2*	4,8 ± 0,6*	2,1 ± 0,2*
„First pass effect" [%]	12 ± 2	16 ± 5	22 ± 6*	27 ± 2*
Leuzinoxidation [µmol/h]	2,1 ± 1,7	2,6 ± 1,8	2,8 ± 2,2*	3,4 ± 1,9*

* $p < 0,05$ vs. Basalwert.

Anhand dieser Ergebnisse wird deutlich, daß sich selbst eine starke Veränderung der Funktionsparameter des Splanchikusgebietes nicht in den routinemäßigen hämodynamischen Größen widerspiegelt. Die Verringerung des Hypermetabolismus und die Normalisierung eines Funktionsparameters des Splanchnikusgebietes durch diese therapeutische Intervention ließ sich demgegenüber mit Hilfe der stabilen Isotopentechnik gut dokumentieren.

In einer weiteren Studie untersuchten wir, inwieweit sich die bekannten hämodynamischen (inodilatorischen) Effekte von Phosphodiesterasehemmern auf den während Sepsis veränderten Stoffwechsel v. a. der Leber auswirkten [10]. Dazu wurde bei 7 septischen Patienten vor und nach Gabe des Phosphodiesterase-III-Inhibitors Enoximon neben hämodynamischen Größen die hepatische Glukosepro-

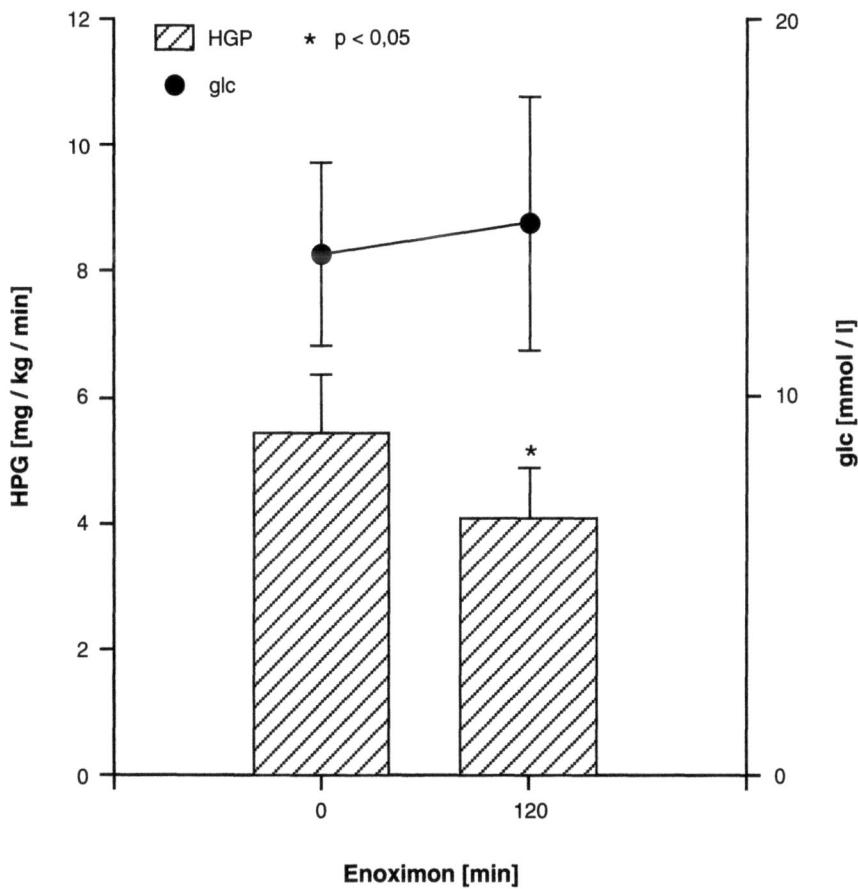

Abb. 4. Verhalten der Blutglukosespiegel (*glc*) und der hepatischen Glukoseproduktionsrate (*HGP*) vor und nach Gabe eines Phosphodiesterasehemmers. (Nach [10])

duktion sowie die Konzentration der Fettsäuren und Lipidoxidation gemessen. Trotz der nach Enoximongabe beobachteten signifikanten Abfälle des mittleren arteriellen Drucks und peripheren Widerstands bei gleichzeitigem Anstieg der Herzfrequenz kam es zu keiner „Verschlechterung" der metabolischen Situation. Die primär bei allen Patienten gesteigerte hepatische Glukoneogeneserate (typisches Kennzeichen des Metabolismus während Sepsis) konnte vielmehr durch die Applikation von Enoximon signifikant gesenkt werden (Abb. 4).

Rein energetisch gesehen bedeutete dies eine Reduktion der „metabolischen Nachlast der Leber", die nach unserer Meinung eine therapeutische Zielgröße bei der Sepsisbehandlung darstellt. Zusätzlich erhöhte Enoximon die Freisetzung und Verwertung von freien Fettsäuren, welche als wichtige Energieträger für die Leber, Myokard und Muskulatur fungieren. Es zeigte sich, daß der im Rahmen von Sepsis neue Einsatz einer vasoaktiven Substanz zu metabolischen Effekten führen kann, die wir erst durch die Anwendung spezieller Verfahren des metabolischen Monitorings zu erfassen in der Lage sind.

Ein invasives Verfahren zur Überwachung der Oxygenierung des Splanchnikusgebietes stellt die Messung der hepatisch venösen O_2-Sättigung über einen Lebervenenkatheter dar. Dieses Verfahren wird von einigen Gruppen bereits intraoperativ in der Leberchirurgie eingesetzt. Auch hier zeigte sich, daß zwischen der bisher üblichen Überwachung der gemischtvenösen O_2-Sättigung und der Sättigung in der Lebervene in vielen Fällen keine Korrelation besteht und selbst massive Abfälle der lebervenösen Sättigung nicht zu einem Abfall der gemischtvenösen Sättigung führten [17].

Als weiteres Verfahren zur Überwachung der adäquaten Splanchnikusdurchblutung befindet sich die intramukosale pH-Messung über Silikonballonkatheter in klinischer Erprobung. In einer Reihe von Studien stellte sich heraus, daß ein niedriger intramukosaler pH-Wert eine ungünstige Prognose für den betreffenden Patienten bedeutet.

Von einigen Arbeitsgruppen wird bereits der Einsatz dieser Methode zur Überwachung der Kreislauftherapie empfohlen, da sich eine Steigerung der Überlebenswahrscheinlichkeit derjenigen Patienten ergab, deren intramukosaler pH-Wert durch eine optimierte Kreislauftherapie wieder in den Normalbereich gehoben werden konnte [13, 12]. Die Zukunft wird zeigen, ob auch außerhalb von kontrollierten Studien die Methode der intramukosalen pH-Messung insbesondere bei chirurgischen Patienten wirklich die Anforderungen an ein praktikables Monitoringverfahren erfüllen kann und eine breite Akzeptanz erfährt.

Neben der Entwicklung von geeigneten Monitoringverfahren stellt sich darüber hinaus natürlich die Frage, welche therapeutischen Maßnahmen erfolgversprechend sind, um die nutritive Perfusion des Splanchnikusgebietes zu beeinflussen. In diesem Zusammenhang sollte in Zukunft der Blick des Intensivmediziners nicht allein auf den Katecholaminperfusor, die Volumenbilanz und die Füllungsdrücke gerichtet sein. So kann nämlich beispielsweise der Erfolg einer guten Kreislauftherapie durch ein nicht angepaßtes Ernährungsregime wieder zunichte gemacht werden, da im Überfluß zugeführte Kohlenhydrate in der Leber unter großem Energieaufwand in Fett umgewandelt werden müssen. Dem kann durch eine Anpassung der Kohlenhydratzufuhr an den kalorischen Bedarf und auch durch die geeignete Auswahl der Energieträger beim kritisch Kranken Rechnung getragen werden.

Bei der Auswahl der Katecholamine wird derzeit untersucht, welche Unterschiede im Wirkprofil der einzelnen Substanzen hinsichtlich einer Steigerung des regionalen O_2-Bedarfes und ihren metabolischen Wirkungen bestehen (Abb. 5) [18, 10]. Das Ziel dieser Untersuchungen ist es, die rationale Basis für eine der jeweiligen Krankheitssituation angepaßte Katecholamintherapie zu schaffen, bei der ein gewünschter hämodynamischer Effekt mit den geringstmöglichen metabolischen Nebenwirkungen erreicht werden kann. Daneben wird der Einsatz von Phosphodiesterasehemmern und Prostaglandinen zur Verbesserung der Splanchnikusdurchblutung untersucht.

Die Fortschritte der Kreislaufforschung in den letzten Jahren, insbesondere die Aufklärung der Funktion von NO als endogenem Vasodilatator und seine Bedeutung bei der regionalen Durchblutungsregulation, lassen gerade für den septischen Patienten auf die Entwicklung von vasoaktiven Medikamenten mit wahrscheinlich gering ausgeprägter Wirkung auf den O_2-Verbrauch hoffen.

Insgesamt gesehen wird eine Reduktion der Letalitätsrate im Rahmen des Multiorganversagens nur zu erzielen sein, wenn unser Verständnis und das indivi-

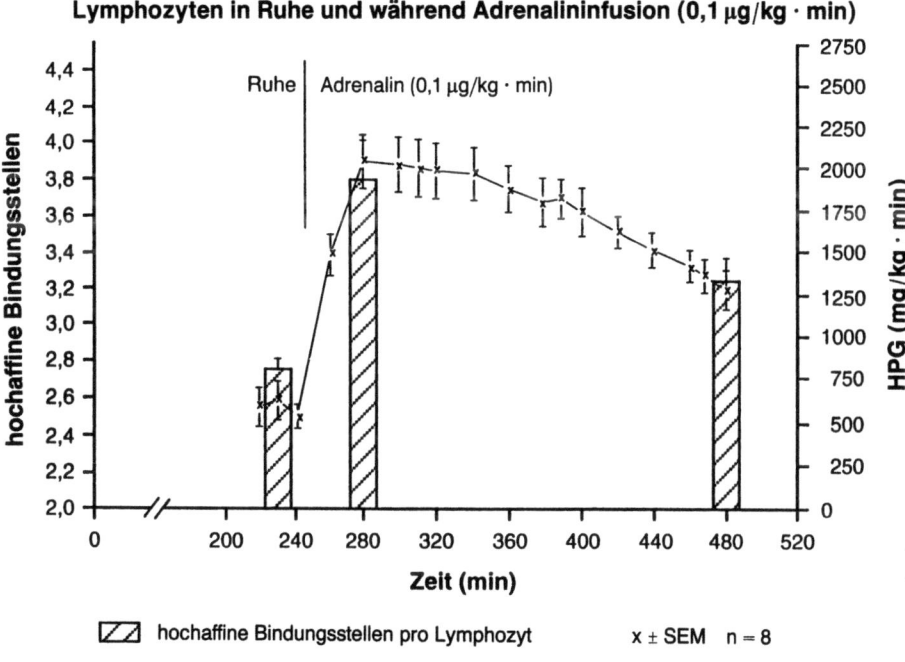

Abb. 5. Änderung des hepatischen Glukosestoffwechsels durch exogene Adrenalinzufuhr in Abhängigkeit von der Beeinflussung hochaffiner Bindungsstellen an β-Rezeptoren

duelle Monitoring von Teilkreisläufen in der Zukunft verbessert wird. Mit diesen neuen Techniken wird v. a. die Inzidenz des Multiorganversagens durch eine differenzierte Therapie der regionalen nutritiven Perfusion gesenkt werden.

Literatur

1. Bagley JS, Wan JM, Georgieff M, Forse RA, Blackburn GL (1991) Cellular nutrition in support of early multiple organ failure. Chest 100 (3 Suppl): 182S–188S
2. Bailey RW, Oshima A, O'Roark WA, Bulkley GB (1987) A reproducable and rapidly reversible model of cardiogenic shock in swine. In: Tumbleson ME (ed) Swine in biomedical research. Plenum, New York, pp 363–372
3. Bier MD, Matthews DE (1982) Stable isotope tracer methods for in vivo investigations. Fed Proc 41:2679–2684
4. Cohen J, Glauser MP (1991) Septic shock: treatment. Lancet 338:736–739
5. Dahn MS, Lange MP, Jacobs LA (1988) Central mixed and splanchnic venous oxygen saturation monitoring. Intensive Care Med 14:373–378
6. Dahn MS, Wilson RF, Lange PM, Stone A, Jacobs LA (1990) Hepatic parenchymal oxygen tension following injury and sepsis. Arch Surg 125:441–443
7. Eiseman B, Beart R, Norton L (1977) Multiple organ failure. Surg Gynecol Obstet 144:323–326

8. Fong YM, Marano MA, Moldawer LL, Wei H, Calvano SE, Kenney JS, Allison AC, Cerami A, Shires GT, Lowry SF (1990) The acute splanchnic and peripheral tissue methabolic response to endotoxin in humans. J Clin Invest 85:1896–1904
9. Fry DE, Pearlstein L, Fulton RL, Polk HC (1980) Multiple system organ failure. The role of uncontrolled infection. Arch Surg 115:136–140
10. Schricker T, Träger K, Braun G, Kugler B, Georgieff M (1992) Metabolic effects of the PDE-III-Inhibitor enoximone in surgical septic patients. Intensive Care Med 18:144
11. Gottlieb ME, Sarfeh IJ, Stratton H, Goldman ML, Newell JC, Shah DM (1983) Hepatic perfusion and splanchnic oxygen consumption in patients postinjury. J Trauma 23:836–839
12. Gutierrez G, Bismar H, Dantzker DR, Silva N (1992) Comparison of gastric intramucosal pH with measures of oxygen transport and consumption in critically ill patients. Crit Care Med 20:451–457
13. Gutierrez G, Palizas F, Doglio G, Wainsztein N, Gallesio A, Pacin J, Dubin A, Schiavi E, Jorge M, Pusajo J, Klein F, Roman ES, Dorfman B, Shottlender J, Giniger R (1992) Gastric intramucosal pH as a therapeutic index of tissue oxygenation in critically ill patients. Lancet 339:195–199
14. Johnson EE (1975) Splanchnic hemodynamic response to passive hyperventilation. J Appl Physiol 38(1):156–162
15. Jones PJH, Leatherdale ST (1991) Stable isotopes in clinical research: safety reaffirmed. Clin Sci 80:227–280
16. Jungas RL, Halperin ML, Brosnan JT (1992) Quantitative analysis of amino acid oxidation and related glukoneogenesis in humans. Physiol Rev 72:419–448
17. Kainuma M, Fujiwara Y, Kimura N, Shitaokoshi A, Nakashima K, Shimada Y (1991) Monitoring hepatic venous hemoglobin oxygen saturation in patients undergoing liver surgery. Anesthesiology 74:49–52
18. Ruokonen E, Takala J, Uusaro A (1991) Effect of vasoactive treatment on the relationship between mixed venous and regional oxygen saturation. Crit Care Med 19:1365–1369
19. Tran DD, Groeneveld AB, van der Meulen J, Nauta JJ, Strack van Schijndel RJ, Thijs LG (1990) Age, chronic disease, sepsis, organ system failure and mortality in a medical intensive care unit. Crit Care Med 18:474–476

Gegenwärtiger Stand des Herz- und Kreislaufmonitorings

T. Pasch, A. Zollinger

Standardverfahren

Das Monitoring des kardiovaskulären Systems im Operationssaal, im Aufwachraum oder in der Intensivstation ist heute weitgehend standardisiert.

Stufenschema der Standardverfahren des hämodynamischen Monitorings

Stufen	Verfahren
A	Klinische Überwachung einschließlich Stethoskop, EKG, Blutdruckmessung mit Manschette, Pulsregistrierung (meist mittels Pulsoxymetrie).
B	Zentraler Venendruck.
C	Invasive arterielle Druckmessung.
D	Pulmonalarterienkatheter zur Messung von – pulmonal-arteriellen Drücken, – pulmonal-kapillärem Verschlußdruck, – Herzminutenvolumen.

Das EKG, die nichtinvasive Blutdruckmessung und eine periphere Volumenpulsregistrierung (meist als „Abfallprodukt" der Pulsoxymetrie) gelten als Minimum der perioperativen Kreislaufüberwachung. Auch die Kapnographie kann wichtige Hinweise auf die globale Kreislauffunktion geben. Der Einsatz invasiverer und komplexerer Verfahren wird von der Art und Schwere der Operation und dem hämodynamischen Zustand des Patienten bestimmt.

Elektrokardiogramm

Am wichtigsten ist die Erkennung von Rhythmusstörungen und Veränderungen des Kammerkomplexes. Tachykardien können bei koronarer Herzkrankheit zu Ischämien und bei Mitralstenosen zum Abfall des Herzminutenvolumens (HMV) führen, Bradykardien die myokardiale Pumpfunktion bei Mitral- und Aorteninsuffizienz und bei Kardiomyopathien mit fixiertem Schlagvolumen (SV) verschlechtern. Verlust der regelhaften Vorhofkontraktion, ventrikuläre Extrasystolen und Verschlimmerungen von Blockbildern senken das HMV. T-Wellenveränderungen und Verbreiterungen von QRS-Komplexen bei Ventrikeleigenrhythmen sind wenig spezifische Zeichen für schwere Elektrolytstörungen oder Myokardischämien. Die

ST-Streckenanalyse hat eine herausragende Bedeutung für die Erkennung von Myokardischämien, wenn sie „on line" mit genügend Ableitungen durchgeführt wird. Das gilt nicht nur intraoperativ, sondern auch postoperativ nach großen Eingriffen für wenigstens 2–3 Tage, damit stille Myokardischämien, die schweren kardialen Komplikationen um mehrere Stunden vorausgehen können und deren Dauer die kardiale Prognose beeinflußt, erkannt werden können.

Zentraler Venendruck

Der zentrale Venendruck (ZVD) wird als Maß des zirkulierenden Blutvolumens bzw. des kardialen Füllungsvolumens verwendet. Er hängt zusätzlich von der Compliance des venösen Kapazitätssystems und damit vom Venentonus, von der rechtsventrikulären Funktion und Compliance, der zeitlichen Koordination von Vorhof- und Kammerkontraktion und dem intrathorakalen Druck ab. Deshalb erlaubt er oft nur unzureichende Rückschlüsse auf den rechts- oder gar linksventrikulären Füllungsdruck, v. a. bei künstlicher Beatmung, und sein Verlauf ist von größerer Bedeutung als seine absolute Größe.

Arterieller Druck

Der mittlere arterielle Druck gibt Auskunft über den Perfusionsdruck des großen Kreislaufs. Zusätzlich sind dem systolischen Druck Informationen über die Nachlast und den O_2-Bedarf des Ventrikels und dem diastolischen Druck solche über den koronaren Perfusionsdruck zu entnehmen. Bei schweren Arrhythmien (Extrasystolen, Pulsus bigeminus und alternans) weist der Verlauf der arteriellen Druckkurve auf die Suffizienz der linksventrikulären Pumpfunktion hin. Aus der Steilheit des systolischen Druckanstiegs kann grob auf die Myokardkontraktilität, aus der Atemabhängigkeit der Druckkurve auf die Volumensituation geschlossen werden. Dies sind allerdings keine quantitativen, sondern mehr qualitative, „sekundäre" Informationen.

Pulmonalarterienkatheter

Der herkömmliche Pulmonalarterienkatheter (PA-Katheter) nach Swan-Ganz ermöglicht die Registrierung des pulmonal-arteriellen Drucks, des pulmonal-kapillären Verschlußdrucks (PCWP) und des HMV mittels Thermodilution. Obwohl die Bedeutung dieser Methode für die hämodynamische Überwachung kardial instabiler Patienten und für die Steuerung der Therapie unbestritten ist, hält die Diskussion über ihre Indikation an. Wissenschaftlich gesicherte Daten über den Einfluß auf den „outcome" des Patienten liegen bisher nicht vor. Dies kommt in den Empfehlungen verschiedener Expertengruppen und wissenschaftlicher Gesellschaften deutlich zum Ausdruck (Tabelle 1).

Die Häufigkeit schwerer Komplikationen wird mit 0,1–0,5% angegeben [2]. Diese müssen gegen das angestrebte therapeutische Ziel abgewogen werden, und der

Tabelle 1. Empfehlungen zum Einsatz des Pulmonalarterienkatheters

Institution	Titel	Literatur
American College of Physicans/ American College of Cardiology/ American Heart Association (1990)	Clinical competence in hemodynamic monitoring	[1]
European Society of Intensive Care Medicine (1991)	The use of the pulmonary artery catheter	[8]
American Society of Anesthesiologists (1993)	Practice guidelines for pulmonary artery catheterization	[2]

Anwender benötigt eingehende Kenntnisse und Erfahrungen mit dem Verfahren. Einigkeit herrscht darüber, daß ein PA-Katheter keinesfalls schematisch, sondern dann einzusetzen ist, wenn ohne ihn keine sinnvollen therapeutischen Entscheidungen getroffen werden können (z. B. im schweren septischen Schock) oder wenn ein großer chirurgischer Eingriff bevorsteht und eine schwere hämodynamische Störung vorliegt. Dazu rechnen eine ausgeprägte koronare Herzkrankheit, ein kurz zurückliegender Myokardinfarkt, ein Linksherzversagen, eine schwere linksventrikuläre Hypertrophie, eine dilatative oder hypertensive Kardiomyopathie und u. U. auch ein hämodynamisch bedeutsames tachykardes Vorhofflimmern. Als wichtiger, aber nicht allein ausschlaggebender Parameter kann die echokardiographisch bestimmte Auswurffraktion (Grenzwert 30–35%) herangezogen werden.

Richtlinien für das Monitoring

Die aufgeführten Überwachungsverfahren sind Bestandteil von Richtlinien und Standards vieler Fachgesellschaften. Die Richtlinien der Deutschen Gesellschaft für Anästhesiologie und Intensivmedizin und des Berufsverbandes Deutscher Anästhesisten zur Qualitätssicherung in der Anästhesiologie [17] schreiben vor, daß ein EKG-Monitor und ein nichtinvasives Blutdruckgerät an jedem Arbeitsplatz vorhanden sein müssen. Die Pulsoxymetrie wird empfohlen. Messung des ZVD, invasive arterielle Druckmessung und PA-Katheter müssen in Abhängigkeit von der Zweckbestimmung des Anästhesiearbeitsplatzes vorhanden sein. Ungeachtet der erwähnten Unklarheiten über den Wert des PA-Katheters ist in den Empfehlungen der Society of Critical Care Medicine zur Ausstattung von Intensivstationen neben dem kontinuierlichen Monitoring von EKG, ZVD und arteriellem Druck auch das Monitoring des pulmonalarteriellen Drucks und des HMV enthalten [24]. Ähnlich lauten die Standards einer „International Task Force on Safety in the Intensive Care Unit" [25].

Transösophageale Echokardiographie (TEE)

Die TEE gewinnt als intraoperatives Monitoringverfahren immer mehr Bedeutung, neuerdings auch für die Intensivmedizin. Anders als die üblichen Monitoringmethoden, die elektrische, Druck- und Flowsignale registrieren, können mit der Echokardiographie Größenverhältnisse und Bewegungen des Herzens und der Gefäße erfaßt werden, so daß neuartige Parameter überwacht werden können.

Die TEE hat drei Einsatzbereiche:

1. Erfassung der *Ventrikelfunktion,* meistens als Messung der systolischen Flächenverkleinerungsfraktion („fractional area change"), die als Maß für die linksventrikuläre Auswurffraktion benutzt wird. Das muß in der Regel noch „off line" erfolgen, On-line-Auswerteprogramme werden verfügbar. Komplexere, aufwendigere Auswertemethoden ermöglichen die Bestimmung von Vorlast, Nachlast, Kontraktilität, SV und HMV, Linksvorhof- und Pulmonalarteriendruck. Sie sind ausnahmslos noch im Entwicklungsstadium [22].
2. Erfassung von *Myokardischämien.* Dies erfolgt meistens durch Messung regionaler Störungen der Wandbewegung und Wanddicke. Ischämische Segmente des Myokards zeigen nicht die normale Einwärtsbewegung und Verdickung während der Systole. Alternativ wird die Messung diastolischer Flows an der Mitralklappe verwendet. Obwohl aus einigen Studien hervorgeht, daß Myokardischämien bei koronarchirurgischen Patienten auf diese Weise besser als mit dem EKG erkannt werden, ist die Diskussion über die Bedeutung von Wandbewegungsstörungen für die Ischämieerkennung keineswegs abgeschlossen [5]. Ein EKG mit 2 Ableitungen soll bei nichtkardiochirurgischen Eingriffen einer 12poligen Ableitung oder der TEE gleichwertig sein [7]. Einigkeit besteht darüber, daß PCWP-Anstiege das am wenigsten sensitive Kriterium für neu auftretende Ischämien sind.
3. Messung oder Erfassung sonstiger Zustände und Phänomene, beispielsweise Mitralklappenfunktion, Endokarditis, Embolien, Aortendissektionen. Hierbei handelt es sich aber mehr um *Diagnostik* als um Monitoring.

Die TEE kann z. Z. die invasive Kreislaufüberwachung mit dem PA-Katheter nicht ersetzen, obwohl für die Zukunft in gewissem Umfang damit zu rechnen ist. Die mit diesen beiden Methoden zu erfassenden Parameter ergänzen einander, sind aber nicht redundant. Technische Fortschritte durch hochauflösende Transducer, Bilderzeugung in 2 oder mehr Ebenen mit bi- und multiplanen Sonden, Farbdoppler, zusätzlicher kontinuierlicher Doppler, verbesserte On-line-Auswerteprogramme (z. B. sog. akustische Quantifizierung zur Grenzflächenerkennung des Endokards) u. a. werden die intraoperativen Überwachungsmöglichkeiten enorm erweitern und der Methode auch zunehmend Eingang in die Intensivmedizin verschaffen [22].

Die Grenzen der TEE ergeben sich aus ihrer beschränkten Einsatzmöglichkeit beim nicht anästhesierten Patienten, etwa in der Ein- und Ausleitungsphase der Anästhesie, aus der Größe und dem Preis der Geräte, dem Zeitbedarf für Anwendung und Interpretation, der Variabilität zwischen verschiedenen Untersuchern, der noch nicht ausreichenden Präzision und Genauigkeit und aus der mit dem Anwachsen der technischen Perfektion noch zunehmenden Komplexität und Schwierigkeit der Interpretation [4]. Für einen sachgerechten Einsatz sind erhebliche technische, anatomische, hämodynamische und pathophysiologische Kenntnisse erforderlich. Diese Voraussetzungen werden in Empfehlungen und Diskussionen häufig vernachlässigt oder unterbewertet. Die American Society of Echocardiography hat deshalb Mindestanforderungen für die Weiter- und Fortbildung in der TEE entwickelt [16]. Derartige Standards sind nur von spezialisierten Anästhesisten zu erfüllen. Ob Vereinfachungen der Methode einen breiteren Einsatz ermöglichen werden, ist gegenwärtig nicht abzusehen.

Kontinuierliche Blutdruckmessung

Verbesserte Möglichkeiten der Signalverarbeitung haben zur Entwicklung verschiedener Verfahren der kontinuierlichen nichtinvasiven Blutdruckmessung geführt. Diese basieren teilweise auf lange bekannten physiologischen Prinzipien, befinden sich allerdings ausnahmslos im Stadium der Erprobung. Sie sind noch kein Ersatz für die heute sehr sichere, komplikationsarme und nur mäßig invasive direkte arterielle Druckmessung. Physiologisch ist das Prinzip der *Servoplethysmomanometrie* nach Penaz am besten fundiert. Dieses Verfahren benutzt eine Fingermanschette, eine optische Volumenpulsregistrierung und eine Servosteuerung. Man erhält die geeichte Druckpulskurve der Fingerarterie. Für die klinische Routine ist die Variabilität der Meßwerte gegenwärtig noch zu groß [20]. Durch Verbesserung der Manschettenkonstruktion und der Software soll die Methode soweit optimiert werden, daß sie klinisch eingesetzt werden kann.

Die *arterielle Tonometrie* ist eine Registrierung der Querschnittspulsationen der A. radialis, welche durch den Druckaufnehmer von außen partiell entspannt wird. Um einen sicheren mechanischen Kontakt zur Arterie zu erzielen, wird nicht ein einzelner Sensor, sondern ein Array von Transducern verwendet. Zur Eichung wird ein klassisches oszillometrisches Manschettenverfahren benutzt. Erste Messungen bei gesunden Patienten haben eine überraschend gute Übereinstimmung mit intraarteriellen Registrierungen ergeben [12].

Der *Cormedical 7000/7001* Continuous Blood Pressure Monitor registriert die Pulskurve der A. brachialis mit einer konstant auf 15–20 mmHg aufgeblasenen Oberarmmanschette. Intermittierend erfolgt eine Eichung mittels Oszillometrie. Die Methode ist wie die Tonometrie artefakt- und bewegungsempfindlich und noch keineswegs hinreichend validiert, insbesondere nicht bei pathologischen Kreislaufzuständen.

Als weiteres Prinzip ist die Korrelation zwischen dem arteriellen Druck und der arteriellen *Pulswellengeschwindigkeit* verwendbar. Es muß dann ebenfalls eine Eichung mit einem herkömmlichen Meßverfahren erfolgen. Die Pulswellengeschwindigkeit kann durch die Zeitdifferenz im Auftreten der Pulswelle zwischen einer zentralen Meßstelle (Stirn, Hals, Oberarm) und einer peripheren (Unterarm, Fuß, Finger usw.) gemessen werden. Gegenwärtig sind mit 2 Pulsoxymetern arbeitende Geräte in Erprobung (Nellcor N-CAT, Sentinel Artrac).

Kontinuierliche Registrierung von HMV und SV

Die HMV-Bestimmung mittels Thermodilution gilt heute als Standardverfahren zur Bestimmung des HMV am Patienten und ist in einer Vielzahl von Untersuchungen tierexperimentell und beim Menschen evaluiert worden [15, 27]. Sie hat eine begrenzte Genauigkeit und Reproduzierbarkeit von ±10–15%. Haupthindernisse für einen breiteren klinischen Einsatz sind aber zweifellos die Invasivität und die inhärente Unmöglichkeit, kontinuierlich messen zu können. Deshalb werden viele Anstrengungen unternommen, kontinuierliche und nichtinvasive Methoden der SV- oder HMV-Messung zur Klinikreife zu entwickeln [18, 21].

Invasive Methoden

Das Prinzip von Fick ist ein klassisches Verfahren zur quasikontinuierlichen HMV-Messung und wird wegen der in den letzten Jahren erzielten meßtechnischen Verbesserungen zunehmend eingesetzt. Es ist physiologisch exakt begründet und liefert bei exakter Anwendung verläßliche Werte, ist technisch jedoch sehr aufwendig [23]. Ob es einfach, robust und fehlerunanfällig genug für einen routinemäßigen Einsatz ist, v. a. in der Intensivmedizin, ist offen.

Beim *Pulskonturverfahren* wird das SV mittels einer Formanalyse der arteriellen Druckpulskurve ermittelt. Ursprünglich theoretisch für den zentralen Druckpuls der Aorta ascendens entwickelt, wird es jetzt auch für periphere Druckpulskurven anwendbar [27]. Eine Eichung mit einem unabhängigen Verfahren, z. B. der Thermodilution, muß regelmäßig durchgeführt werden, so daß die Pulskonturmethode dieses Standardverfahren als solches nicht ersetzen kann, sondern nur den Vorteil der fortlaufenden Überwachung des SV bietet.

Bei der *quasikontinuierlichen Thermodilutionstechnik* nach Yelderman ist ein Pulmonalarterienkatheter distal mit einer 10 cm langen Heizspirale versehen [28]. Diese wird im rechten Ventrikel in einer pseudorandomisierten binären Abfolge aufgeheizt und die resultierende Temperaturänderung in der Pulmonalarterie gemessen. Durch einen geeigneten Algorithmus kann das HMV berechnet werden. Alle 30 s wird ein neuer Wert angezeigt, der ein Mittel aus den letzten 3–6 min ist. Die breite klinische Erprobung beginnt soeben. Die bisherigen Ergebnisse sehen vielversprechend aus; es ist jedoch sicher zu früh, um die Zuverlässigkeit, Effektivität und Sicherheit der Methode definitiv bewerten zu können.

Nichtinvasive Methoden

Zwei Verfahren zur kontinuierlichen nichtinvasiven SV-Bestimmung sind in einer großen Zahl von Studien geprüft worden, konnten sich aber wegen mangelnder Zuverlässigkeit noch nicht durchsetzen. Der *transösophageale Doppler* mißt die Strömungsgeschwindigkeit in der Aorta descendens, woraus unter vereinfachenden Annahmen über den Aortenquerschnitt und andere Variablen das SV berechnet wird. Theoretische Einwände gegen diese Methode sind durch viele klinische Vergleichsuntersuchungen bestätigt worden (z. B. [23]). Bei transtrachealer Anwendung des Ultraschall-Doppler-Prinzips werden keine zuverlässigeren Meßwerte erhalten [21].

Zurückhaltung sollte gegenwärtig auch gegenüber der SV-Bestimmung aus den herzaktionsabhängigen Änderungen der thorakalen elektrischen „*Bioimpedanz*" geübt werden. Durch einen neuen Algorithmus ist dieses Verfahren wieder populär geworden. Unter sehr konstanten Registrierbedingungen kann es bestenfalls den

Trend des SV relativ zuverlässig erfassen, nicht aber die absoluten Werte [23]. Die Ergebnisse sollten zuverlässiger werden, wenn die Impedanzmessung mit ösophagealen statt transthorakalen Elektroden durchgeführt wird [3]. Diese Variante bedarf aber noch eingehender klinischer Überprüfungen.

Erweiterungen des invasiven Monitorings

Erweiterungen, Verbesserungen und Neuentwicklungen des invasiven Monitorings:
- fiberoptische Registrierung der gemischtvenösen O_2-Sättigung,
- Messung der rechtsventrikulären Auswurffraktion,
- quasikontinuierliche HMV-Messung mit Thermodilution,
- HMV-Bestimmung mittels arteriell liegendem Thermistor,
- Bestimmung des intrathorakalen Blutvolumens durch Messung von Farbstofftransitzeiten,
- Doppeldilutionstechniken.

Die Mehrzahl der Verbesserungen und Fortentwicklungen invasiver hämodynamischer Monitoringmethoden beruhen auf den Prinzipien des PA-Katheters und/oder der Indikatordilution.

Gemischtvenöse O_2-Sättigung

Die kontinuierliche Registrierung der gemischtvenösen O_2-Sättigung ($S\bar{v}O_2$) mit fiberoptischen PA-Kathetern ist weniger eine Erweiterung des hämodynamischen Monitorings als ein Verfahren zur kontinuierlichen Erfassung der O_2-Bilanz. Nur wenn O_2-Verbrauch und arterielle O_2-Transportkapazität konstant sind, besteht eine direkte Abhängigkeit von der $S\bar{v}O_2$ vom HMV. Der breite Einsatz dieser Methode hat zweifellos wesentliche Erkenntnisse über die Bedeutung von O_2-Angebot und -Verbrauch für die Prognose und Therapiesteuerung bei kritisch kranken Patienten geliefert. Über ihren Stellenwert im Gesamtkonzept des klinischen Monitorings und ihre Kosten-Nutzen-Relation gibt es aber keine einheitliche Auffassung [13, 26], zumal sich regionale oder lokale Störungen der O_2-Versorgung oder -Verwertung mit diesem gobal messenden Verfahren nicht erfassen lassen.

Rechtsventrikuläre Auswurffraktion

Die rechtsventrikuläre Funktion kann echokardiographisch, mit Radionuklidangiographie oder durch Thermodilution bestimmt werden. Die beiden ersten Techniken sind aufwendig und zur bettseitigen Überwachung ungeeignet. PA-Katheter mit schnell registrierenden Thermistoren ermöglichen die Bestimmung der rechtsventrikulären Auswurffraktion (RVEF) zusätzlich zum HMV aus der Thermodilutionskurve [6]. Aus HMV, Herzfrequenz und RVEF können das endsystolische und das enddiastolische Volumen des rechten Ventrikels berechnet werden. Diese Methode ist v. a. bei Intensivpatienten mit kardialen, pulmonalen und septischen Erkrankungen eingesetzt worden. Die Ansichten über ihren Stellenwert sind noch uneinheitlich [10, 19]. Die Validierung hat gezeigt, daß Arrhythmien, trikuspidale Regurgitationen, intrakardiale Shunts und Atemwegsdruckschwankungen die Genauigkeit beeinträchtigen. Die intraindividuelle Produzierbarkeit scheint deutlich besser als die interindividuelle zu sein. Die Genauigkeit der Methode nimmt deutlich zu, wenn in den rechten Ventrikel statt in den rechten Vorhof injiziert und der Thermistor direkt hinter die Pulmonalklappe plaziert wird [11].

Kontinuierliche und arterielle Thermodilution

Verschiedene Verfahren für die quasikontinuierliche HMV-Messung mittels Thermodilution sind in Erprobung. Erwähnt wurde bereits das von Yelderman [28] entwickelte Verfahren. Hier werden im rechten Ventrikel in einer bestimmten Abfolge kleine Heizimpulse erzeugt und aus den resultierenden Temperaturänderungen in der Pulmonalarterie durch Kreuzkorrelation eine Dilutionskurve errechnet, ohne daß eine Indikatorinjektion nötig ist. Eine Vereinfachung der herkömmlichen Technik ist durch den Verzicht auf einen PA-Katheter und die Temperaturmessung in einer Arterie möglich. Der Kältebolus wird durch einen zentralen Venenkatheter injiziert, und der Thermistor befindet sich in der A. femoralis oder radialis. Durch Anpassung der Auswertalgorithmen (v. a. Eliminierung des thermischen Rauschens) sollten zuverlässige und – wegen der zeitlichen Spreizung der Dilutionskurve – weitgehend atemzyklusunabhängige HMV-Werte berechnet werden können. Die Entwicklung geht dahin, daß solche Bestimmungen sogar mit Injektatvolumina von ca. 2 ml möglich sind, was eine häufige und automatisierte Wiederholung der Messung erlaubt.

Farbstoffdilution und intrathorakales Blutvolumen

Wird ein Farbstoff wie Indozyaningrün als Indikator in den rechten Vorhof gespritzt, verbleibt er im Gegensatz zu Kälte intravaskulär. Mit einem arteriell liegenden fiberoptischen Detektor für den Farbstoff kann zusätzlich zur Indikatordilutionskurve auch die mittlere Transitzeit zwischen Injektionsort (V. cava superior bzw. rechter Vorhof) und Meßort bestimmt werden. Das Produkt von „Dilutionsflow" (= HMV) und Transitzeit des Farbstoffs ergibt das Verteilungsvolumen des Farbstoffs. Dieses setzt sich zusammen aus den enddiastolischen Volumina von rechtem Vorhof und Ventrikel, linkem Vorhof und Ventrikel, pulmonalem Blutvolumen und dem arteriellen Volumen zwischen Aortenklappe und Meßort. Unter Vernachlässigung des arteriellen Teilvolumens erhält man so das intrathorakale Blutvolumen (ITBV), das zu etwa 75% vom Volumen der 4 Herzkammern bestimmt wird. Es liegt nahe, das ITBV als Maß für das Füllungsvolumen des Herzens zu verwenden. Erste Untersuchungen bei Patienten mit ARDS haben ergeben, daß die Größe eine wesentliche bessere Determinante des HMV als der ZVD oder der PCWP ist (Abb. 1). Als Korrelationskoeffizienten für ITBV und HMV wurden von

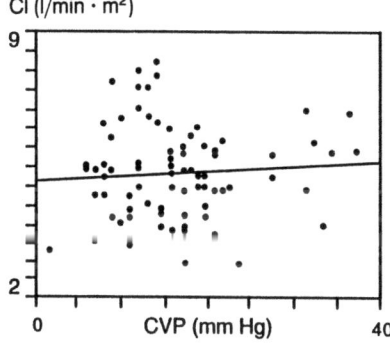
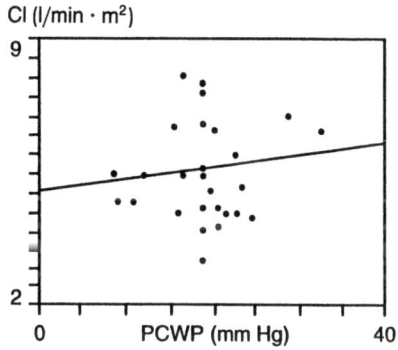
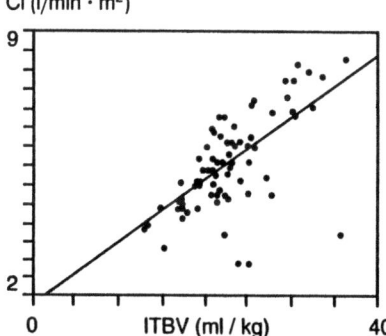

Abb. 1. Abhängigkeit des Herzindex (*CI*) von 3 verschiedenen Vorlastparametern. Für zentralen Venendruck (*CVP*) und intrathorakales Blutvolumen (*ITBV*) wurden 76 Bestimmungen bei 5 Patienten durchgeführt. Zwei dieser Patienten hatten einen Pulmonalarterienkatheter, so daß nur 27 Bestimmungen des pulmonalkapillären Verschlußdruckes (*PCWP*) möglich waren. Die linearen Regressionsgleichungen und Korrelationskoeffizienten sind:
CVP: $y = 5{,}18 + 0{,}01x$; $r = 0{,}06$,
PCWP: $y = 5{,}04 + 0{,}03x$; $r = 0{,}12$,
ITBV: $y = 1{,}61 + 0{,}16x$; $r = 0{,}68$

2 Arbeitsgruppen Werte von 0,39–0,68 gefunden, während diejenigen für ZVD bzw. PCWP und HMV zwischen −0,41 und 0,12 lagen. Wurden die Änderungen dieser Parameter oder nur die Werte einzelner Patienten analysiert, fanden sich noch engere Korrelationen [14, 29]. Die Verwendung von 2 Indikatoren, nämlich Farbstoff und Kälte, wird als Doppeldilutionstechnik bezeichnet. Damit lassen sich noch weitere und die Vorlast des Herzens genauer erfassende Parameter sowie das extravaskuläre Lungenwasser bestimmen.

Gegenwärtig ist der Stellenwert aller dieser Weiterentwicklungen der Dilutionsverfahren für die routinemäßige hämodynamische Überwachung nicht eindeutig zu beurteilen. Sie müssen noch eingehend experimentell und klinisch validiert werden. Ihr Einfluß auf Behandlung und Prognose des Patienten, ihre Nutzen-Schaden- und Kosten-Nutzen-Relation sind zu bestimmen. Deshalb ist die Anschaffung solch aufwendiger und sehr teurer Verfahren gegenwärtig nicht allgemein zu empfehlen [9, 26].

Zusammenfassung

Neben der klinischen Beobachtung sind die Elektrokardiographie, die Messung von Blutdruck und Herzfrequenz und die Beurteilung des peripheren Kreislaufs die Hauptstützen der hämodynamischen Überwachung. Invasive Druckmessungen in arteriellen, zentralvenösen und pulmonalarteriellen Gefäßen sind anzuwenden, wenn der kardiovaskuläre Status des Patienten oder der Eingriff dies erfordern. Über die Indikationen und das Kosten-Nutzen-Verhältnis des Pulmonalarterienkatheters gibt es gegenwärtig noch keine einheitliche Auffassung, u. a. mangels genügender wissenschaftlicher Daten. Dies gilt auch noch mehr für Weiterentwicklungen des Pulmonalarterienkatheters, wie beispielsweise die kontinuierliche Registrierung der gemischtvenösen O_2-Sättigung, die Messung der rechtsventrikulären Auswurffraktion und die quasikontinuierliche Thermodilution.

Die transösophageale Echokardiographie ermöglicht im Gegensatz zu herkömmlichen Monitoringmethoden die Bestimmung von Dimensionen, Volumina und Bewegungen. Auch sie ist bisher noch als Ergänzung und Erweiterung herkömmlicher Monitoringverfahren einzustufen und nicht als deren Ersatz.

Größe und Preis der Geräte und die Komplexität der Beurteilung begrenzen die Einsatzmöglichkeiten in der Routine. Neue Verfahren zur kontinuierlichen und zur nichtinvasiven Registrierung von arteriellem Druck und Herzminutenvolumen befinden sich im Stadium der Erprobung. Methoden zur Erfassung regionaler Perfusionsstörungen stehen noch nicht zur Verfügung.

Literatur

1. American College of Physicians/American College of Cardiology/American Heart Association Task Force on Clinical Privileges in Cardiology (1990) Clinical competence in hemodynamic monitoring. J Am Coll Cardiol 15:1460–1464
2. American Society of Anesthesiologists Task Force on Pulmonary Artery Catheterization (1993) Practice guidelines for pulmonary artery catherization. Anesthesiology 78:380–394
3. Balestra B, Malacrida R, Leonardi L, Suter P, Marone C (1992) Esophageal electrodes allow precise assessment of cardiac output by bioimpedance. Crit Care Med 20:62–67
4. Blanchard DG, Dittrich HC, Mitchell M, McCann HA (1992) Diagnostic pitfalls in transesophageal echocardiography. J Am Soc Echocardiogr 5:525–540
5. Clements FM (1992) Detection of myocardial ischemia using echocardiography. Int Anesthesiol Clin 30 (1):31–42
6. Dhainaut JF, Brunet F, Lanore JJ (1991) Validity and clinical applications of fast response thermistor for right ventricular ejection fraction monitoring. In: Dhainaut JF, Payen D (eds) Strategy in bedside hemodynamic monitoring (Update Intensive Care Emerg Med 11). Springer, Berlin Heidelberg New York, pp 58–71
7. Eisenberg MJ, London MJ, Leung JM et al. (1992) Monitoring for myocardial ischemia during noncardiac surgery. A technology assessment of transesophageal echocardiography and 12-lead electrocardiography. J Am Med Assoc 268:210–216
8. European Society of Intensive Care Medicine (1991) Expert panel: the use of the pulmonary artery catheter. Intensive Care Med 17:I–VIII
9. Franklin C (1993) Basic concepts and fundamental issues in technology assessment. Intensive Care Med 19:117–121
10. Hines R, Rafferty T (1993) Right ventricular ejection fraction catheter: toy or tool? Pro: a useful monitor. J Cardiothor Vasc Anesth 7:236–240

11. Imal T, Katoch K, Kani H, Fujita T (1991) Effects of injection site on the accuracy of thermal washout right ventricular ejection fraction measurements in clinical and modal investigations. Chest 99:436–443
12. Kemmotsu O, Ueda M, Otsuka H et al. (1991) Arterial tonometry for noninvasive, continuous blood pressure monitoring during anesthesia. Anesthesiology 75:333–340
13. Larson LO, Kyff JV (1989) The cost-effectiveness of Oximetrix pulmonary artery catheters in the postoperative care of coronary artery bypass graft patients. J Cardiothor Anesth 3:276–279
14. Lichtwarck-Aschoff M, Zeravik J, Pfeiffer UJ (1992) Intrathoracic blood volume accurately reflects circulatory volume status in critically ill patients with mechanical ventilation. Intensive Care Med 18:142–147
15. Nishikawa T, Dohi S (1993) Errors in the measurement of cardiac output by thermodilution. Can J Anaesth 40:142–153
16. Pearlman AS, Gardin JM, Martin RP et al. (1992) Guidelines for physician training in transesophageal echocardiography: recommendations of the American Society of Echocardiography Committee for Physician Training in Echocardiography. J Am Soc Echocardiogr 5:187–194
17. Qualitätssicherung in der Anästhesiologie (1989) Richtlinien der Deutschen Gesellschaft für Anästhesiologie und Intensivmedizin und des Berufsverbandes Deutscher Anästhesisten. Anästh Intensivmed 30:307–314
18. Ramsay JG (1993) Continuous cardiac output: myth or reality? Can J Anaesth 40:98–102
19. Schauble JF (1993) Right ventricular ejection fraction catheter: toy or tool? Con: a premature step. J Cardiothor Vasc Anesth 7:241–242
20. Schiller Z, Pasch T (1991) Servo-Plethysmomanometrie zum kontinuierlichen nichtinvasiven Blutdruckmonitoring. Anaesthesist 40:105–109
21. Siegel LC, Pearl RG (1992) Noninvasive cardiac output measurement: troubled technologies and troubled studies. Anesth Analg 74:790–792
22. Skarvan K (1993) Transesophageal echocardiography in cardiac anaesthesia. Curr Opinion Anaesthesiol 6:131–139
23. Spahn DR, Schmid ER, Tornic M et al. (1990) Noninvasive versus invasive assessment of cardiac output after cardiac surgery: clinical validation. J Cardiothor Anesth 4:46–59
24. Task Force on Guidelines of the Society of Critical Care Medicine (1988) Recommendations for services and personnel for delivery of care in a critical care setting. Crit Care Med 16:809–811
25. The International Task Force on Safety in the Intensive Care Unit (1993) International standards for safety in the intensive care unit. Crit Care Med 21:453–456
26. Tuman KJ, Invankovich AD (1993) High-cost, high-tech medicine: are we getting our money's worth? J Clin Anesth 5:168–177
27. Wesseling KH, deWit B, Settels JJ et al. (1992) Monitoring cardiac output continuously in the operating room and intensive care unit. In: Versprille A (Hrsg) Monitoring. Springer, Berlin Heidelberg New York, S 18–32 (Anaesthesiol Intensivmed, Bd 224)
28. Yelderman ML, Ramsay MA, Quinn MD et al. (1992) Continuous thermodilution cardiac output measurement in intensive care unit patients. J Cardiothor Vasc Anesth 6:270–274
29. Zollinger A, Pasch T (1993) Clinical importance of intrathoracic blood volume and lung water measurements in ARDS patients. Eur J Anaesthesiol 10:66–67

Therapie des nichtseptischen kardiogenen Kreislaufversagens

R. Griebenow

Die Darstellung der Behandlung des nichtseptischen kardiogenen Kreislaufversagens soll sich nachfolgend ganz überwiegend auf den kardiogenen Schock konzentrieren. Der kardiogene Schock als häufigste Ursache des nichtseptischen Kreislaufversagens ist definiert worden als Kombination aus

- arterieller Hypotonie: systolischer Blutdruck unter 80 mmHg (ohne Therapie) und unter 90–95 mmHg (mit Therapie),
- erniedrigtem Herzindex von $<2,5\,l/min \cdot m^2$, häufig $<2\,l/min \cdot m^2$,
- normalem, häufig erhöhtem linksventrikulärem Füllungsdruck, gemessen als Pulmonalkapillarverschlußdruck, von >12–$18\,mmHg$,
- Hinweisen auf periphere Organminderperfusion: Dabei ist die renale Minderperfusion mit der Entwicklung einer Oligurie und der Gefahr eines akuten Nierenversagens auch prognostisch bedeutsam ebenso wie eine dauerhaft erhöhte Laktatkonzentration. Ätiologisch spielen neben den unterschiedlichen Manifestationsformen und Komplikationen der koronaren Herzkrankheit die Endstadien primärer und sekundärer Kardiomyopathien eine besondere Rolle.

Ätiologie des kardiogenen Schocks

1) Koronare Herzkrankheit:
    - primär großer Myokardinfarkt,
    - Myokardinfarkt + frühe(r) Reinfarkt(e),
    - (kleiner) Infarkt bei vorgeschädigtem linken Ventrikel,
    - Myokardinfarkt bei Schock aus nichtkardialer Ursache,
    - großer Infarkt des rechten Ventrikels,
    - mechanische Komplikationen des Infarktes:
      a) Ventrikelruptur,
      b) Mitralinsuffizienz,
      c) Ventrikelseptumdefekt (VSD).
2) Kardiomyopathien:
    - primär,
    - sekundär.
3) Herzklappenvitien.

Die klinische Symptomatik ist abhängig vom Ausmaß der arteriellen Hypotonie einerseits und der pulmonalen Stauung andererseits. Am einen Ende der Skala steht somit das Lungenödem bei arterieller Normotonie, das gegensätzliche Extrem bildet das Low-output-Syndrom bei normalem Füllungsdruck, gekennzeichnet durch eine arterielle Hypotonie mit der steten Gefahr der Hypoperfusion, insbesondere von Niere (mit intermittierendem reversiblem Anstieg der Serumkreatininkonzentration bis hin zum Nierenversagen) und Gehirn (Schläfrigkeit, orthostatische Kollapsneigung). Am häufigsten findet sich eine Kombination aus pulmonaler Stauung und arterieller Hypotonie.

Für die Diagnosestellung ist ein Pulmonalarterienkatheter und die intraarterielle Blutdruckmessung Voraussetzung. Da die Therapieplanung und Therapiekontrolle sich wesentlich an den Parametern Vorlast, Nachlast (arterieller Blutdruck) und Höhe des Herzzeitvolumens orientieren, stellen diese Methoden mithin auch das Standardverfahren zur Monitorisierung von Patienten mit kardiogenem Schock dar. Ist die Grunddiagnose nicht bekannt, haben als nichtinvasive Methoden das Elektrokardiogramm und die Farbdopplerechokardiographie den höchsten Informationswert für die Akutdiagnostik.

Ist eine koronare Herzkrankheit Ursache des kardiogenen Schocks, so lassen sich folgende Möglichkeiten ursächlich differenzieren:

Es kann sich um einen primär großen Myokardinfarkt handeln, wobei eine Schockentwicklung in der Regel einen Verlust von mindestens 40% kontraktiler Muskelmasse voraussetzt. Weiterhin kann es sich um einen Myokardinfarkt handeln mit früher ein- oder mehrzeitiger Infarktausdehnung, was letztlich ebenfalls zum Bild eines großen Myokardinfarktes führt. Der isolierte ausgeprägte Rechtsherzinfarkt kann weiterhin ebenso zum kardiogenen Schock führen wie ein vergleichsweise relativ kleiner Infarkt bei allerdings bereits vorgeschädigtem linken Ventrikel. Darüber hinaus kann ein Myokardinfarkt bei manifestem oder drohendem Schock aus nichtkardialer Ursache diesen dann endgültig manifest werden lassen oder deletär verstärken. Unabhängig von der primären Größe des Infarktes sind die mechanischen Komplikationen des Herzinfarkts, die zusammengenommen in bedeutsamer Form in etwa 5% der Fälle zu beobachten sind, häufig mit der Entwicklung eines kardiogenen Schocks verbunden; dies gilt für die freie Ventrikelruptur, den postinfarziellen Ventrikelseptumdefekt und die postinfarzielle Mitralinsuffizienz.

Besteht bei einem Patienten ein Myokardinfarkt mit noch nicht eingetretenem kardiogenen Schock, so hat sich zwischenzeitlich zusätzlich zu den kontrollierten Studien zur Lysetherapie des akuten Myokardinfarktes auch an einem nichtselektionierten Krankengut und insbesondere bei Patienten in höheren Altersgruppen zeigen lassen, daß eine frühzeitige Thrombolysetheraphie die beste Prophylaxe des kardiogenen Schocks beim akuten Myokardinfarkt darstellt [10]. Ist dagegen ein kardiogener Schock bereits vor Behandlungsbeginn eingetreten, so hat die alleinige Anwendung der Lysetherapie bisher nur zu einer geringfügigen Senkung der sehr hohen Mortalitätsrate dieser Patienten führen können. Hier haben sich aufgrund mehrerer neuerer retrospektiver Studien Ansätze ergeben, daß eine wesentliche Senkung der Mortalitätsrate (von etwa 90% unter alleiniger pharmakologischer Therapie) durch eine Akutrevaskularisation mit sofortiger Ballondilatation zu erzielen ist (Senkung der Mortalitätsrate auf etwa 30% bei erfolgreicher PTCA) [5-7, 12].

Treten beim akuten Myokardinfarkt mechanische Komplikationen auf, so stellen die freie Ventrikelruptur und die akute schwere Mitralinsuffizienz in der Regel unverändert perakut letal verlaufende Ereignisse dar. Während für den postinfarziellen VSD bisher angestrebt wurde, den Operationszeitpunkt mit dem Ziel einer möglichst weitgehenden morphologischen Stabilisierung des Lokalbefundes so weit wie möglich hinauszuschieben, haben neuere Untersuchungen zeigen können, daß ein möglichst frühzeitiger operativer Verschluß des Ventrikelseptumdefektes (VSD) mit einem günstigen Verlauf einhergeht. Dabei weisen allerdings die Patienten, die zum Operationszeitpunkt im kardiogenen Schock waren, unverändert die relativ höchste Mortalität auf [4, 9, 15].

Die terminale Herzinsuffizienz auf dem Boden einer diffusen myokardialen Schädigung stellt weiterhin die Domäne der medikamentösen Therapie dar. Das Ziel der Behandlung ist es, einen ausreichenden Perfusionsdruck aufzubauen, mit dem ein möglichst großes Herzminutenvolumen die peripheren Organe perfundiert unter möglichst günstigen Vorlastbedingungen für das Herz. Hinsichtlich des arteriellen Drucks ist dabei das kritische Gleichgewicht zwischen einem ausreichend hohen Perfusionsdruck einerseits und der verminderten Nachlasttoleranz des insuffizienten Herzens andererseits zu berücksichtigen, die einen arteriellen Druck im niedrigsttolerierbaren Bereich erstrebenswert macht.

Für die Therapie der im kardiogenen Schock beobachteten Trias aus arterieller Hypotonie, erniedrigtem Herzindex und verminderter peripherer Organperfusion ergibt sich somit als Therapiehierarchie:

1) Stabilisierung des arteriellen Drucks mit vasokonstringierend wirkenden Katecholaminen,
2) Erhöhung des Herzminutenvolumens durch Einsatz positiv-inotroper Pharmaka,
3) Optimierung der Steigerung des Herzminutenvolumens und Verbesserung der peripheren Perfusion durch nachlastsenkende Medikamente.

Tabelle 1 gibt schematisch das Wirkprofil der katecholaminerg wirksamen Substanzen Dopamin, Dobutamin, Noradralin und Adrenalin wieder (nach [11]). Hieraus ergibt sich für die praktische Durchführung folgende Hierarchie des Einsatzes:

Tabelle 1. Akutwirkung von Sympathomimetika bei Herzinsuffizienz

	Herz		Gefäße		Dopaminerg
	Herzfrequenz	Kontraktilität	Vasokonstriktion	Vasodilatation	
Dopamin					
< 2 µg/kg · min	0	0	0	0	++++
2–5 µg/kg · min	++	++	0	0	0
5–10 µg/kg · min	++	++	++/+++	0	0
Dobutamin	+	++++	+	++	0
Noradrenalin	0/++	++/++++	++++	0	0
Adrenalin	++++	++++	++++	++/+++	0

1. Der vasokonstriktorische Effekt zur Beseitigung der arteriellen Hypotonie ist für Noradrenalin $\geq$ Adrenalin $>$ Dopamin.
2. Der positiv-inotrope Effekt zur Steigerung des Herzminutenvolumens ist für Dobutamin $>$ Dopamin (das allerdings in der subpressorisch wirksamen, die Nierendurchblutung steigernden Dosis stets als Begleitmedikation mitgeführt wird). Für die Auswahl und den zeitlichen Einsatz der nachfolgend zu schildernden Begleitmedikation ist entscheidend, daß der Einsatz aller genannten katecholaminerg wirksamen Substanzen so kurz wie möglich erfolgt, um
   a) nicht eine unerwünschte starke Vasokontriktion zu erzeugen oder
   b) infolge Toleranzentwicklung eine Abschwächung der Wirksamkeit hinnehmen zu müssen.

Als besonders wertvoll hat sich unter diesem Gesichtspunkt die Kombination der Katecholamine mit einem Phosphodiesterasehemmer aus der Gruppe der sog. Inodilatatoren bewährt mit dem Ziel, durch eine über einen von den Katecholaminen abweichenden Wirkmechanismus gesteigerte Kontraktilität und gleichzeitige Nachlastsenkung eine zusätzliche therapeutische Alternative bei Therapierefrakterität unter alleiniger Katecholamintherapie zur Verfügung zu haben. Gleichzeitig besteht hier eine Möglichkeit, nach erfolgter Stabilisierung der Situation unter Katecholamintherapie die Phosphodiesterasehemmer alternativ einzusetzen mit dem Ziel, Katecholamine einzusparen [1, 11, 16]. Darüber hinaus konnte unter Phosphodiesterasehemmern eine Verbesserung der pulmonalen Compliance beobachtet werden [8].

Während sich in der Therapie der chronischen Herzinsuffizienz die Nachlastsenkung als führendes Prinzip durchgesetzt hat, weisen neuere Berufe darauf hin, daß nach einer Stabilisierung der Situation durch den Einsatz von Katecholaminen möglichst frühzeitig auch der Übergang auf eine nachlastsenkende Medikation begonnen werden sollte: so konnten Brinkley et al. [2] bei Patienten mit „katecholaminabhängiger" Herzinsuffizienz durch den einschleichenden Beginn einer Begleittherapie mit Hydralazin eine stufenweise Reduktion der Katecholamindosis unter stabilen Kreislaufverhältnissen erreichen (s. Abb. 1).

Das Auftreten einer akuten Klappeninsuffizienz, in der Regel hervorgerufen durch eine Endokarditis, stellt unverändert die Indikation zur akuten chirurgischen Therapie dar. Die Behandlung von Patienten mit Klappenstenosen ist bisher eher unter einem palliativen Aspekt betrachtet worden [13, 14]. Cribier et al. [3] haben für Patienten mit Aortenstenose im kardiogenen Schock einen günstigen Effekt der Ballondilatation der Aortenklappe nachweisen können.

Literatur

1. Böhm M, Erdmann E (im Druck) Klinische Ergebnisse der Herzinsuffizienztherapie mit Inodilatatoren. In: Griebenow R, Gülker H, Dominiak P, Piper HM (Hrsg) Autonomes Nervensystem und Herz: Herzinsuffizienz. Thieme, Stuttgart
2. Brinkley PF, Starling RC, Hammer DF, Leier C (1991) Usefullness of hydralazine to withdraw from dobutamine in severe congestive heart failure. Am J Cardiol 68:1103–1106
3. Cribier A, Remadi F, Koning R, Rath P, Stix G, Letac B (1992) Emergency balloon valvuloplasty as initial treatment of patients with aortic stenosis and cardial shock. N Engl J Med 27:646

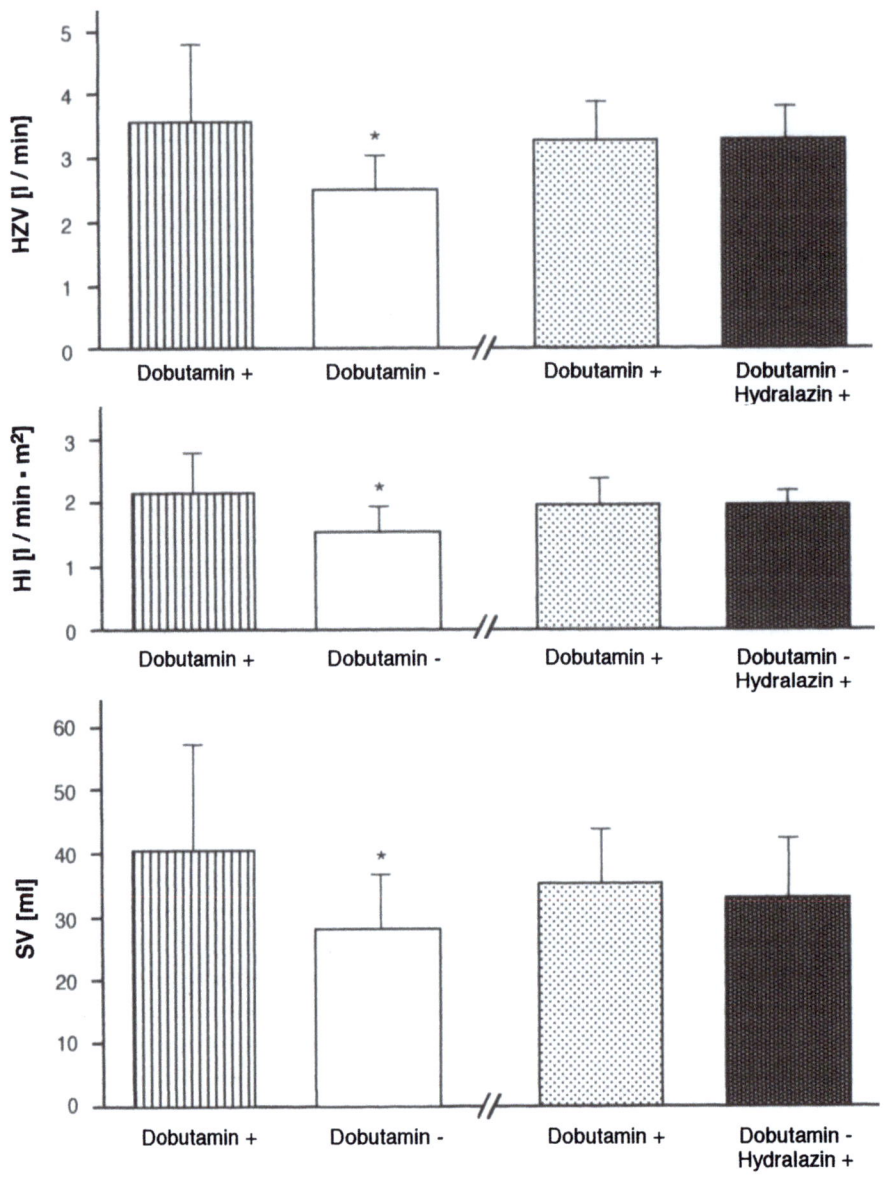

Abb. 1. a Dokumentation eines Abfalls von Schlagvolumen (*SV*) und Herzindex (*HI*) sowie des Herzminutenvolumens (*HZV*) unter Dobutaminentzug bei Patienten mit katecholaminbedürftiger Herzinsuffizienz (Säulen *1* und *2*). Erfolgt der Dobutaminentzug unter gleichzeitiger einschleichender Gabe von Hydralazin, so kann die Katecholamindosis bei gleichbleibend stabilen Kreislaufverhältnissen reduziert werden (Säulen *3* und *4*). (Nach [2]). **b** Unter alleinigem Entzug von Dobutamin Anstieg des totalen peripheren Widerstandes (*PCP*) und tendenzieller Anstieg des linksventrikulären Füllungsdrucks (*TPR*) (Säulen *1* und *2*). Erfolgt der Dobutaminentzug nach vorheriger Gabe von Hydralazin, so bleibt der totale periphere Widerstand stabil (Säulen *3* und *4*). (Nach [2])

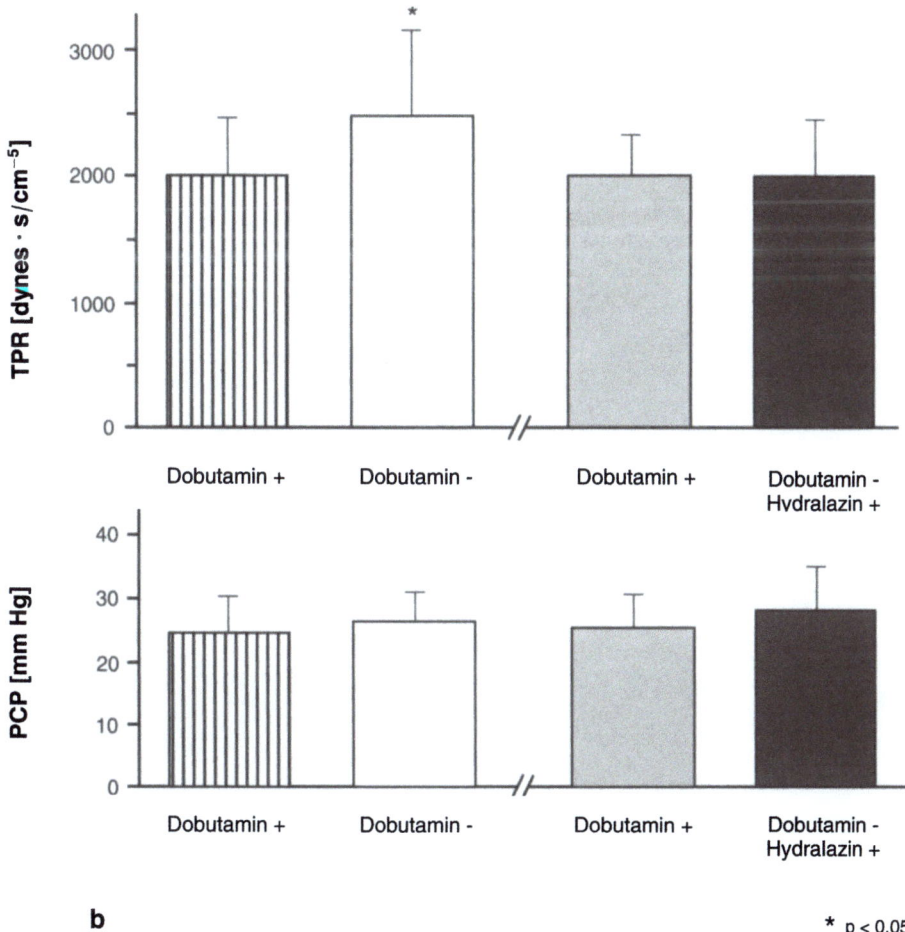

Abb. 1b

4. Dresdale AR, Paone G (1991) Surgical treatment of acute myocardial infarction. Henry Ford Hosp Med J 39:245–250
5. Gacioch GM, Ellis SG, Lee L, Bates ER, Kirsh M, Walton JA, Topol EJ (1992) Cardiogenic shock complicating acute myocardial infarction: the use of coronary angioplasty and the integration of the new support devices into patient mangement. JACC 19:647–652
6. Hibbard MD, Holmes DR, Bailey KR Jr, Reeder GS, Bresnahan JF, Gersh BG (1992) Percutaneous transluminal coronary angioplasty in patients with cardiogenic shock. JACC 19:639–646
7. Lee L, Erbel R, Brown TM, Laufer N, Meyer J. O'Neill W (1991) Multicenter registry of angioplasty therapy of cardiogenic shock: initial and long-term survival. JACC 17:599–603
8. Leeman M, Lejeune P, Melot C, Naeije R (1987) Reduction in pulmonary hypertension and in airway resistances by enoximone (MDL 17,043) in decompensated COPD. Chest 91:662–665
9. Parry G, Goudevenos J, Adams PC, Reid DS (1992) Septal rupture after myocardial infarction: is very early surgery really worthwhile? Eur Heart J 13:373–382
10. Ranjadayalan K, Umachandran V, Timmis AD (1992) Clinical impact of introducing thrombolytic and aspirin therapy into the management policy of a coronary care unit. Am J Med 92:233–238

11. Reithmann C, Werdan K (im Druck) Klinische Ergebnisse der einzelnen therapeutischen Prinzipien: Katecholamine. In: Griebenow R, Gülker H, Dominiak P, Piper HM (Hrsg) Autonomes Nervensystem und Herz: Herzinsuffizienz. Thieme, Stuttgart
12. Schreiber TL, Miller DH, Zola B (1989) Management of myocardial infarction shock: current status. Am Heart J 117:435–443
13. Serruys PW, Luijten HE, Beatt KJ, DiMario C, de Feyter PJ, Essed CE, Roelandt JRTC, Van Den Brand M (1988) Percutaneous ballon valvuloplasty for calcific aortic stenosis. A treatment 'sine cure'? Eur Heart J 9:782–794
14. Shaw TRD, McAreavey D, Essop AR, Flapan AD, Elder AT (1992) Percutaneous ballon dilatation of the mitral valve in patients who were unsuitable for surgical treatment. Br Heart J 67:454–459
15. Skillington PD, Luff AJ, Dawkins KD, Lamb RK, Monro JL (1990) Surgical treatment for infarct-related ventricular septal defects. J Thorac Cardiovasc Surg 99:798–808
16. Vincent J-L, Carlier E, Berré J, Armistead CW, Kahn RJ, Coussaert E, Cantraine F (1988) Administration of enoximone in cardiogenic shock. Am J Cardiol 419–423

Therapie des perioperativ auftretenden nichtseptischen, nichtkardiogenen Kreislaufversagens

A. Goertz

Im folgenden soll die Rede sein von Zuständen einer krisenhaften, passageren Kreislaufinsuffizienz, die beim anästhesierten Patienten auch ohne präexistierende Kreislauferkrankung auftreten können. Beispielhaft sollen genannt werden

1) die intraoperativ auftretende „orthostatische" Hypotension,
2) die durch relative oder absolute Überdosierung von Inhalationsanästhetika verursachte Kreislaufinsuffizienz,
3) die arterielle Hypotension, die während einer rückenmarknahen Leitungsanästhesie auftreten kann, und schließlich
4) das „Eventerationssyndrom" als Beispiel für eine arterielle Hypotension, die durch operationsbedingte Einschwemmung vasoaktiver Substanzen verursacht wird.

Nicht berücksichtigt wird das septische Kreislaufversagen, das an anderer Stelle abgehandelt wird. Ebensowenig sollen Zustände reiner Hypovolämie besprochen werden, für die Volumensubstitution die Therapie der Wahl ist und für die Verabreichung kreislaufwirksamer Medikamente allenfalls eine überbrückende oder adjuvante Maßnahme darstellt.

Den vorgestellten Zuständen gemein ist, daß sie kurzfristig zu schweren Hypotensionen führen können und daß ihr Auftreten durch die anästhesiebedingte Einschränkung der Kreislaufregulation begünstigt wird. Zunächst soll daher auf die Einschränkung der Kreislaufregulation durch die verschiedenen Anästhesieverfahren bzw. Anästhetika eingegangen werden. Typischerweise erfordern die genannten Situationen eine rasche Intervention, sind aber andererseits bei kreislaufgesunden Individuen oft nur von kurzer Dauer. Aus diesem Grund wird häufig die i.v. Bolusgabe einer kreislaufwirksamen Substanz der kontinuierlichen Applikation vorgezogen. Wir werden uns deshalb im folgenden auf die Besprechung solcher Substanzen beschränken, die typischerweise als i.v. Bolus verabreicht werden. Anhand der schon genannten Beispiele sollen schließlich differentialtherapeutische Überlegungen zu deren Anwendung angestellt werden.

Anästhesiebedingte Einschränkung der Kreislaufregulation

Im Rahmen der Akutregulation des arteriellen Blutdrucks kommt dem Barorezeptorenreflex eine zentrale Bedeutung zu. So registrieren Dehnungsrezeptoren, die in der Wand der herznahen Arterien lokalisiert sind, eine Veränderung des transmuralen arteriellen Drucks und leiten die entsprechenden Afferenzen in die medullären und supramedullären Zentren. Über eine Modulation von Vagotonus und Sympathikotonus werden die Stellglieder dieses Regelkreises, d. h. Frequenz und Kontraktilität des Herzens, sowie der Tonus der glatten Gefäßmuskulatur verändert, um die Zielgröße arterieller Blutdruck auf den Sollwert zu bringen [36]. Die Funktion dieses Regelkreises wird beschrieben durch seine Sensitivität und seinen „set point". So ergibt sich die Sensitivität am Beispiel der Baroreflexkontrolle der Herzfrequenz aus dem Ausmaß der Herzfrequenzveränderung in Relation zur Veränderung des arteriellen Mitteldrucks. Eine Veränderung des „set point" bedeutet eine Verschiebung des Bereichs höchster Empfindlichkeit (linearer Abschnitt einer sigmoiden Beziehung zwischen Herzfrequenzänderung und Blutdruckveränderung) in Richtung auf höhere oder niedrigere Blutdruckwerte.

Praktisch alle gebräuchlichen Anästhetika haben Einfluß auf den Barorezeptorenreflex. Für die volatilen Anästhetika Halothan, Enfluran und Isofluran ist seit einiger Zeit eine erhebliche Reduktion der Baroreflexsensitivität bekannt [14, 19, 47, 50, 54, 62, 74]. Ähnliche Effekte haben Barbiturate wie Thiopental [12, 22] oder Methohexital [14]. Eine geringer ausgeprägte Verminderung der Baroreflexsensitivität weisen Lachgas [20], Fentanyl [49], Morphin/Diazepam [37] sowie Ketamin [38] auf. Für Etomidat wird von einer leicht verminderten Sensitivität [21] bzw. von einer unbeeinträchtigen Baroreflexfunktion [23] berichtet. Ebenso kontroverse Befunde existieren über Propofol, für das eine unveränderte Baroreflexsensitivität mit gleichzeitigem „resetting" (in Richtung auf niedrigere Blutdruckwerte) beschrieben wird [18]. Dagegen wird von anderen Untersuchern eine deutliche Verminderung der Baroreflexsensitivität gefunden [5, 23].

Bekannt ist seit langem, daß rückenmarknahe Leitungsanästhesien einen erheblichen Einfluß auf die Blutdruckhomöostase haben können. Das Ausmaß der Kreislaufdepression ist dabei wesentlich von der Ausdehnung der Sympathikusblockade abhängig. Zu beachten ist, daß auch bei einer Beschränkung des epiduralen Blocks auf einige Thorakalsegmente eine Herabsetzung des Sympathikotonus distal davon resultiert [33, 55]. Bei einer Einbeziehung des kardialen Sympathikus kommt es auch bei herzgesunden Individuen zu einer Verminderung der Kontraktilität [29] und zu einer Beeinträchtigung der baroreflexvermittelten Herzfrequenzkontrolle [27]. Bei der Epiduralanästhesie ist prinzipiell auch der Einfluß systemisch resorbierten Lokalanästhetikums zu beachten.

Für die Beeinflussung der kardiopulmonalen Reflexe des Niederdrucksystems durch Anästhesie bzw. Anästhetika existieren nur vereinzelte Befunde. Maßnahmen, die den systemischen venösen Rückstrom vermindern, wie eine lumbale Epiduralanästhesie [4] oder eine Oberkörperhochlagerung [6], führen zu einer Erhöhung der Sensitivität des arteriellen Barorezeptorenreflexes sowohl bei Blutdruckanstieg als auch bei Blutdruckabfall. Allgemein scheinen die kardiopulmonalen Reflexe des Niederdrucksystems und der arterielle Barorezeptorenreflex in der Weise zu interagieren, daß die Sensitivität des einen erhöht ist, wenn der Einfluß des anderen vermindert oder aufgehoben ist [1].

Verwendete Substanzen

Die international wohl gebräuchlichsten bolusweise applizierten Sympathikomimetika sind Phenylephrin und Ephedrin. Phenylephrin, ein Vasopressor mit fast ausschließlicher Wirkung auf α_1-Rezeptoren, hat in angelsächsischen Ländern ein breites Indikationsspektrum gefunden [58]. Es dient zur kurzfristigen Anhebung des arteriellen Blutdrucks bei Narkosen [60], rückenmarknahen Leitungsanästhesien [15, 46] und der Kombination beider Verfahren [78]. Selbst in der geburtshilflichen Anästhesie findet es vereinzelt Anwendung [46, 57]. Im Rahmen der Kardiochirurgie dient es der Anhebung des koronaren Perfusionsdrucks insbesondere bei Patienten mit koronarer Herzerkrankung und solchen mit valvulären Aortenstenosen [35, 51].

Bedenken sind in letzter Zeit gegenüber der Anwendung eines reinen Vasopressors bei Patienten mit koronarer Herzerkrankung erhoben worden. Sowohl die kontinuierliche als auch die bolusweise Applikation von Phenylephrin führt zu einer erheblichen Steigerung der linksventrikulären Wandspannung verbunden mit einer Verminderung der Herzauswurfleistung [28, 60, 67]. Von einer Arbeitsgruppe wurde das Neuauftreten von Wandbewegungsstörungen nach Gabe von Phenylephrin berichtet, die als Hinweis auf eine myokardiale Ischämie gewertet wurden [67].

Wie Phenylephrin hat Ephedrin v. a. in den angelsächsischen Ländern eine weite Verbreitung gefunden, wobei die wichtigsten Indikationsgebiete im Bereich der rückenmarknahen Leitungsanästhesien liegen [39, 68]. Ephedrin besitzt eine direkte und indirekte Wirkung auf adrenerge α- und β-Rezeptoren [2, 17], wobei die indirekte Wirkung in einer zentralen Stimulation, einer peripheren postsynaptischen Noradrenalinfreisetzung und in einer Hemmung der neuronalen Noradrenalinwiederaufnahme besteht [17, 68, 76]. Die blutdrucksteigernde Wirkung von Ephedrin beruht wesentlich auf der Steigerung des Herzminutenvolumens. Diese ist Resultat einer positiv-inotropen Wirkung [2, 17, 25, 57, 79] und eines konstringierenden Effekts auf die Kapazitätsgefäße [13, 57] mit konsekutiver Erhöhung der linksventrikulären Vorlast. Der Einfluß von Ephedrin auf den peripheren Gefäßwiderstand (SVR) wird kontrovers diskutiert. Überwiegend wird von einer Erhöhung des SVR [7, 13, 25, 31, 48, 71], von einigen Autoren jedoch auch über einen verminderten [2, 17, 79] oder unveränderten SVR [57] berichtet. Möglicherweise kommt es auch zu einer biphasischen Wirkung mit initialer Verminderung des SVR im Rahmen einer überwiegenden, initialen β-adrenergen Stimulation mit anschließender Normalisierung durch die dann einsetzende α-adrenerge Wirkung [48]. Ebenso unterschiedlich wird die Wirkung von Ephedrin auf die Herzfrequenz beurteilt [68]. Aufgrund eigener Erfahrungen kann in den meisten Fällen von einer geringradig gesteigerten Herzfrequenz ausgegangen werden. Besondere Erwähnung verdient die Normalisierung einer durch Epiduralanästhesie herabgesetzten Splanchnikusperfusion durch Ephedrin [31].

Ebenso wie Ephedrin ist auch Etilefrin (Effortil) ein kombinierter α- und β-Agonist mit herzzeitvolumensteigernder Wirkung. Der Einfluß auf den peripheren Gefäßwiderstand besteht in einer geringradigen Erhöhung und kann wie bei Ephedrin einen biphasischen Verlauf zeigen [48]. Beide Substanzen scheinen gleichermaßen geeignet zu sein, den Blutdruck während einer Epiduralanästhesie [48] oder einer Spinalanästhesie [73] anzuheben. Im Gegensatz zu Ephedrin scheint jedoch die Wirkung von Etilefrin auf die venösen Kapazitätsgefäße gering zu sein [7,

70, 80]. Die steigernde Wirkung auf das zentrale Blutvolumen, die Etilefrin besitzt, scheint im wesentlichen auf einer Vasokonstriktion im Splachnikusgebiet zu beruhen [70].

Das Wirkungsprofil von Norfenefrin (Novadral) ähnelt dem von Phenylephrin. Seine blutdrucksteigernde Wirkung wird im wesentlichen durch eine Erhöhung des peripheren Gefäßwiderstandes hervorgerufen [7, 48]. Dabei kommt es zu einer baroreflexvermittelten Verminderung der Herzfrequenz und zu einem Abfall des Herzzeitvolumens. Die blutdrucksteigernde Wirkung scheint gegenüber Etilefrin und Ephedrin von kürzerer Dauer zu sein [48].

Akrinor, ein Mischpräparat bestehend aus Cafedrinhydrochlorid und Theodrenalinhydrochlorid ist v. a. im deutschsprachigen Raum gebräuchlich. Ebenso wie Ephedrin besitzt es eine Wirkung auf α- und β-Rezeptoren. Seine blutdrucksteigernde Wirkung scheint gleichermaßen auf einer Erhöhung des peripheren Gefäßwiderstandes und einer Herzzeitvolumenerhöhung zu beruhen [7, 48].

Überlegungen zur praktischen Anwendung

„Orthostatische" Hypotension

Einige operative Eingriffe etwa im Rahmen der Neurochirurgie verlangen eine Oberkörperhochlagerung des anästhesierten Patienten. Eine solche Lagerung führt regelmäßig zu einem Abfall des arteriellen Blutdrucks, der gelegentlich trotz ausreichender Volumenzufuhr interventionsbedürftige Bereiche erreicht [44]. In Fällen, in denen eine nur kurzzeitige Intervention erforderlich ist (etwa in der Zeitspanne zwischen Lagerung und Beginn der chirurgischen Stimulation), wird die i.v. Bolusgabe von Vasopressoren vom Phenylephrin-Typ empfohlen [45, 65]. Bevorzugt werden sollten hierbei Substanzen, bei denen eine Wirkung auf die venösen Kapazitätsgefäße nachgewiesen wurde [43]. Dauert die Notwendigkeit, den Blutdruck pharmakologisch anzuheben, jedoch an, so sollten, v. a. in Hinblick auf die Perfusion der Splanchnikusorgane, auf die wiederholte oder gar kontinuierliche Verabreichung reiner Vasopressoren verzichtet werden und statt dessen Substanzen mit β-adrenerger Wirkungskomponente eingesetzt werden.

Durch Inhalationsanästhetika induzierte Hypotension

Eine durch Inhalationsanästhetika verursachte arterielle Hypotension hat beim normovolämischen, kardial gesunden Patienten prinzipiell 2 Komponenten: die periphere Vasodilatation und die Verminderung des Herzzeitvolumens. Bei Halothan steht die kardiodepressive Wirkung im Vordergrund, obwohl auch hier eine signifikante Vasodilatation besteht [59]. Bei Enfluran spielen beide Mechanismen gleichermaßen eine Rolle, und bei Isofluran dominiert die Vasodilatation, während das Herzzeitvolumen unverändert bleibt [24]. Allerdings darf daraus nicht geschlossen werden, daß bei Isofluran der negativ-inotrope Effekt fehlt; vielmehr wird dieser kaschiert durch die gleichzeitige Nachlastverminderung für den linken Ventrikel [16, 53]. Als Konsequenz sollte deshalb die pharmakologische Intervention – auch bei der isofluraninduzierten Hypotension – in der Gabe von Substanzen mit β-adrenerger Wirkungskomponente wie Ephedrin, Akrinor oder Etilefrin bestehen.

Arterielle Hypotension bei rückenmarknaher Leitungsanästhesie

Vielfältige Untersuchungen existieren über den Einsatz sympathikoadrenerger Substanzen bei der Spinal- und bei der Epiduralanästhesie. Anwendung fanden dabei Dopamin [40, 41], Dobutamin [42], Adrenalin [52, 61], Noradrenalin [41], Ephedrin [15, 25, 26, 31, 66, 77, 78], Phenylephrin [15, 57, 72, 75, 78], Methoxamin [78, 79], Isoproterenol [52], Etilefrin [48, 70], Norfenefrin [48], Akrinor [48], Amezinium [48] und Dihydroergotamin [70]. Eine rückenmarknahe Leitungsanästhesie vermindert den systemischen venösen Rückstrom und damit die kardiale Vorlast [69] und reduziert in Abhängigkeit von der Ausdehnung des Blocks den peripheren Gefäßwiderstand [8, 9]. Außerdem kann sie durch Beteiligung des kardialen Sympathikus bzw., im Fall Epiduralanästhesie, auch durch systemische Wirkung des resorbierten Lokalanästhetikums eine negativ-inotrope Wirkung haben [29]. Besondere Beachtung verdient das Splanchnikusgebiet, das unter Epiduralanästhesie eine kompensatorische Minderperfusion erfahren kann [3].

Der Forderung, möglichst allen diesen Mechanismen gerecht zu werden, am nächsten kommt Ephedrin. Weniger geeignet sind überwiegend vasokonstriktorisch wirkende Substanzen wie Phenylephrin oder Norfenefrin. Etilefrin scheint einen ungünstigen Effekt auf die Splanchnikusperfusion zu haben [70], und für Akrinor sind uns entsprechende Untersuchungen nicht bekannt.

Die pharmakologische Intervention bei arteriellen Hypotensionen im Rahmen der geburtshilflichen Anästhesie ist von besonderer Bedeutung, weil hier auch kurzdauernde Hypotensionen nicht toleriert werden können [32, 79] und daher oft nicht die Zeit bleibt, durch Volumenzufuhr eine Anhebung des arteriellen Drucks zu erreichen. Beim Wirkungsprofil der in Frage kommenden Substanzen steht die Wirkung auf die Uterusperfusion im Vordergrund. Mittel der Wahl ist hier eindeutig Ephedrin, wohingegen für reine Vasopressoren im Tierexperiment eine Verminderung des uteroplazentaren Flusses gefunden wurde [56]. Neuere, am Menschen erhobene Befunde deuten darauf hin, daß die Gabe von Phenylephrine [57] oder Methoxamin [79] bei einer im Rahmen einer geburtshilflichen Epiduralanästhesie auftretenden Hypotension weder zu einer fetalen Azidose noch zu einer Einschränkung des neonatalen APGAR-Scores führt. Daraus kann sicher keine generelle Empfehlung zur Gabe reiner Vasopressoren in der geburtshilflichen Anästhesie abgeleitet werden. Vielmehr ergibt sich die Möglichkeit, bei Gebärenden mit vorbestehender Kontraindikation gegenüber β-mimetisch wirkenden Substanzen (etwa bei stenosierenden Vitien) die Gabe reiner Vasopressoren in Erwägung zu ziehen.

Hervorgehoben werden sollte ein kürzlich mitgeteilter Befund, daß eine uteroplazentare Minderperfusion über die (kurze) Dauer einer Hypotension hinaus bestehen bleiben kann, daß also auch bei rascher Wiederherstellung eines suffizienten arteriellen Drucks die ursprüngliche uteroplazentare Perfusion nicht wieder erreicht wird [79]. Daraus ergibt sich eindeutig die Forderung, frühzeitig zu intervenieren, bevor eine manifeste Hypotension eingetreten ist, und ggf. auch die prophylaktische Gabe von Ephedrin in Betracht zu ziehen.

Eventerationssyndrom

Als Folge einer intraoperativen Manipulation am Mesenterium des Dünndarms („mesenteric traction") kommt es zur Freisetzung von vasoaktiven Mediatoren wie Prostazyklin [11, 31, 35, 63]. Klinisch imponiert ein Gesichtsflush mit Abfall des peripheren Gefäßwiderstands, Abfall des arteriellen Blutdrucks und kompensatorischen Anstieg von Herzfrequenz und Herzzeitvolumen [30, 64]. Die Dauer und das Ausmaß der Hypotension hängen naturgemäß vom operativen Vorgehen ab, scheinen aber auch vom Grad der anästhesiebedingten Einschränkung der Kreislaufregulation beeinflußt zu sein. So haben wir die schwersten Hypotensionen bei Kombination einer ausgedehnten Epiduralanästhesie mit einer Narkose gesehen.

In solchen Situationen hat sich die Gabe von Substanzen mit überwiegend β-stimulierender Wirkung wie Ephedrin oder Akrinor ebenso wie die alleinige Volumensubstitution nicht bewährt. Dagegen führen kurzwirksame Vasopressoren wie Phenylephrin zu einer raschen Normalisierung des peripheren Gefäßwiderstandes ohne die Gefahr einer zu lang anhaltenden Wirkung.

Dem Eventerationssyndrom kann effektiv vorgebeugt werden durch präoperative Gabe des Zyklooxygenasehemmers Ibuprofen [11, 34]. Unter Beachtung der Kontraindikationen für Ibuprofen sollte von dieser Möglichkeit immer dann Gebrauch gemacht werden, wenn beim geplanten operativen Vorgehen ein Eventerationssyndrom zu erwarten ist.

Zusammenfassung

1) Gerade für den herzgesunden Patienten in Narkose gilt die Regel „in doubt give volume".
2) Für die meisten der beispielhaft aufgeführten Situationen, bei denen eine solche Volumengabe nicht ausreicht, erscheint eine Substanz mit kombinierter α- und β-Rezeptorenstimulation (wie Ephedrin) das Mittel der Wahl zu sein.
3) Reine Vasopressoren erscheinen nur indiziert in Situationen, in denen der periphere Gefäßwiderstand stark erniedrigt ist. Als Beispiel kann das Eventerationssyndrom genannt werden.

Literatur

1. Abboud FM (1983) Interaction of cardiovascular reflexes in circulatory control. In: Shepherd JT, Abboud FM. Handbook of physiology, sec 2: the cardiovascular system, vol 3. American Physiological Society, Bethesda, p 675
2. Andersen TW, Gravenstein JS (1964) Mephentermine and ephedrine in man. A comparative study on cardiovascular effects. Clin Pharmacol Ther 5:281
3. Arndt JO, Höck A, Stanton-Hicks M, Stühmeier K-D (1985) Peridural anesthesia and the distribution of blood in supine humans. Anesthesiology 63:616
4. Baron J-F, Decaux-Jacolot A, Edouard A, Berdeaux A, Samili K (1986) Influence of venous return on baroreflex control of heart rate during lumbar epidural anethesia in humans. Anesthesiology 64:188
5. Berens RJ, Ebert TJ, Kampine JP (1990) Inhibition of sympathetic neural outflow contributes to the hypotension during propofol induction in humans. Anesthesiology 73:A343

6. Billman GE, Dickey DT, Teoh KK, Stone HL (1981) Effects of central venous blood volume shifts on arterial baroreflex control of heart rate. Am J Physiol 241:H571
7. Boldt J, Müller H, Börner U, Kling D, Moosdorf R, Hempelmann G (1986) Untersuchungen zur isolierten Beeinflussung des Gefäßsystems durch verschiedene blutdrucksteigernde Medikamente (Akrinor^R, Etilefrin, Ephedrin, Norfenefrin, Amezinium) während der extrakorporalen Zirkulation beim Menschen. Anaesthesist 35:93
8. Bonica JJ, Akamatsu TJ, Berges PU, Morikawa K, Kennedy WF (1971) Circulatory effects of peridural block. Anesthesiology 34:514
9. Bonica JJ, Berges PU, Marikawa K (1979) Circulatory effects of peridural block: effects of level of analgesia and dose of lidocaine. Anesthesiology 33:619
10. Boros SJ (1979) Variations in inspiratory: expiratory ratio and airway pressure wave form during mechanical ventilation: The significance of mean airway pressure. J Pediatr 94:114
11. Brinkmann A, Wolf CF, Walther F, Oettinger W, Seeling WD (1991) „Mesenteric-traction-syndrome" – Aspects of pathophysiology and treatment. Anesthesiology 75 (Suppl):A161
12. Bristow JD, Prys-Roberts C, Fisher A, Pickering TG, Sleight P (1969) Effects of anesthesia on baroreflex control of heart rate in man. Anesthesiology 31:422
13. Butterworth JF, Piccione W, Berrizbeitia LD, Dance G, Shemin RJ, Cohn LH (1986) Augmentation of venous return by adrenergic agonists during spinal anesthesia. Anesth Analg 65:612
14. Carter JA, Clarke TNS, Prys-Roberts C, Spelina KR (1986) Restoration of baroreflex control of heart rate during recovery from anesthesia. Br J Anaesth 58:415
15. Chestnut DH, Vincent RD, Sipes SL, DeBruin CS, Bleuer SA, Chatterjee P (1991) Which vasopressor should one give to treat hypotension during magnesium sulfate infusion and epidural anesthesia. Anesthesiology 75:A824
16. Coetzee A, Fourie P (1987) Effect of halothane, enflurane, and isoflurane on the end-systolic pressure-length relationship. Can J Anesth 34:351
17. Cohn JN (1965) Comparative cardiovascular effects of tyramine, ephedrine, and norepinephrine in man. Circ Res 61:174
18. Cullen PM, Turtle M, Prys-Roberts C, Way WL, Dye J (1987) Effect of Propofol anesthesia on baroreflex activity in humans. Anesth Analg 66:1115
19. Duke PC, Fownes D, Wade JG (1977) Halothane depresses baroreflex control of heart rate in man. Anesthesiology 46:184
20. Ebert TJ (1990) Differential effects of nitrous oxide on baroreflex control of heart rate and peripheral sympathetic nerve activity in humans. Anesthesiology 72:16
21. Ebert TJ, Kanitz DD, Berens RJ, Kampine JP (1990) Etomidate induction maintains sympathetic outflow in humans: direct observations from sympathetic recordings. Anesthesiology 73:A342
22. Ebert TJ, Kanitz DD, Kampine JP (1990) Inhibition of sympathetic neural outflow during thiopental anesthesia in humans. Anesth Analg 71:319
23. Ebert TJ, Muzi M, Berens R, Golf D, Kampine JP (1992) Sympathetic responses to induction of anesthesia in humans with propofol or etomidate. Anesthesiology 76:725
24. Eger II EI (1984) The pharmacology of isoflurane. Br J Anaesth 56:S71
25. Engberg G, Wiklund L (1978) The circulatory effects of intravenously administered ephedrine during epidural blockade. Acta Anaesth Scand 66 (Suppl):27
26. Engberg G, Wiklund L (1978) The use of ephedrine for prevention of arterial hypotension during epidural blockade. Acta Anaesth Scand Suppl 66:1
27. Goertz A, Heinrich H, Seeling W (1992) Baroreflex control of heart rate during high thoracic epidural anaesthesia. Anaesthesia 47:984
28. Goertz AW, Lindner KH, Seefelder C, Schirmer U, Beyer M, Georgieff M (1993) Effect of phenylephrine bolus administration on global left ventricular function in patients with coronary artery disease and patients with valvular aortic stenosis. Anesthesiology 78:834–841
29. Goertz A, Seeling W, Heinrich H, Lindner KH, Schirmer U (1993) Influence of high thoracic epidural anaesthesia on left ventricular contractility assessed using the end-systolic pressure length relationship. Acta Anaesthesiol Scand 37:38
30. Gottlieb A, Butkus A, Skrinska V, Augereau JP, O'Hara P, Boutros A (1989) The role of protacyclin in the mesenteric traction syndrome during anesthesia for abdominal aortic reconstructive surgery. Ann Surg 209:363

31. Greitz T, Andreen M, Irestedt L (1984) Effects of ephedrine on haemodynamics and oxygen consumption in the dog during high epidural block with special reference to the splanchnic region. Acta Anaesthesiol Scand 28:557
32. Hollmén AI, Jouppila R, Albright GA, Jouppila P, Vierola H, Koivula A (1984) Intervilous blood flow during caesarean section with prophylactic ephedrine and epidural anesthesia. Acta Anaesthesiol Scand 28:396
33. Hopf H-B, Weißbach B, Peters J (1990) High thoracic segmental epidural anesthesia diminishes sympathetic outflow to the legs, despite restriction of sensory blockade to the upper thorax. Anesthesiology 73:882
34. Hudson JC, Wurm H, O'Donnel TF Jr, Kane FR, Mackay WC, Su Y-F, Watkins WD (1990) Ibuprofen pretreatment inhibits prostacyclin release during abdominal exploration in aortic surgery. Anesthesiology 72:443
35. Jackson JM, Thomas SJ (1987) Valvular heart disease. In: Kaplan JA (ed) Cardiac anesthesia, 2nd edn, vol 2. Grune & Stratton, New York, p 589
36. Kirchheim HR (1976) Systemic arterial baroreceptor reflexes. Physiol Rev 56:100
37. Kotry KJ, Ebert TJ, Vucins EJ, Roerig DL, Kampine JP (1984) Baroreceptor reflex control of heart rate during morphine sulfate, diazepam, N_2O/O_2 anesthesia in humans. Anesthesiology 61:558
38. Lackner F, Griessner R, Khosropour R, Zimpfer M (1986) Die Barorezeptorenkontrollfunktion bei der Notfallanästhesie unter besonderer Berücksichtigung von Ketamin. Anästh Intensivmed 27:268
39. Lawson NW, Wallfish HK (1986) Cardiovascular pharmacology: a new look at the „pressors". In: Stoelting RK, Barash PG, Gallagher TJ (eds) Advances in anesthesia. Year Book Medical Publishers, Chicago, p 195
40. Lundberg J, Nogren L, Thomson D, Werner O (1987) Hemodynamic effects of dopamin during thoracic epidural analgesia in man. Anesthesiology 66:641
41. Lundberg J, Biber B, Martner J, Raner C, Vinsö O (1991) Dopamine or norepinephrine infusion during thoracic epidural anesthesia? Differences in hemodynamic effects and plasma norepinephrine levels. Anesthesiology 75:A740
42. Takasaki M, Hatano M, Nakamura Y, Kosaka Y (1986) Evaluation of ephedrine, dopamine and dobutamin for circulatory depression with thoracic epidural analgesia in geriatric patients. Masui 35:1212
43. Marino RJ, Romagnoli A, Keats AS (1975) Selective venoconstriction by dopamine in comparison with isoproterenol and phenylephrine. Anesthesiology 43:570
44. Marshall WK, Bedford RF, Miller ED (1983) Cardiovascular responses in the seated position – impact of four anesthetic techniques. Anesth Analg 62:648
45. Martin JT (1992) Patient positioning. In: Barash PG, Stoelting RK (eds) Clinical anesthesia, 2nd edn. Lipincott, Philadelphia, p 709
46. Moran DH, Perillo M, Bader AM, Datta S (1989) Phenylephrine in treating maternal hypotension secondary to spinal anesthesia (Abstr). Anesthesiology 71:A857
47. Morton M, Duke PC, Ong B (1980) Baroreflex control of heart rate in man awake and during enflurane and enflurane-nitrous oxide anesthesia. Anesthesiology 52:221
48. Müller H, Brähler A, Börner U, Boldt J, Stoyanov M, Hempelmann G (1985) Hämodynamische Veränderungen nach der Bolusgabe verschiedener Vasopressiva zur Blutdruckstabilisierung bei Periduralanaesthesie. Regional-Anaesthesie 8:43
49. Murat I, Levron J-C, Saint-Maurice C (1988) Effects of fentanyl on baroreceptor reflex control of heart rate in newborn infants. Anesthesiology 68:717
50. Murat I, Lapeyre G, Saint-Maurice C (1989) Isoflurane attenuates baroreflex control of heart rate in human neonates. Anesthesiology 70:395
51. O'Connor JP, Wynands JE (1987) Anesthesia for myocardial revascularisation. In: Kaplan JA (ed) Cardiac anesthesia, 2nd edn, vol 2. Grune & Stratton, New York, p 551
52. Ottensen S, Renck H, Jynge P (1978) Cardiovascular effects of epidural analgesia and their modification by plasma expansion, adrenalin, isoproterenol and hypoxia: an experimental study in open-chest sheep. Acta Anaesthesiol Scand 69:1
53. Pagel PS, Kampine JP, Smeling WT, Warltier DC (1991) Influence of volatile anesthetics on myocardial contractility in vivo: desflurane versus isoflurane. Anesthesiology 74:900

54. Palmisano BW, Cliffort PS, Hoffmann RG, Seagard JL, Coon RL, Kampine JP (1991) Depression of baroreflex control of heart rate by halothane in growing piglets. Anesthesiology 75:512
55. Peters J, Kousoulis L, Arndt JO (1989) Effects of segmental thoracic extradural analgesia on sympathetic block in conscious dogs. Br J Anaesth 63:470
56. Ralston DH, Shnider SM, DeLorimer AA (1974) Effects of equipotent ephedrine, mephentermine and methoxamine on uterine blood flow in the pregnant ewe. Anesthesiology 40:354
57. Ramanathan S, Grant GJ (1988) Vasopressor therapy for hypotension due to epidural anesthesia for cesarean section. Acta Anaesthesiol Scand 32:559
58. Stoelting RK (1987) Sympathomimetics. Pharmacology and physiology in anesthetic practice. Lippincott, Philadelphia
59. Rouby J-J, Léger P, Andreev A, Arthaud M, Landau C, Vicaut E, Cabrol C, Viars P (1990) Peripheral vascular effects of halothane and isoflurane in humans with an artificial heart. Anesthesiology 72:462
60. Schwinn DA, Reves JG (1989) Time course and hemodynamic effects of alpha-1-adrenergic bolus administration in anesthetized patients with myocardial disease. Anesth Analg 68:571
61. Scott DB, Littlewood DG, Drummond GB, Buckley PF, Covino BG (1977) Modification of the circulatory effects of extradural block combined with general anaesthesia by the addition of adrenalin to lignocain solutions. Br J Anaesth 49:917
62. Seagard JL, Elegbe EO, Hopp FA, Bosnjak ZJ, von Colditz JH, Kalbfleisch JH, Kampine JP (1983) Effects of isoflurane on the baroreceptor reflex. Anesthesiology 59:511
63. Seeling W, Heinrich H, Oettinger W (1986) Das Eventerationssyndrom: Prostacyclinfreisetzung und akuter PaO_2-Abfall durch Dünndarmeventeration. Anaesthesist 35:738
64. Seltzer JL, Ritter DE, Starsnic MA, Marr AT (1985) The hemodynamic response to traction on the abdominal mesentery. Anesthesiology 63:96
65. Shapiro HM, Drummond JC (1990) Neurosurgical anesthesia and intracranial pressure. In: Miller RD (ed) Anesthesia, 3rd edn. Churchill Livingstone, New York, p 1737
66. Sipes SL, Vincent DH, Chestnut RD, DeBruyn CS, Bleuer SA, Chatterjee P (1992) Which vasopressor should be used to treat hypotension during magnesium sulfate infusion and epidural anesthesia? Anesthesiology 77:101
67. Smith JS, Roizen MF, Cahalan MK, Benefiel DJ, Beaupre PN, Sohn YJ, Byrd BF, Schiller NB, Ehrenfeld RJ, Stoney WK, Ellis JE, Aronson S (1988) Does anesthetic technique make a difference? Augmentation of systolic blood pressure during carotid endarterectomy: effects of phenylephrine versus light anesthesia and of isoflurane versus halothane on the incidence of myocardial ischemia. Anesthesiology 69:846
68. Smith NT, Corbascio AN (1970) The use and misuse of pressor agents. Anesthesiology 33:58
69. Stanton-Hicks A (1975) Cardiovascular effects of extradural anesthesia. Br J Anaesth 47:253
70. Stanton-Hicks M, Höck A, Stühmeier K-D, Arndt JO (1987) Vanoconstrictor agents mobilize blood from different sources and increase intrathoracic filling during epidural anesthesia in supine humans. Anesthesiology 66:317
71. Stephen GW, Lees MM, Scott DG (1969) Cardiovascular effects of epidural block combined with general anaesthesia. Br J Anaesth 41:933
72. Stoelting RK (1987) Sympathomimetics. Pharmacology and physiology in anesthetic practice. Lippincott, Philadelphia, p 251
73. Taivainen T (1991) Comparison of ephedrine and etilefrine for the treatment of arterial hypotension during spinal anaesthesia in elderly patients. Acta Anaesthesiol Scand 35:164
74. Takeshima R, Dohi S (1989) Comparison of arterial baroreflex function in humans anesthetized with enflurane or isoflurane. Anesth Analg 69:284
75. Taylor JC, Tunstall ME (1991) Dosage of phenylephrine in spinal anesthesia for caesarean section. Anaesthesia 46:314
76. Weiner N (1985) Norepinephrine, epinephrine, and sympathomimetic amins. In: Goodman Gilman A, Goodman LS, Rall TW, Murad F (eds) The pharmacological basis of therapeutics, 6th edn. Macmillan, New York, p 145
77. Wennberg E, Frid I, Haljamäe H, Noren H (1992) Colloid (3% Dextran 70) with or without ephedrine infusion for cardiovascular stability during extradural caesarean section. Br J Anaesth 69:13

78. Wright PMC, Fee JPH (1992) Cardiovascular support during combined extradural and general anaesthesia. Br J Anaesth 68:585
79. Wright PMC, Iftikhar M, Fitzpatrick KT, Moore J, Thompson W (1992) Vasopressor therapy for hypotension during epidural anesthesia for cesarean section: effects on maternal and fetal flow velocity ratios. Anesth Analg 75:56
80. Yamazaki R, Tzuchida K, Otomo S (1990) Effects of dihydroergotamine and etilefrine on experimentally-induced postural hypotension in dogs. J Pharmacobio Dyn 13:519

Therapie des septischen Kreislaufversagens

H. Reinelt, K. H. Lindner

Bedeutung des Krankheitsbildes

In den USA erleiden jährlich etwa 200 000 Patienten einen septischen Schock. 100 000 Patienten erliegen diesem Krankheitsbild. Der septische Schock ist damit die häufigste Todesursache auf nordamerikanischen Intensivstationen. Zu diesem Ergebnis kommen die Southwestern Internal Medicine Conference on Septic Shock [9] und das National Institute of Health, das zudem eine stetige Zunahme der Inzidenz des septischen Schocks konstatiert und als mögliche Ursachen die zunehmende Invasivität medizinischer Maßnahmen, den steigenden Anteil älterer und immunsupprimierter Patienten und eine Zunahme multiresistenter Erreger anführt (Abb. 1).

In Übereinstimmung mit einer Vielzahl in den letzten Jahren zu Therapie und Mortalität des septischen Schocks veröffentlichten Studien [2, 4, 13, 25, 31] stellten das American College of Chest Physicians und die Society of Critical Care Medicine in ihrem 1992 veröffentlichten Konsensuspapier [27] fest: „Trotz Verfügbarkeit

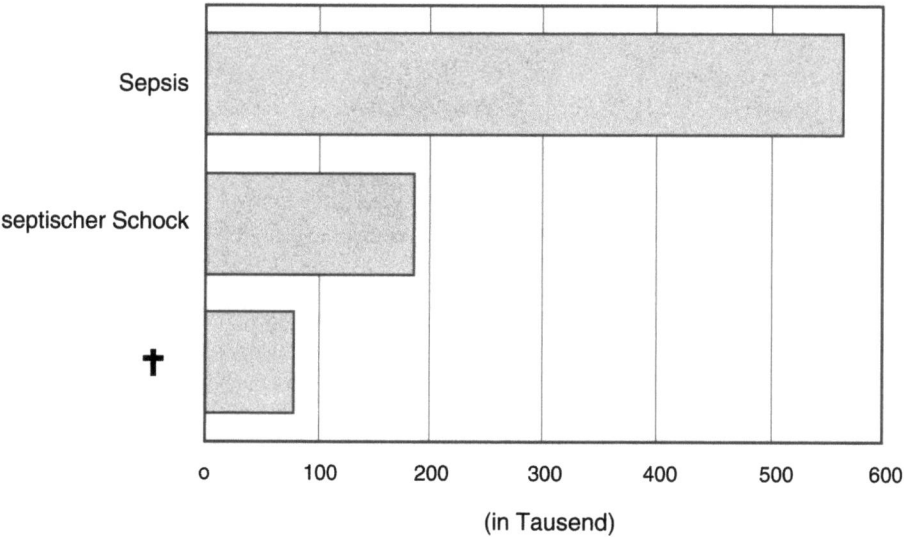

Abb. 1. Inzidenz und Mortalität septischer Krankheitsbilder in den USA

neuer Antibiotika und Fortschritten intensivmedizinischer Technik hat sich die Mortalität des septischen Schocks in den letzten 15 Jahren nicht wesentlich verändert. Sie liegt weiterhin in einem Bereich von 50%. Und Bollaert [4] schließt nach Diskussion verschiedener Katecholaminregime zur Behandlung des dopaminresistenten septischen Schocks seine Publikation mit der Feststellung: „Im Moment gibt es keinen Anhalt für die Verbesserung der Überlebensrate im septischen Schock durch das jeweils eingesetzte Katecholamin".

Vergleichende Untersuchungen zur Frage, ob der Einsatz vasoaktiver Substanzen im septischen Schock überhaupt einen günstigen Einfluß auf den Krankheitsverlauf ausübt, sind beim Menschen verständlicherweise nicht verfügbar. Natanson et al. konnten jedoch im Tiermodell nachweisen, daß eine kombinierte Gabe von Antibiotika und Katecholaminen dem Einsatz der Einzelsubstanzen hinsichtlich des „outcome" deutlich überlegen war [29].

Die Ergebnisse unterschiedlicher Vorgehensweisen in der Therapie des septischen Schocks sind nur eingeschränkt vergleichbar. Die Schwere der Erkrankung erzwingt eine sofortige Intervention. Je nach Ausgangssituation der erfaßten Patienten muß es dadurch zu unterschiedlichen Bewertungen der angewandten Therapieregime kommen. Die dem septischen Geschehen zugrundeliegende Erkrankung ist in ihren Auswirkungen kaum getrennt zu erfassen. Die vergleichende Wertung von Studien zur Behandlung des septischen Schocks wird nicht nur durch jeweils differente Therapieregime und Patientenkollektive, sondern auch durch das Fehlen einer einheitlichen Definition des septischen Schocks erschwert. Wenn der septische Schock auch häufig einer Blickdiagnose zugänglich ist, erscheint die von Bone et al. [5] vorgestellte Kriterienliste zur Charakterisierung des septischen Schocks sinnvoll und könnte zur Verbesserung der Vergleichbarkeit künftiger Untersuchungen beitragen.

Sie umfaßt folgende Parameter:

Klinische Zeichen der Sepsis:
- Tachypnoe >20/min oder
- $PaCO_2$ $<4,3$ kPa oder
- AMV (Beatmung) >10 l/min,
- p_aO_2/F_IO_2 <280,
- Tachykardie >90/min,
- Hyperthermie $>38,4°C$ oder
- Hypothermie $<35,6°C$,
- Leukozyten $<4000/mm^3$ oder $>10000/mm^3$.

Septischer Schock (zusätzlich):
- Hypotonie   systolischer arterieller Blutdruck (SAP) <90 mmHg oder Abfall des SAP um >40 mmHg im Vergleich zum Ausgangswert,
- Zeichen der Organminderperfusion   z. B. Laktazidose, Oligurie oder Verwirrtheit.

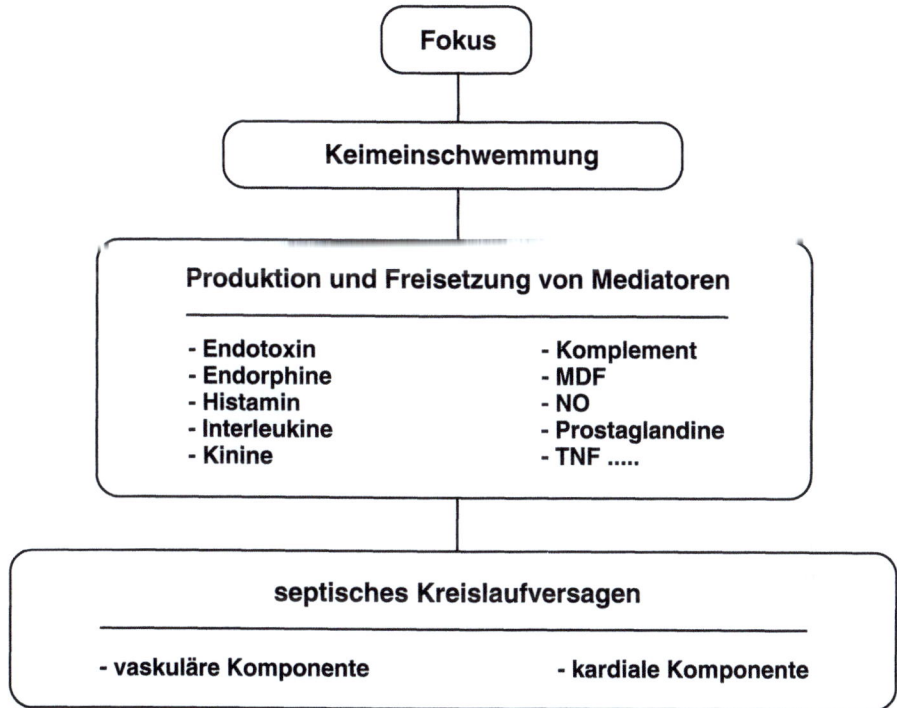

Abb. 2. Pathogenese des septischen Schocks

Pathophysiologie

Wir gewinnen zunehmend Einblick in das Geschehen, das der Entwicklung des septischen Schocks vorausgeht. Nach einer Infektion kommt es zur Invasion von pathogenen Keimen in die Blutbahn. Es kommt zur Freisetzung und Aktivierung einer komplexen Kaskade endogener Mediatoren, von denen hier nur Zytokine, z. B. Interleukin 1–6 (IL), Tumornekrosefaktor (TNF), „platelet activating factor" (PAF), „myocardial depressant factor" (MDF), das Komplementsystem, Kinine, Endorphine und Histamin genannt werden sollen. Die Effekte dieser Substanzen bestimmen das klinische Bild des septischen Schocks (Abb. 2).

Im Gegensatz zum kardiogenen Schock oder Volumenmangelschock, bei denen der Abfall des Herzzeitvolumens die Ursache des Schockzustandes darstellt, resultiert der septische Schock aus einem massiven Abfall des peripheren Gefäßwiderstandes, der zu einer generalisierten Störung der Verteilung des Blutflusses führt. Nach adäquater Volumengabe zum Ausschluß einer relativen Hypovolämie ist hier das Herzzeitvolumen selbst präfinal in aller Regel normal oder erhöht [9, 13]. Dies ist ein Hinweis darauf, daß im septischen Schock die gestörte Regulation der Organdurchblutung schwerer wiegt als die supprimierte Ventrikelfunktion [30, 45].

Vasoplegie

Im septischen Schock kommt es zu einer massiven NO-Produktion mit der Folge einer ausgeprägten Vasodilatation, die durch eine gestörte Freisetzung endogener Katecholamine und ein verändertes Prostaglandinmuster noch verstärkt wird.

Wie aus dem klinischen Alltag bekannt ist, werden häufig exzessive Katecholamindosierungen benötigt, um gewünschte hämodynamische Zielgrößen zu erreichen. Als Ursachen werden diskutiert eine verminderte Ansprechbarkeit der Gefäße auf Katecholamine allgemein [42], eine auch in anderen Krankheitszuständen beobachtete Downregulation adrenerger Rezeptoren und eine endotoxinvermittelte Störung der Rezeptoraffinität [7] mit Beeinträchtigung nachgeordneter Effektorsysteme [37]. Aufgrund der Weitstellung venöser Kapazitätsgefäße in Verbindung mit einer erhöhten Kapillarpermeabilität kommt es zu massiven Flüssigkeitsumverteilungen und schließlich zum manifesten Volumenmangelschock durch ein Defizit an zirkulierendem Volumen. Die Weitstellung der Arteriolen, deren Tonus physiologischerweise die Anpassung der Perfusion an den O_2-Bedarf und damit an die Stoffwechselsituation der Organe im Sinne einer Autoregulation vermittelt, führt zu erhöhten Shuntvolumina.

Die inadäquate Verteilung des Blutstroms erzeugt neben luxusperfundierten, aber wenig stoffwechselaktiven Bezirken hypoxische Areale, die ihren Energiebedarf auf anaerobem Weg decken. Da diese Störungen peripher ausgelöst und unterhalten werden, kann auch eine Steigerung des Herzzeitvolumens diese Störungen nur bedingt kompensieren. Die Folge ist eine Funktionseinschränkung der Organsysteme, eine erhöhte Laktatproduktion ist zu beobachten. Zusätzlich wird die Perfusion gestört durch das Auftreten intravasaler Mikroaggregate [9].

Herzinsuffizienz

Neben der Kreislaufinsuffizienz ist jedoch auch mit einer kardialen Funktionseinschränkung zu rechnen. Sie tritt i. allg. erst 24 h nach der Hypotonie auf und betrifft beide Ventrikel [9, 30, 32, 35]. Die Ursachen der Herzinsuffizienz sind komplex und nicht in allen Einzelheiten geklärt. Der bereits 1967 von Lefer postulierte „myocardial depressant factor" konnte bisher von anderen Arbeitsgruppen nicht identifiziert werden. Dennoch sind einige Mediatoren bekannt, die eine myokarddepressive Wirkung haben. Hier ist v. a. der Tumornekrosefaktor zu nennen, nicht jedoch Endotoxin oder IL 1 oder 2. Daneben scheint noch eine Reihe anderer Substanzen mit verschiedenen physikochemischen Eigenschaften im septischen Schock myokarddepressiv zu wirken [37]. Sie sind in der Lage, die Kontraktilität isolierter Kapillarmuskeln zu reduzieren. Die ebenfalls als Ursache der Myokarddepression diskutierte Hypoxämie kann aufgrund der erhaltenen Koronarperfusion und der Nettolaktatextraktion bei adäquatem mittlerem arteriellem Druck weitgehend ausgeschlossen werden.

Es ist davon auszugehen, daß die kardiale Funktion zwar zunächst noch aufrechterhalten wird, dies aber nur durch Zunahme der enddiastolischen Füllung des Herzens möglich ist. Die dadurch erzielte Sicherung des Schlagvolumens wird erkauft mit einer ungünstigeren Druck-Volumen-Beziehung der Ventrikel, die nun

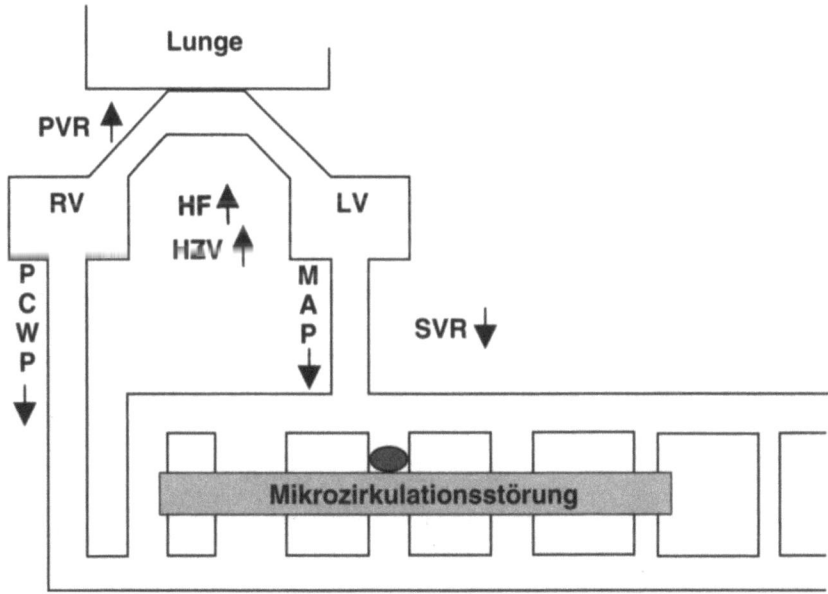

Abb. 3. Kreislaufparameter in der Frühphase des septischen Schocks (vor Volumentherapie)

wesentlich empfindlicher auf Volumenüberladung reagieren [31, 32]. Zusätzlich treten gehäuft ventrikuläre und supraventrikuläre Extrasystolen auf. Durch die typischerweise vorliegende Tachykardie und die beschriebene Vasodilatation, die zunächst zu einer Reduktion der Nachlast des linken Ventrikels führt, ist ein erhöhtes Herzzeitvolumen trotz verminderter Kontraktilität möglich. Klinisch erscheint die Funktion des linken Ventrikels kompensiert. Im Gegensatz dazu arbeitet der rechte Ventrikel gegen eine erhöhte Nachlast. Therapeutische Maßnahmen, die mit einer Steigerung des pulmonalarteriellen Mitteldrucks einhergehen, können ihn zusätzlich belasten. Die klinische Erfahrung zeigt – und Messungen der rechtsventrikulären Ejektionsfraktion bestätigen dies –, daß im septischen Schock häufig ein Rechtsherzversagen zum Tod des Patienten führt.

O_2-Verwertungsstörung

Der unter Therapie über lange Zeit hyperdyname Zustand des Kreislaufs läßt eine Störung des O_2-Transports als Ursache der beobachteten Störungen auf Organebene unwahrscheinlich erscheinen. Neben einer eingeschränkten O_2-Aufnahme durch pulmonale Störungen muß mit einer O_2-Verwertungsstörung auf zellulärer und subzellulärer Ebene gerechnet werden [17, 20]. Membranstörungen mit konsekutiver intrazellulärer Azidose und die Entkoppelung der oxidativen Phosphorilierung in den Mitochondrien durch Endotoxineinwirkung werden als mögliche Ursachen angeführt (Abb. 3).

Therapie

Ansätze zur Beeinflussung der oben skizzierten Abläufe sind auf jeder Stufe der pathophysiologischen Kaskade denkbar. Die Entfernung des infektiösen Herdes z. B. durch Abszeßdrainage und der gezielte Einsatz von Antibiotika sind unumstrittene Basismaßnahmen in der Behandlung septischer Zustände.

Die postulierte Rolle von bakteriellen Endo- und Ektotoxinen macht es verständlich, daß in dieser Richtung fieberhaft nach einer therapeutischen Möglichkeit gesucht wird. Versucht wird die Neutralisation mikrobieller Toxine, z. B. durch Gabe von gegen Endotoxin oder seine Bestandteile gerichteten Antikörpern [46]. Nicht zuletzt aufgrund des schwer zu bestimmenden Einsatzzeitpunktes der Antikörper konnte dieses Therapieprinzip bisher nicht zu einer Revolutionierung der Therapie des septischen Schocks führen. Dagegen erscheint der Einsatz von NO-Synthetasehemmern zunächst vielversprechend. Klinische Ergebnisse stehen jedoch noch aus [6].

Die bedeutende Rolle, die der Mediatorenfreisetzung und deren Wirkung zugesprochen wird, macht klar, daß auch hier ein therapeutischer Ansatz gesucht wird. In einer Übersichtsarbeit zu diesem Thema kommt Fink jedoch zu dem Ergebnis, daß immunmodulatorische Maßnahmen in der Therapie des septischen Schocks den Beweis ihrer Wirksamkeit bisher schuldig geblieben sind [15].

Intensivmedizinische Maßnahmen und hier im besonderen herz- und kreislaufwirksame Medikamente kommen also erst zum Einsatz, wenn „das Kind bereits in den Brunnen gefallen ist", und sie sind im wesentlichen darauf ausgerichtet, die zunehmende kardiovaskuläre Instabilität und die daraus resultierenden Organinsuffizienzen zu vermeiden.

Zielgrößen der Kreislauftherapie

Zur Aufrechterhaltung von Struktur und Funktion bedürfen die Zellen einer ausreichenden O_2-Zufuhr. Ziel aller intensivmedizinischen Bemühungen ist es daher, O_2-Bedarf und O_2-Angebot der Gewebe zur Deckung zu bringen.

Aber wie hoch ist der O_2-Bedarf des Patienten im septischen Schock? Und woran ist ein ausreichendes Angebot erkennbar? Kann die gestörte Organperfusion durch die Gabe vasoaktiver Substanzen korrigiert werden?

Während das O_2-Angebot aus arteriellem O_2-Gehalt und Herzzeitvolumen relativ leicht errechnet und durch ausreichende Bereitstellung von O_2-Trägern, Optimierung des Volumenstatus und der Ventilation manipuliert werden kann, kann der O_2-Bedarf weder des Gesamtorganismus noch der einzelner Organe bestimmt werden. Was wir messen können, ist der aktuelle O_2-Verbrauch, der jedoch keine Aussage über den O_2-Bedarf zuläßt.

Über die zentrale Bedeutung der Aufrechterhaltung eines adäquaten Perfusionsdrucks zur Sicherstellung der Organperfusion im septischen Schock besteht kein Zweifel [18, 31]. Schwierig ist dagegen die Definition eines angemessenen Herzzeitvolumens für Patienten im septischen Schock. Kann die gestörte O_2-Verwertung durch ein erhöhtes O_2-Angebot kompensiert werden?

Konzept nach Shoemaker

Einen Ansatz, den Gegebenheiten im septischen Schock gerecht zu werden, bietet das inzwischen verbreitet angewandte Konzept nach Shoemaker. Es geht davon aus, daß bei septischen Patienten trotz befriedigender Werte, für z. B. Herzzeitvolumen, Blutdruck, Säuren-Basen-Status und Urinproduktion, weiterhin ein Defizit in der O_2-Versorgung der Gewebe besteht, aus dem sich Organinsuffizienzen entwickeln können [3].

Aus der Beobachtung heraus, daß sich bei überlebenden Intensivpatienten wesentlich höhere Werte für O_2-Angebot (DO_2), O_2-Verbrauch (VO_2) und Herzindex (CI) fanden als bei den später gestorbenen Patienten, empfiehlt Shoemaker eine Therapie, die darauf ausgerichtet ist, die oben genannten Werte möglichst stark zu steigern, um dem Organismus die Möglichkeit zu geben, den O_2-Bedarf in jedem Fall zu decken. Neben den üblichen, weiter gültigen Zielgrößen (mittlerer arterieller Druck > 70 mm Hg, Urinproduktion mindestens 1 ml/kg/h und ausgeglichener Säuren-Basen-Status) strebt er folgende Werte an:

CI: $> 4,5$ l/min/m^2,
DO_2: > 600 ml/min/m^2,
VO_2: > 170 ml/min/m^2.

Die gestörte Verteilung des nutritiven Blutflusses soll durch ein erhöhtes Angebot kompensiert und eine ggf. bestehende O_2-Schuld der Gewebe dadurch getilgt werden. Mit diesem Konzept konnte Shoemaker in einer prospektiven Studie bei einem heterogenen Kollektiv von Risikopatienten die perioperative Mortalität von 33% auf 4% senken [40]. Tuchschmidt et al. [44] konnten bei Anwendung dieses Konzeptes für 72 h nach Eintreten der Hypotonie an Patienten im septischen Schock eine Steigerung der Überlebensrate von 36% auf 60% zeigen. Es muß jedoch angemerkt werden, daß ein Teil der Patienten in dieser Untersuchung bereits spontan einen CI über 4,5 l/min/m^2 aufwies, so daß diese Patienten mit ihrer möglicherweise primär günstigeren Prognose das Bild verfälschen. Andere Autoren konnten signifikante Unterschiede zwischen Überlebenden und Gestorbenen hinsichtlich DO_2 und VO_2 im septischen Schock nicht finden [2, 33].

Hintergrund für die Forderung nach höheren DO_2-Werten bei Patienten im septischen Schock ist die Annahme, daß der O_2-Verbrauch bei Zunahme des O_2-Angebotes als Ausdruck einer verdeckten O_2-Schuld weiter steigt [1]. Ein normalerweise erreichtes Plateau, von dem an eine weitere Steigerung des O_2-Angebotes zu keiner O_2-Verbrauchssteigerung führt, ist in septischen Zuständen nach oben verschoben oder nicht mehr vorhanden. Der Beweis dieser Hypothese steht jedoch noch aus. So konnte auch bei einem DO_2 deutlich über 600 ml/min/m^2 trotz steigendem VO_2 eine weiterbestehende Gewebsazidose gefunden werden, d. h. eine Steigerung des DO_2 konnte das Problem der O_2-Verwertung nicht beheben. Verschiedene Autoren weisen zudem darauf hin, daß die Steigerung der DO_2 durch Maßnahmen erreicht wird, die ihrerseits zu einer Steigerung des VO_2 führen, so daß es sich um eine vorgetäuschte Steigerung des Verbrauchs als Hinweis auf einen verbesserten Zustand des Organismus handeln dürfte.

Pinsky hat sich die Mühe gemacht, verschiedene Untersuchungen zu DO_2 und VO_2 bei Patienten im septischen Schock zusammenzustellen [36]. Die Steigerung der DO_2 wurde in diesen Studien nicht nur durch den Einsatz von Katecholaminen, sondern u. a. auch durch Volumengabe erreicht. Die Ergebnisse dieser Untersuchungen sind widersprüchlich. Eine pathologische Abhängigkeit des VO_2 vom DO_2 wird etwa so oft bestätigt, wie sie verneint wird. Pinsky glaubt, die Erklärung der unterschiedlichen Ergebnisse in den verwendeten Berechnungsverfahren zu finden. Die Bestimmung des VO_2 nach dem Prinzip von Fick, das die meisten Autoren verwendet haben, ist aus mathematischen Gründen problematisch, da durch Einbeziehung des Herzindex sowohl für die Berechnung von VO_2 als auch DO_2 eine irreführende „mathematische Kopplung" stattfindet, die eine nicht vorhandene pathologische Abhängigkeit des VO_2 von der DO_2 vortäuschen könnte [11]. Wurde der VO_2 mittels indirekter Kalorimetrie bestimmt, fand sich die pathologische Abhängigkeit des O_2-Verbrauchs vom O_2-Angebot nicht.

Die Grundlagen, auf die sich das gegenwärtige therapeutische Regime bei der Kreislauftherapie des septischen Schocks stützt, sind also umstritten. Unabhängig davon erscheint es aber durchaus sinnvoll, bei schwerkranken Patienten zumindest eine DO_2 zu erreichen, die für Gesunde normal ist. Bei angenommenen Werten von $CI = 3,0\,l/min/m^2$, einem Hb von 15 g/dl und einer S_aO_2 von 98% ergibt sich hier ein DO_2-Wert von 600 ml/min/m².

Symptomatische Kreislauftherapie

Die Kreislauftherapie des septischen Schocks stützt sich im wesentlichen auf 2 Pfeiler. Der erste besteht in der Durchführung einer adäquaten Volumentherapie [20, 21, 25, 38]. Der pulmonal-kapilläre Verschlußdruck (PCWP) sollte dabei in einem Bereich von 14–18 mmHg, der Hämatokrit über 30% gehalten werden. Eine Steuerung der Volumentherapie anhand des zentralvenösen Drucks (ZVD) ist bei der geringen Korrelation von ZVD und PCWP bei Patienten im septischen Schock nicht ausreichend. Der PCWP ist engmaschig und nach jeder therapeutischen Intervention zu kontrollieren und ggf. zu korrigieren. Hypodyname Kreislaufzustände septischer Patienten dürften häufig auf einen inadäquaten Volumenstatus zurückzuführen sein [10, 30, 35].

Die kontinuierliche arterielle Blutdruckmessung, ein Pulmonalarterienkatheter zur Erfassung hämodynamischer Größen und eine engmaschige Kontrolle des Säuren-Basen-Status sind unverzichtbar. Eine angemessene Interpretation der erhobenen Werte hat nachweislich bedeutenden Einfluß auf die Prognose der Patienten [22].

Zweiter Pfeiler ist der Einsatz von Sympathomimetika. Dopamin ist ein natürliches Katecholamin mit dosisabhängiger Wirkung auf Dopamin-, β- und α-Rezeptoren. Es wird vielfach als Substanz der ersten Wahl in der Therapie des septischen Kreislaufversagens angesehen [2, 4, 30]. In einer Dosis bis ca. 3 µg/kg/min führt es zu einer Verbesserung der Perfusion der Nieren und der Splanchnikusregion. Bei Steigerung der Dosierung in den Bereich von 10 µg/kg/min ist eine positiv-inotrope und positiv-chronotrope Wirkung zu beobachten. O_2-Transport und O_2-Verbrauch steigen an. Die in Dosierungen bis über 20 µg/kg/min zu erwartende

Erhöhung des peripheren Widerstands durch direkte Stimulation von α-Rezeptoren und Noradrenalinfreisetzung tritt wegen der veränderten Gefäßreagibilität und der Entleerung der Noradrenalinspeicher im septischen Schock häufig nicht im erwarteten Ausmaß ein. Eine Steigerung des CI ohne ausreichende Anhebung des arteriellen Mitteldrucks ist zu beobachten und erfordert zur Kreislaufstabilisierung den Einsatz potenterer Vasokonstriktoren. Das Auftreten von Arrhythmien wird begünstigt. Eine Fortführung der Dopamininfusion in „Nierendosierung" erscheint auch bei hohen Noradrenalingaben wegen der günstigen Auswirkungen auf die Perfusion der Nieren und des Splanchnikusgebietes sinnvoll [10]. Ob dadurch die Inzidenz des akuten Nierenversagens reduziert werden kann, ist unklar.

Seine potente vasokonstringierende Wirkung macht Noradrenalin zum Mittel der Wahl zur Aufrechterhaltung eines adäquaten Perfusionsdrucks im dopaminrefraktären, hyperdynamen, septischen Schock. Beginnend mit 0,01 µg/kg/min ist häufig eine erhebliche Dosissteigerung nötig, um das gewünschte Ziel zu erreichen. Die Koronarperfusion wird durch den erhöhten Blutdruck günstig beeinflußt. Die Stimulation von β-Rezeptoren durch Noradrenalin kann einem Abfall des CI bei gestiegener Nachlast und beeinträchtigter Ventrikelfunktion entgegenwirken. Eine Umverteilung des Blutflusses aus der Muskulatur in stoffwechselaktive Organe ist mit Noradrenalin ebensowenig möglich wie mit Dopamin. Eine ausgeprägte Minderperfusion der Organe des Splanchnikusgebietes und der Nieren durch den Einsatz von Noradrenalin, wie sie beim Gesunden zu befürchten ist, ist im septischen Schock nicht zu beobachten.

Ist das Erreichen des angestrebten Blutdrucks mit einem Abfall des CI und DO_2 verbunden, ist der Einsatz von Dobutamin zur Aufrechterhaltung des HZV indiziert. Die Verbesserung des Perfusionsdrucks sollte nicht auf Kosten des CI gehen [13, 25]. Eine Reduktion der Noradrenalindosis ist auch in Hinsicht auf die gesteigerte Nachlast des rechten Ventrikels so früh wie möglich anzustreben [43].

Der alternative Einsatz des reinen α-Agonisten Phenylephrin zur Aufrechterhaltung eines adäquaten Blutdrucks ist möglich. Hierzu ist eine etwa 15fach höhere Dosierung im Vergleich zu Noradrenalin nötig. Dies ist jedoch wegen der Steigerung der Nachlast des rechten Ventrikels, einer möglichen Abnahme der rechtsventrikulären Compliance und der ungeklärten Beeinflussung der Splanchnikusperfusion nicht unbedenklich [23]. Ein Vorteil kann in der fehlenden Arrhythmogenität der Substanz gesehen werden.

Eine Steigerung von CI, DO_2 und VO_2 über einen weiten Dosisbereich ist durch den Einsatz von Dobutamin zu erzielen. Das macht Dobutamin zum Katecholamin der Wahl bei hohen Füllungsdrücken und zur Titration eines gewünschten CI. Im Vergleich zu Dopamin wird unter Dobutamin ein stärkerer Anstieg des CI und ein geringerer Anstieg des mittleren pulmonalarteriellen Drucks (MPAP) beobachtet. Da die Stimulation von α-Rezeptoren durch das L-Isomer klinisch nicht zum Tragen kommt, ist der alleinige Einsatz von Dobutamin auf Zustände mit ausreichendem mittlerem arteriellem Blutdruck (MAP) beschränkt. Ein Abfall der Füllungsdrücke und des MAP durch Stimulation von β-Rezeptoren durch Dobutamin sollten durch entsprechende Volumentherapie korrigiert werden. Eine weiterbestehende Hypotonie erfordert den Einsatz eines Vasopressors. Die Maskierung eines relativen Volumenmangels ist bei Einsatz von Dobutamin im septischen Schock nicht zu erwarten. Bei Zusatz von 5 µg/kg/min Dobutamin zu einem an Shoemaker ausgerichteten Standardregime unter Einsatz von Dopamin und Noradrenalin konnten Vincent et al. eine signifikante Steigerung von CI und DO_2 ohne signifikanten Abfall des MAP beobachten [45].

Eine günstigere Beeinflussung der Perfusion der Organe des Splanchnikusgebietes durch den Einsatz von Dobutamin ist wiederholt beschrieben.

Hinsichtlich der Veränderungen von DO_2, VO_2 und der Durchblutung des Splanchnikusgebietes im Endotoxinschock durch Dopexamin, einer Substanz mit $β_2$- und Dopaminrezeptoraffinität, liegen vielversprechende tierexperimentelle Ergebnisse vor. Wegen des Fehlens vasokonstriktorischer Eigenschaften ist die Substanz sicherlich nur für Patienten mit „low output" oder in Kombination mit einem Vasopressor einsetzbar. Untersuchungen an Patienten im septischen Schock liegen bisher nicht vor.

Aufgrund seiner Fähigkeit zur potenten Stimulation von α- und β-Rezeptoren erscheint Adrenalin bei einem Krankheitsbild, bei dem sowohl die kardiale Leistungsfähigkeit als auch die Regulation des Gefäßtonus beeinträchtigt sind, als Monotherapeutikum zunächst geeignet. In mehreren Studien konnte die Effektivität von Adrenalin in der Behandlung des dopaminrefraktären septischen Schocks belegt werden. So kam es nach Gabe von 0,5–1,0 µg/kg/min Adrenalin in einer Studie von Bollaert et al. zu einem Anstieg der DO_2 um 30% von 620 auf 807 $ml/min/m^2$ und einem Anstieg des VO_2 um 11% [4]. Das Schlagvolumen stieg deutlich an. Der MPAP blieb unverändert. Der signifikante Anstieg des MAP wurde durch eine Steigerung des CI von 5,5 auf 6,71 und des peripheren Gefäßwiderstands um etwa 20% hervorgerufen. Mackenzie empfiehlt den Einsatz von Adrenalin zur initialen Stabilisierung von Patienten im septischen Schock bis zur Verfügbarkeit eines adäquaten Monitorings [24]. Das auch in diesen Studien beobachtete Auftreten vital bedrohlicher Tachyarrhythmien, eine im Vergleich zu Dobutamin ungünstigere Beeinflussung der Splanchnikusperfusion [26] und ein ausgeprägter kalorigener Effekt lassen Adrenalin als Monotherapeutikum zur Behandlung des septischen Schocks jedoch nur bedingt geeignet erscheinen.

Vasodilatanzien wie Nitroglyzerin und Kalziumantagonisten besitzen einen günstigen Einfluß auf die Splanchnikusperfusion. Dieser Effekt ist jedoch nicht ausreichend selektiv, um den Einsatz dieser Substanzen im septischen Schock empfehlen zu können. Die schlechte Steuerbarkeit bei langer Halbwertszeit und die unberechenbare Senkung des peripheren Widerstands durch Phosphodiesterasehemmer stehen ihrem Einsatz in der Therapie des septischen Schocks entgegen.

Ein günstiger Einfluß von Digitalis auf die Kontraktilität des Herzens im septischen Schock ist umstritten. Die von Nasraway et al. beobachtete deutliche Verbesserung der Kontraktilität unter Digoxin konnte von Schremmer u. Dhainaut nicht bestätigt werden [28, 39]. Zur Rhythmusstabilisierung bei den im septischen Schock fast regelmäßig auftretenden supraventrikulären Arrhythmien erscheint sein Einsatz trotz Hinweisen auf eine vasokonstringierende Wirkung von Digoxin auf die Gefäße im Splanchnikusgebiet gerechtfertigt.

Die Wahl des Sympathomimetikums muß sich an den bekannten Wirkungen der Substanzen und dem hämodynamischen Profil des Patienten ausrichten. Dabei erscheint bei entsprechendem Monitoring ein Konzept attraktiv, das, entsprechend der individuellen Situation des Patienten, die getrennte Beeinflussung von Vorlast, Kontraktilität und Nachlast ermöglicht.

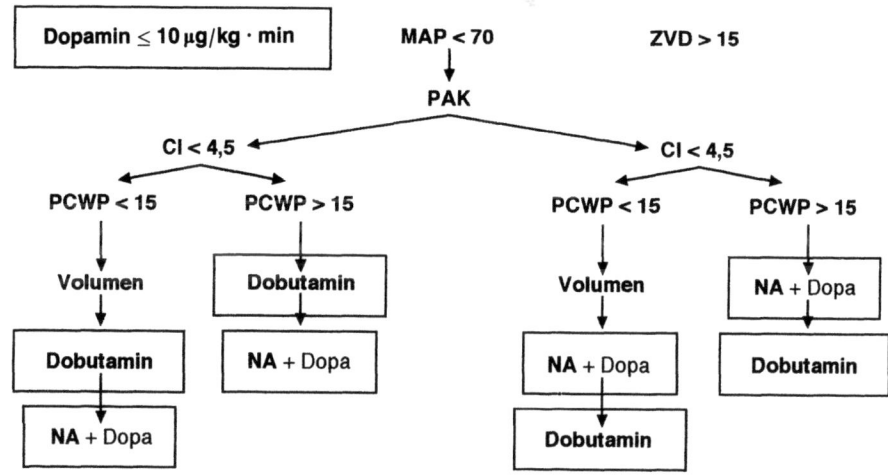

Abb. 4. Algorithmus zur Kreislauftherapie des septischen Schocks

Algorithmen zur Therapie des septischen Kreislaufversagens unterscheiden sich von Klinik zu Klinik. Einheitliche Therapieziele sind jedoch die Aufrechterhaltung eines adäquaten Perfusionsdrucks und die Vermeidung hypodynamer Kreislaufzustände.

Die Abb. 4 stellt einen praktikablen Algorithmus zur Kreislauftherapie des septischen Schocks vor. Bleibt eine Hypotonie trotz steigender Dopamindosierung und klinisch adäquat erscheinender Volumensituation weiter bestehen und finden sich Zeichen von Organminderperfusion, ist die Indikation zur Einschwemmung eines Pulmonalarterienkatheters (PAK) gegeben. Die weitere Kreislauftherapie richtet sich nach den ermittelten Werten für CI und PCWP. Bei Einsatz von Noradrenalin erfolgt die Reduktion der Dopaminzufuhr auf Nierendosis.

Weitere Zielgrößen der Therapie

Die unverändert hohe Mortalität des septischen Schocks unter konventioneller Therapie macht die Suche nach anderen Zielparametern und Kenngrößen zur Demaskierung einer inadäquaten Kreislaufsituation notwendig.

Laktat

Der Ansatz, das Ausmaß der DO_2-Steigerung an erhöhte Werte des Stoffwechselproduktes Laktat und deren Normalisierung unter Therapie zu koppeln, ist zunächst bestechend [9, 20, 30, 34], führte bei der komplexen Beeinflussung des Laktatspiegels aber nicht zu einem durchgängig anwendbaren Therapiekonzept [1, 31].

Regionale Perfusion

Das Ziel, den O_2-Bedarf und die O_2-Versorgung einzelner, im septischen Schock besonders stoffwechselaktiver Regionen zur Deckung zu bringen, kann durch eine globale Erhöhung der DO_2 nicht zufriedenstellend erreicht werden. Idealerweise sollte die Therapie mit vasoaktiven Substanzen zur Umverteilung des Blutstroms aus relativ stoffwechselinaktiven Regionen in stoffwechselaktive Organe führen. Die Kreislauftherapie könnte dann nach der O_2-Bilanz dieser Organe gesteuert werden. Regionen besonderen Interesses sind in zunehmendem Maße die Organe des Hepatosplanchnikusgebietes [8], die im septischen Schock zum einen durch maximale Anforderungen an Stoffwechselleistung und Klärfunktion besonders belastet sind, zum anderen unter hypoxischen Bedingungen selbst zur Quelle für Endotoxine und eine Reihe inflammatorisch wirkender Substanzen werden können. Der O_2-Bedarf dieser Region kann bei septischen Zuständen bis über 50% des Verbrauchs des Gesamtorganismus betragen [16]. Selbst unter stabilisierten Kreislaufverhältnissen kann hier ein relatives O_2-Defizit beobachtet werden. Die O_2-Bilanz dieser Organe ist aus Globalparametern wie CI, DO_2, VO_2 oder gemischtvenöser Sättigung nicht abzuleiten. Weiterführendes Monitoring wie direkte pH-Messung, die Plazierung eines Lebervenenkatheters oder die Bestimmung der hepatischen Glukoseproduktion sind bisher entweder nicht ausreichend validiert oder in der klinischen Routine nicht anwendbar.

Tonometrie

Als praktikables Monitoring der O_2-Bilanz im Splanchnikusgebiet wird die von Bergofsky u. Dawson 1965 vorgestellte und von Fiddian-Green wiederbelebte Tonometrie von verschiedenen Autoren, u. a. von Shoemaker, zunehmend propagiert [3, 14, 19]. Unter verschiedenen Voraussetzungen erlaubt dieses Verfahren, aus intragastral erhobenen pCO_2-Werten Rückschlüsse auf den pH-Wert der intestinalen Mukosa (pH_i) zu ziehen. Bei allen Unwägbarkeiten der Methode sind die damit gewonnenen Ergebnisse beachtenswert. So fanden Doglio et al. bei 80 konsekutiv gemessenen Patienten eine hohe Korrelation zwischen pH_i-Verlauf und Mortalität [12]. Gutierrez et al. konnten in einer prospektiven randomisierten Studie an 260 Intensivpatienten mit Apache-II-Werten zwischen 15 und 25 bei Ausrichtung der Therapie an pH_i-Werten eine signifikante Verbesserung der Überlebensrate im Vergleich zur Kontrollgruppe zeigen [19]. Es muß aber angemerkt werden, daß die Patienten der Protokollgruppe deutlich häufiger in den Genuß therapeutischer Interventionen kamen und das „outcome" auch in der Protokollgruppe noch deutlich schlechter war, als es die Apache-II-Werte erwarten ließen.

Es wäre ein Fortschritt, die Kreislauftherapie des septischen Schocks nach einem einfach und noninvasiv zu ermittelnden Parameter, wie ihn die Tonometrie bietet, steuern zu können. Bis auf weiteres bleiben die Aufrechterhaltung eines ausreichenden Perfusionsdrucks und der Versuch, trotz stabilisierter Kreislaufverhältnisse weiterbestehende Funktionseinschränkungen der Organe durch eine Erhöhung des DO_2 zu beeinflussen, praktikable Vorgehensweisen in der Therapie des septischen Schocks.

Zusammenfassung

Katecholamine sind nur eine von vielen denkbaren Komponenten der Therapie des septischen Schocks. Sie beheben nicht die Ursachen der Erkrankung. Ihr Einsatz verhindert jedoch vielfach den frühen Exitus durch Kreislaufversagen und bietet Hilfestellung und Zeit für die Überwindung des zugrundeliegenden Prozesses durch Therapie und körpereigene Mechanismen. Das Überleben des Patienten scheint dabei weniger vom initial gewählten Katecholaminregime als von einer adäquaten Behandlung der Grundkrankheit, einem engmaschigen Monitoring und konsequenter Korrektur von Volumenstatus und Katecholamindosierung abhängig zu sein.

Die Ergebnisse in der Behandlung des septischen Kreislaufversagens sind unbefriedigend. Ob die Ausrichtung der Kreislauftherapie an neuen Parametern oder die gezielte Beeinflussung der Entzündungsreaktion einen Durchbruch in der Therapie dieses komplexen Krankheitbildes ermöglichen, bleibt abzuwarten.

Literatur

1. Astiz ME, Rackow EC, Falk JL, Kaufmann BS, Weil MH (1987) Oxygen delivery and consumption in patients with hyperdynamic septic schock. Crit Care Med 15:26
2. Bakker J, Coffernils M, Leon M, Gris P, Vincent JL (1991) Blood lactate levels are superior to oxygen-derived variables in predicting outcome in human septic shock. Chest 99:956
3. Bihari D, Smithies M, Gimson A, Tinker J (1987) The effects of vasodilation with prostacyclin on oxygen delivery and uptake in critically ill patients. N Engl J Med 317:7
4. Bollaert PE, Bauer P, Audibert G, Lambert H, Larcan A (1990) Effects of epinephrine on hemodynamics and oxygen metabolism in dopamine-resistant septic shock. Chest 98:949
5. Bone RC, Fisher CJ, Clemmer TP (1987) A controlled clinical trial of high-dose methylprednisolone in the treatment of severe sepsis and septic shock. N Engl J Med 317:653
6. Broner CW, Shenep JL, Stokes DC, Fairclough D, Hildner WK (1993) Reversal of dopamine-refractory septic shock by diethyldithiocarbamate, an inhibitor of endothelium-derived relaxing factor. J Infect Dis 167:141
7. Chernow B, Roth BL (1986) Pharmacologic manipulation of the peripheral vasculature in shock: clinical and experimental approaches. Circ Shock 18:141
8. Dahn MS, Lange P, Lobdell K, Hans B, Jacobs LA, Mitchell RA (1987) Splanchnic and total body oxygen consumption differences in septic and injured patients. Surgery 101:69
9. Dal Nogare AR (1991) Southwestern internal medicine conference: septic shock. Am J Med Sci 302:50
10. De la Cal MA, Miravalles E, Pascual T, Esteban A, Ruiz-Santana S (1984) Dose-related hemodynamic and renal effects of dopamine in septic shock. Crit Care Med 12:22
11. Dobb GJ, Faragner EB (1990) The relationship between oxygen uptake and delivery. Intens Care World 7:131
12. Doglio GR, Pusajo JF, Egurrola MA, Bonfigli GC, Parra C, Vetere L, Hernandez MS, Fernandez S, Palizas F, Gutierrez G (1991) Gastric mucosal pH as a prognostic index of mortality in critically ill patients. Crit Care Med 19:1037
13. Edwards JD, Brown GCS, Nightingale P, Slater RM, Faragher EB (1989) Use of survivors' cardiorespiratory values as therapeutic goals in septic shock. Crit Care Med 17:1098
14. Fiddian-Green RG (1992) Tonometry: theory and applications. Intens Care World 9:60
15. Fink MP (1993) Immunotherapy of septic shock. Curr Sci 6:315
16. Fong Y, Marano MA, Moldawer LL, Wei H, Calvano SE, Kenney JS, Allison AC, Cerami A, Shires GT, Lowry SF (1990) The acute splanchnic and peripheral tissue metabolic response to endotoxin in humans. J Clin Invest 85:1896

17. Gilbert EM, Haupt MT, Mandanas RY, Huaringa AJ, Carlson RW (1986) The effect of fluid loading, blood transfusion, and catecholamine infusion on oxygen delivery and consumption in patients with sepsis. Am Rev Respir Dis 134:873
18. Groeneveld ABJ, Bronsveld W, Lambertus GT (1986) Hemodynamic determinants of mortality in human septic shock. Med Intens Care 99:140
19. Gutierrez G, Palizias F, Doglio G, Wainztein N, Gallesio A, Pacin J, Dubin A, Schiavi E, Jorge M, Pusajo J, Klein F, San Roman E, Dorfman B, Shottlender J, Giniger R (1992) Gastric intramucosal pH as a therapeutic index of tissue oxygenation in critically ill patients. Lancet 339:195
20. Haupt MT, Gilbert EM, Carlson RW (1985) Fluid loading increases oxygen consumption in septic patients with lactic acidosis. Am Rev Respir Dis 131:912
21. Kaufmann BS, Rackow EC, Falk JL (1984) The relationship between oxygen delivery and consumption during fluid resuscitation of hypovolemic and septic shock. Chest 85:336
22. Li TCM, Phillips MC, Shaw L, Cook EF, Natanson C, Goldman L (1984) On-site physician staffing in a community hospital intensive care unit. JAMA 252:2023
23. Lindner KH, Calzia E, Erb J, Georgieff M (1993) Effects of norepinephrine versus phenylephrine on oxygen consumption in septic shock. Crit Care Med 21:126
24. Mackenzie SJ, Kapadia F, Mimmo GR, Armstrong IR, Grant IS (1991) Adrenaline in treatment of septic shock: effects on haemodynamics and oxygen transport. Intens Care Med 17:36
25. Martin C, Saux P, Eon E, Aknin P, Gouin F (1990) Septic shock: a goal-directed therapy using volume loading, dobutamine and/or epinephrine. Acta Anaesthesiol Scand 34:413
26. Meier-Hellmann A, Hannemann L, Specht M, Spies C, Reinhart K (1993) Lebervenöse und gemischtvenöse O_2-Sättigung. Anaesthesie 42:29
27. Members of the American College of Chest Physicians/Society of Critical Care Medicine Consensus Conference Committee (1992) Definitions for sepsis and organ failure and guidelines for the use of innovative therapies in sepsis. Crit Care Med 20:864
28. Nasraway SA, Rackow EC, Astiz ME, Karras G, Weil MH (1989) Inotropic response to digoxin and dopamine in patients with severe sepsis, cardiac failure and systemic hypoperfusion. Chest 95:612
29. Natanson C, Danner RL, Akin GL (1988) Antibiotics, fluids and dopamine in a lethal canine model of septic shock: effects on survival. Clin Res 36:372
30. Natanson C, Hoffmann WD, Parrillo JE (1989) Septic shock: the cardiovascular abnormality and therapy. J Cardio Anesth 3:215
31. Nimmo GR, Mackenzie SJ, Walker SW, Catnach J, Nicol M, Armstrong IR, Grant IS (1992) The relationship of blood lactate concentrations, oxygen delivery and oxygen consumption in septic shock and the adult respiratory distress syndrome. Anesthesiology 47:1023
32. Ognibene FP, Parker MM, Natanson C, Shelhamer JH, Parrillo JE (1988) Response to volume infusion in patients with sepsis and septic shock. Chest 93:903
33. Palazzo MG, Suter PM (1991) Delivery dependent oxygen consumption in patients with septic shock. Daily variations, relationship with outcome and the sick-euthyroid syndrome. Intens Care Med 17:325
34. Parker MM, McCarthy KE, Ognibene FP, Parrillo JE (1990) Right ventricular dysfunction and dilatation, similar to left ventricular changes, characterize the cardiac depression of septic shock in humans. Chest 97:126
35. Parrillo JE, Burch C, Shelhamer JH, Parker MM, Natanson C, Schuette W (1985) Septic shock patients with a reduced ejection fraction have a circulating factor that depresses in vitro myocardial cell performance. J Clin Invest 76:1539
36. Pinsky MR (1993) Oxygen delivery and uptake in septic patients. In: Vincent J-L (ed) Yearbook of intensive care and emergency medicine. Springer, Berlin Heidelberg New York, p 373
37. Rackow EC, Astiz ME (1991) Pathophysiology and treatment of septic shock. JAMA 266:548
38. Reinhart K, Hannemann L, Meier-Hellmann A (1991) Sauerstofftransport und Gewebeoxygenierung beim kritisch Kranken – Stellenwert von Volumen und vasoaktiven Substanzen. Klin Wochenschr 69:112
39. Schremmer B, Dhainaut JF (1990) Heart failure in septic shock: effects of inotropic support. Crit Care Med 18:49

40. Shoemaker WC, Appel PL, Kram HB, Waxman K, Lee TS (1988) Prospective trial of supranormal values of survivors as therapeutic goals in high-risk surgical patients. Chest 94:1176
41. Sibbald WJ, Fox G, Martin C (1991) Abnormalities of vascular reactivity in the sepsis syndrome. Chest 100:155
42. Silverman HJ, Penaranda R, Orens JB, Lee NH (1993) Impaired β-adrenergic receptor stimulation of cyclic adenosine monophosphate in human septic shock: association with myocardial hyporesponsiveness to catecholamines. Crit Care Med 21:31
43. Takala J, Ruokonen E (1992) Oxygen transport in septic shock. Schweiz Med Wochenschr 122:776
44. Tuchschmidt J, Fried J, Astiz M, Rackow E (1992) Elevation of cardiac output and oxygen delivery improves outcome in septic shock. Chest 102:216
45. Vincent JL, Roman A, Kahn RJ (1990) Dobutamine administration in septic shock: addition to a standard protocol. Crit Care Med 18:689
46. Ziegler EJ, McCutchan JA, Fierer J, Glauser MP, Sadoff JC, Douglas H, Braude AI (1982) Treatment of gram-negative bacteremia and shock with human antiserum to a mutant escherichia coli. N Engl J Med 307:1225

Spezielle Aspekte der Herz- und Kreislauftherapie im Rahmen der Notfallmedizin

T. Pop

Kardiogener Schock

Der kardiogene Schock beschreibt ein Kreislaufversagen im Sinne einer verminderten Organperfusion infolge herabgesetzter Herzpumpleistung [14, 28]. Das hämodynamische Profil ist durch eine Abnahme des Herzindex unter $2,2 \text{l/min} \cdot \text{m}^2$ trotz erhöhtem Füllungsdruck über 20 mmHg gekennzeichnet [14]. Ziel der Therapie ist die Anhebung des Herzindex.

Therapie des kardiogenen Schocks:

- Vasodilatatoren,
- Katecholamine,
- Thrombolytika,
- Angioplastie.

Leichtere Formen sprechen auf Vasodilatatoren wie Nitroprussidnatrium oder Nitroglyzerin an [14, 15, 28]. Diese Fälle haben eine bessere Prognose als jene, die eine Verabreichung von Katecholaminen erforderlich machen. Es hat sich dabei gezeigt, daß die Prognose mit Zunahme der Zahl der eingesetzten Katecholamine und Phosphodiesterasehemmern sich verschlechtert [4]. Muß nur eine Substanz verabreicht werden, liegt die Letalität bei 28%, mit zwei Substanzen bei 53%, bei Verabreichung dreier Substanzen steigt sie auf 79% [4]. Bedarf es vier kardioaktiver Substanzen, sterben alle Patienten.

Obwohl die Notwendigkeit mehrerer Medikamente auf die Schwere der Kreislaufstörung hinweist, ist nicht ausgeschlossen, daß die Katecholamine auf Dauer ungünstige Wirkungen auf den Verlauf des kardiogenen Schocks aufweisen [4]. Der Stellenwert der Phosphodiesterasehemmer ist in der Behandlung des kardiogenen Schocks beim Herzinfarkt noch nicht gesichert [4, 37]. Die Prognose des kardiogenen Schocks bei Herzinfarkt kann durch den frühzeitigen Einsatz der Thrombolyse verbessert werden.

In einer prospektiven Studie lag die Letalität bei Anwendung kardioaktiver Substanzen bei 75% und konnte durch die Gabe von Thrombolytika auf 59% gesenkt werden [4]. Eine weitere Verbesserung der Prognose ist mit anderen Medikamenten nicht zu erreichen. Lediglich die Koronarangioplastie mit (Letalität 38%) oder ohne intraaortaler Ballonpulsation (Letalität 42%) kann die Todesrate weiter senken [4, 24].

Die verschiedenen Spezialformen des kardiogenen Schocks fordern eine besondere Art der Therapie. So wird man beim Hinterwandinfarkt mit rechtsventrikulärer Beteiligung keine Vasodilatatoren einsetzen [28].

Therapie des kardiogenen Schocks bei Rechtsherzinfarkt:

- Volumenzufuhr,
- Anhebung der Herzfrequenz,
- Katecholamine.

In Vordergrund steht hier die Anhebung des rechtsventrikulären Füllungsdrucks über 10 mm Hg mittels Volumenzufuhr. Eine weitere Verbesserung der Herzleistung kann durch Erhöhung der Herzfrequenz erzielt werden. Dabei ist die Elektrostimulation (v. a. die sequentielle) der medikamentösen Frequenzanhebung überlegen [3]. Dobutamin ist nur bei fehlender Trikuspidalinsuffizienz wirksam [9].

Therapie des kardiogenen Schocks bei Ventrikelseptumruptur, Papillarmuskelabriß und akuter Klappeninsuffizienz:

- Nachlastsenker,
- Katecholamine.

Hier wird zunächst versucht, die initiale kritische Phase mit Nitroprussidnatrium, evtl. in Kombination mit Katecholaminen zu überbrücken. Die optimale Maßnahme bleibt jedoch der operative Eingriff [22].

Die **Lungenembolie** wird mittels **Thrombolyse** [13, 15, 16, 36], evtl. in Verbindung mit **Katecholaminen**, behandelt [28].

Herzrhythmusstörungen

1. Therapie bradykarder Herzrhythmusstörungen:

- Anticholinergika,
- Katecholamine.

Es gilt nach wie vor, Anticholinergika (Atropin, Ipratropiumbromid) oder Katecholamine (Orciprenalin, Adrenalin, Dopamin) einzusetzen [6, 27]. Obwohl die letzteren bei allen Formen von Bradykardien wirksam sind, während sich die ersteren nur beim Sinusknotensyndrom und bei AV-Knotenüberleitungsstörungen bewährt haben, sind die Katecholamine mit einer höheren Inzidenz von Nebenwirkungen behaftet [6]. In der letzten Zeit scheint sich auch hier eine nichtmedikamentöse Maßnahme, und zwar der Einsatz der temporären transkutanen Elektrostimulation, durchzusetzen [27].

2. Therapie tachykarder Herzrhythmusstörungen:

a) Die paroxysmale supraventrikuläre Tachykardie (AV-Knotenumkehrtachykardie) und die WPW-Tachykardie können mit einer Vielzahl von Medikamenten behandelt werden.

Therapie der paroxysmalen supraventrikulären Tachykardie und der WPW-Tachykardie:

- Kalziumantagonisten,
- Digitalis,
- β-Blocker,
- Adenosin, ATP,
- Antiarrhythmika der Klasse I A und I C,
- Magnesiumsulfat.

Für die paroxysmale supraventrikuläre Tachykardie bleibt hierzulande Verapamil als Mittel der ersten Wahl [27]. ATP, das schon seit 1968 eingesetzt wird [19], und Adenosin [29, 38] werden v. a. in den USA stark propagiert. Dabei ist bei der Anwendung dieser Substanzen die rasche Injektionsgeschwindigkeit, die gelegentlich zu Flushphänomenen führt, zu beachten. Schließlich muß auf die bei prädisponierten Patienten mögliche Auslösung einer Bronchokonstriktion hingewiesen werden [29, 38].

Der Stellenwert des kurzzeitig wirksamen β-Blockers Esmolol (Breviloc) ist noch unklar: am ehesten wird man diese Substanz bei mit β-Blockern vorbehandelten Patienten einsetzen [32].

Bei Patienten mit WPW-Syndrom setzt sich die Empfehlung einer Therapie mit Antiarrhythmika der Klasse I A oder I C immer mehr durch [27]. Es ist bekannt, daß diese Patienten relativ häufig aus der paroxysmalen Tachykardie heraus Vorhofflimmern entwickeln und somit durch Verapamil oder Digitalis gefährdet sind [18, 23].

Magnesiumsulfat kann auch eingesetzt werden, obwohl seine antiarrhythmische Wirksamkeit den anderen Mitteln unterlegen ist [38].

b) Therapie des paroxysmalen Vorhofflimmerns und Vorhofflatterns:

- Kalziumantagonisten,
- Digitalis,
- β-Blocker.

Hier wird nach wie vor mit Kalziumantagonisten, Digitalis oder β-Blockern behandelt [27]. Es kommt in erster Linie auf die Senkung der Kammerfrequenz an.

c) Therapie des paroxysmalen Vorhofflimmerns und Vorhofflatterns beim WPW-Syndrom:

- Antiarrhythmikum der Klasse I A oder I C,
- evtl. Kalziumantagonist oder β-Blocker.

Patienten mit diesen Syndromen erhalten initial ein Medikament der Klasse I A oder I C [27]. Dieses Medikament überführt oft die Arrhythmie in einen Sinusrhythmus. Geschieht dies nicht und bleibt die Kammerfrequenz trotz Normalisierung der Kammergruppen hoch, kann Verapamil oder ein β-Blocker (auf keinen Fall aber Digitalis) verabreicht werden [18, 23].

d) Therapie der Kammertachykardie:

- Lidocain,
- Antiarrhythmikum der Klasse I A oder I C.

Die Konversionsrate ist mit Antiarrhythmika der Klasse I A oder I C höher als mit Lidocain [12, 22]. Auf der anderen Seite liegt die Nebenwirkungsrate bei Lidocain signifikant niedriger als bei den anderen Substanzen. Trotzdem wird heute den Antiarrhythmika der Klasse I A oder I C der Vorzug gegeben, da die Therapie auf die rasche Beendigung der Kammertachykardie abzielt [12, 22, 27]. Inwieweit Magnesiumsulfat bei Erfolglosigkeit eines Antiarrhythmikums der Klasse I als nächste Maßnahme eingesetzt werden soll, ist noch unklar [1, 17, 21].

Zur Therapie rezidivierender Zustände von Kammertachykardie oder Kammerflimmern wird Amiodaron i. v. eingesetzt [10, 17, 25, 26]. Gelegentlich kann auch Magnesiumsulfat erfolgreich sein [1, 20, 21].

Schließlich soll vor der Verabreichung von Verapamil bei Patienten mit Kammertachykardie gewarnt werden: in 20–40% der Fälle ist mit schweren Nebenwirkungen zu rechnen [8, 30].

e) **Therapie der Torsade-de-pointes-Tachykardie:**
- Magnesiumsulfat.

Durch die Einführung von Magnesiumsulfat hat sich die Therapie erheblich vereinfacht [34]. In der Regel sind andere Maßnahmen obsolet.

Hypertensive Krise

Bei krisenhaftem Anstieg des Blutdrucks gilt es, diesen so schnell wie möglich auf diastolische Werte von 100–110 mm Hg zu senken [7, 11]. Eine stärkere Blutdrucksenkung kann zu einer Minderperfusion verschiedener Organe führen [7].

Dem Arzt steht heute eine Vielzahl von potenten Antihypertonika zur Verfügung, so daß die Senkung des Blutdrucks nur selten Schwierigkeiten bereitet.

Antihypertonika und deren Applikationsart:
- Nifedipin: s.l., oral, i.v., p.i.,
- Clonidin: s.c., i.v.,
- Captopril: s.l.,
- Urapidil: i.v.,
- Dihydralazin: i.v.,
- Nitroprussidnatrium: p.i.,
- Nitroglyzerin: s.l., p.i.,
- Phentolamin: i.v.

Auch besteht heute die Möglichkeit, einen Teil dieser Medikamente oral oder sublingual (s.l.) zu verabreichen [11, 31, 33, 35].

Die Deutsche Liga zur Bekämpfung des hohen Blutdrucks empfiehlt die initiale Gabe von Nifedipin, danach von Clonidin. Allerdings bestehen keine begründeten Bedenken, die anderen Antihypertonika zu verabreichen, wenn der Arzt mit diesen besser vertraut ist.

Auch wenn es in erster Linie auf die prompte Senkung des Blutdrucks ankommt, bedarf die Therapie der hypertensiven Krise einer gewissen Differenzierung [1, 2, 7, 33, 35]:

a) Koronare Herzkrankheit und akute linksventrikuläre Insuffizienz: mit Ausnahme von Dihydralazin können alle Substanzen verabreicht werden. Dihydralazin hat den Nachteil, die Herzfrequenz zu steigern bzw. keine vorlastsenkende Wirkung zu besitzen. Bei Linksherzinsuffizienz kann ein Schleifendiuretikum (Furosemid oder Etacrynsäure) unterstützend eingesetzt werden.
b) Bei Subarachnoidalblutung, Hirnblutung und Ischämie tendiert man heute dazu, zunächst abzuwarten [7]. Nur wenn der diastolische Blutdruck den Grenzwert von ca. 130 mm Hg erreicht oder überschreitet, soll Nifedipin oder Nitroprussidnatrium verabreicht werden. Clonidin ist wegen seiner sedierenden Eigenschaft kontraindiziert [11].
c) Aortendissektion: Wichtig ist die Kombination mit einem β-Blocker zur Verminderung der mechanischen Belastung der Aortenwand [7]. Nachlastsenkende Substanzen wie Dihydralazin führen zu einer Zunahme der Herzfrequenz und des Schlagvolumens und können somit die Ausdehnung der Dissektion begünstigen.
d) Bei der Niereninsuffizienz können im Prinzip alle Antihypertonika verabreicht werden.
e) Die Therapie der Hypertonie im Rahmen der Eklampsie wird mit Dihydralazin, Nifedipin oder Urapidil durchgeführt. Diuretika sind zu vermeiden [11].
f) Die einzige Indikation für Phentolamin ist das Phäochromozytom. Hier verbietet sich die Gabe von Clonidin wegen der möglichen Freisetzung von Katecholaminen.

Literatur

1. Allen BJ, Brodsky MA, Caparelli EV, Luckett CR, Iseri LT (1989) Magnesium sulfate therapy for sustained monomorphic ventricular tachycardia. Am J Cardiol 64:1202–1204
2. Angeli P, Chiesa M, Caregaro L, Merkel C, Sacerdoti D, Rondana M, Gatta A (1991) Comparison of sublingual captopril and nifedipine in immediate treatment of hypertensive emergencies. A randomized, single-blind clinical trial. Arch Intern Med 151:678–682
3. Beaufils P, Masquet C, Houdeheight-Larusse P, Lorente P, Flammang D (1983) Intérêt de l'entrainement électoxystolique temporaire pour traiter les bas débits de nécrose postérieure avec adiastolie. Arch Mal Coeur 76:1187–1192
4. Bengtson JR, Kaplan AJ, Piper KS, Wildermann NM, Mark DB, Pryor DB, Phillips HR, Califf RM (1922) Prognosis in cardiogenic shock after acute myocardial infarction in the interventional era. J Am Coll Cardiol 20:1482–1489
5. Böttiger BW, Reim SM, Diezel G (1991) Erfolgreiche Behandlung einer fulminanten Lungenembolie durch hochdosierte Bolusinjektion von Urokinase während der kardiopulmonalen Reanimation. Anästh Intens Notfallmed Schmerzther 26:29–36
6. Brisse B (1991) Behandlung bradykarder Herzrhythmusstörungen. Arzneimitteltherapie 9:274–280
7. Calhoun DA, Oparil S (1990) Treatment of hypertensive crisis. N Engl J Med 323:1177–1183
8. Dancy M, Camm AJ, Ward D (1985) Misdiagnosis of chronic recurrent ventricular tachycardia. Lancet 2:320–323
9. Dhainant JF, Ghannad E, Villemant D, Brunet F, Devaux JY, Schremmer B, Squara P, Weber S, Monsailler JF (1990) Role of tricuspid regurgitation and left ventricular damage in the treatment of right ventricular infarction-induced low cardiac output syndrome. Am J Cardiol 66:289–295
10. Drexler H, Meinertz T, Zeiher A, Kasper W, Just H (1986) Wirksamkeit von Amiodaron i.v. in der Akuttherapie lidocainrefraktärer ventrikulärer Tachykardien. Intensivmedizin 23:179–182

11. Gotzen R (1988) Hypertensive Notfälle. Herz Kreisl 20:397–402
12. Griffith MJ, Linker NJ, Garratt CJ, Ward DE, Camm AJ (1990) Relative efficacy and safety of intravenous drugs for termination of sustained ventricular tachycardia. Lancet 336:670–673
13. Grosser KD (1988) Akute Lungenembolie. Behandlung nach Schweregraden. Dtsch Ärztebl 85:587–594
14. Gunnar RM, Loeb HS (1983) Shock in acute myocardial infarction: evolution of physiologic therapy. J Am Coll Cardiol 1:154–163
15. Hager WD, Katz AM (1987) Management of shock in acute myocardial infarction: changing concepts; past, present and future. Cardiology 74:286–296
16. Heinrich F (1991) Fibrinolytische Therapie der Lungenembolie. Med Welt 42:633–638
17. Helmy I, Herre JM, Gee G, Sharkey H, Malone P, Sauve MJ, Griffin JC, Scheinman MM (1988) Use of intravenous amiodarone for emergency treatment of life-treatening ventricular arrhythmias. J Am Coll Cardiol 12:1015–1022
18. Klein GJ, Bashone JM, Sellers TD, Pritchett ELC, Smith WM, Gallagher JJ (1979) Ventricular fibrillation in the Wolff-Parkinson-White syndrome. N Engl J Med 301:1080–1085
19. Latour H, Puech P, Grolleau R, Sat M, Balmes P (1968) L'utilisation de l'adénosie-5-triphosphorique dans le diagnostic et le traitement des tachycardies paroxystiques. Arch Mal Coeur 61:293
20. Lüderitz B, Jung W, Manz M (1992) Kombinationstherapie mit Antiarrhythmika. Med Klin 87:465–468
21. Manz M, Lüderitz B (1987) Magnesium – unentbehrliches Antiarrhythmikum? Eine kritische Standortbestimmung. Dtsch Ärztebl 84:1195–1196
22. Manz M, Lüderitz B (1988) Notfalltherapie von ventrikulären Tachykardien: Lidocain versus Ajmalin. Dtsch Med Wochenschr 113:1317–1321
23. McGovern B, Garan H, Ruskin JN (1986) Precipitation of cardiac arrest by verapamil in patients with Wolff-Parkinson-White syndrome. Ann Intern Med 104:791–794
24. Meyer J, Merx W, Dörr R, Lambertz H, Bethge C, Effert S (1982) Successful treatment of acute myocardial infarction by combined percutaneous transluminal coronary recanalisation (PTCR) and percutaneous transluminal coronary angioplasty (PTCA). Am Heart J 103:132–134
25. Mooss AN, Mohinddin SM, Hee TT, Esterbrooks DJ, Hillermann DE, Rovang KS, Sketch MH (1990) Efficacy and tolerance of high-dose intravenous amiodarone for recurrent, refractory ventricular tachycardia. Am J Cardiol 65:609–614
26. Nalos PC, Ismail Y, Papas JM, Nyitray W, Don Michael TA (1991) Intravenous amiodarone for short-term treatment of refractory ventricular tachycardia or fibrillation. Am Heart J 122:1629–1632
27. Pop T (1985) Herzrhythmusstörungen im Notfall – Systematik, Diagnose und Therapie. Intensivmedizin 22:117–123
28. Pop T, Erbel R, Henrichs KJ, Esse MJ, Meyer J (1986) Kardiogener Schock. Therapie. Dtsch Med Wochenschr 111:1118–1120
29. Rankin AC, Brooks R, Ruskin JN, McGovern BA (1992) Adenosine in the treatment of supraventricular tachycardia. Am J Med 92:655–664
30. Rankin AC, Rae AP, Cobbe SM (1987) Misuse of intravenous verapamil in patients with ventricular tachycardia. Lancet 2:472–474
31. Siebenlist D, Gattenlöhner W (1990) Kurzzeitlyse mit rt-PA bei fulminanter Lungenembolie. Intensivmedizin 27:302–305
32. The Esmolol Research Group (1986) Intravenous esmolol for the treatment of supraventricular tachyarrhythmia: results of a multicenter, baseline-controlled safety and efficacy study in 160 patients. Am Heart J 112:498–505
33. Tschollar W, Belz GG (1985) Sublingual captopril in hypertensive crisis. Lancet 2:34–35
34. Tzivoni D, Banai S, Schuger C, Benhorin J, Keren AM, Gottlieb S, Stern S (1988) Treatment of torsade de pointes with magnesium sulfate. Circulation 77:392–397
35. Van Harten J, Burggraaf K, Danhof M, van Brummelen P, Breimer DD (1987) Negligible sublingual absorbtion of nifedipine. Lancet 2:1363–1365

36. Verstraete M, Miller GAH, Bounameaux H, Charbonnier B, Colle JP, Lecorf G, Marbet GA, Mombaerts P, Olsson CG (1988) Intravenous and intrapulmonary recombined tissue-type plasminogen activator in the treatment of acute massive pulmonary embolism. Circulation 77:353–360
37. Vincent JL, Carbiert E, Berré J, Armistead CW, Kahn RJ, Coussaert E, Cantraine F (1988) Administration of enoximone in cardiogenic shock. Am J Cardiol 62:419–423
38. Viskin S, Belhassen B, Sheps D, Laniado S (1992) Clinical and electrophysiologic effects of magnesium sulfate on paroxysmal supraventricular tachycardia and comparison with adenosine triphosphate. Am J Cardiol 70:879–885

Zusammenfassung der Diskussion zu Teil B

O_2-Angebot und -Verbrauch

Frage:
Welche Bedeutung hat eine Adaptation der Beatmungstherapie im Hinblick auf die O_2-Versorgung von Einzelorganen?

Antwort:
Prinzip einer Änderung der Beatmungstherapie ist die Verbesserung der O_2-Transportkapazität. Erreichen wir dieses Ziel nicht, war die Änderung der Ventilation nicht ausreichend oder sinnvoll.

Die Problematik liegt darin, daß die O_2-Sättigung durch eine Änderung des Beatmungsregimes kaum verändert werden kann, bei einer Veränderung des Beatmungsregimes es aber durchaus passieren kann, daß die Splanchnikusdurchblutung durch die Änderung der Druckverhältnisse wesentlich vermindert wird.

Frage:
Gibt es Medikamente, die gezielt Teilkreisläufe öffnen oder schließen?

Antwort:
Im Moment liegen exakte Angaben darüber speziell für den septischen Patienten nicht vor. Das Problem besteht in der Erfassung der kompartimentellen Unterschiede. Die Arbeitsgruppe um Cain hat gezeigt, daß es Fälle gibt, bei denen der Gesamtkörper-O_2-Verbrauch bei einem septischen Patienten nicht gesteigert ist. Das Ergebnis dieser Messung weist auf einen normalen Zustand hin. Mißt man bei diesen Fällen hepatovenös, so zeigt sich, daß es zu einer Umverteilung des Blutflusses in die Peripherie gekommen ist unter maximaler Drosselung der Splanchnikusdurchblutung. Therapiert man in diesen Fällen mit Vasodilatanzien, die das Splanchnikusgebiet öffnen, kommt es zu einem immensen Anstieg des O_2-Verbrauchs des Gesamtorganismus. Die Frage ist, ob man erkennen kann, welche Patienten prophylaktisch z. B. eine Volumentherapie oder den Einsatz von unterschiedlichen Katecholaminen benötigen, um eine Minderperfusion zu verhindern. Viel zu wenig beachtet wird bisher, daß wir durch eine hämodynamisch indizierte Katecholamingabe teilweise ausgeprägte Minderdurchblutungen im Splanchnikusgebiet auslösen, deren Auswirkungen so gravierend sein können, daß sie den positiven Effekt der globalen hämodynamischen Stabilisierung überwiegen.

Ungeklärt ist bisher auch, ob es möglich ist, den Übertritt von Toxinen aus dem Darm in die Darmwand bzw. in den Kreislauf medikamentös zu verhindern.

Katecholamine wirken kalorigen, d. h. sie haben Stoffwechselwirkungen, die bedingt sein können durch Zunahme der Herzarbeit, aber auch durch Steigerung des Stoffwechsels in der Leber selbst. Normalerweise ist es so, daß das Herzzeitvolumen sich autoregulatorisch an den O_2-Bedarf adaptiert (Beispiel Leistungsanpassung).

Frage:
Inwieweit ist der Anstieg des Herzzeitvolumens weniger ein kardialer Effekt als vielmehr ein Versuch des Körpers, sich dem kalorigenen Effekt anzupassen? Wenn dem so ist, ist der kalorigene Effekt proportional der β-sympathikomimetischen Wirkung? Sieht man die Katecholamine im Vergleich, gibt es ein Katecholamin, das global oder regional mehr das O_2-Angebot verbessert, als es einen Anstieg des O_2-Verbrauchs induziert?

Antwort:
Geht man von einem kalorigenen Effekt eines Medikaments aus, so ist die Frage, ob dieser in unterschiedlichen Regionen unterschiedlich ausgeprägt ist. Beispiel: Kommt es zu einer Downregulation der β-Rezeptoren am Myokard, kommt es dann gleichzeitig auch zu einer über β-Rezeptoren induzierten Steigerung der Glukoneogenese der Leber? Vergleicht man das Herzzeitvolumen mit der Glukoneogenese der Leber, so gibt es eine lineare Korrelation bei einem Gesunden; beim septischen Patienten zeigt sich, daß ab einer unterschiedlich ausgeprägten Steigerung des Herzzeitvolumens die hepatische Glukoseproduktion nicht mehr weiter ansteigt. In diesen Fällen finden wir die hepatischvenöse O_2-Sättigung herabgesetzt. Es wird also irgendwo ein Punkt erreicht, wo zwar eine Steigerung der Glukoneogenese noch möglich ist, sie aber nicht mehr durch eine Steigerung der Perfusion „gedeckt" ist, d. h. daß ab da die O_2-Ausschöpfung des Blutes zunehmen muß. Anhand von Beispielen läßt sich nachweisen, daß durch Katecholamine die Stoffwechselleistung der Leber gesteigert werden kann, die gleichzeitige Steigerung der nutritiven Perfusion aber nicht ausreicht, diesen Bedarf zu decken. Die Differenz gemischtvenös-hepatovenös hat zugenommen. Hätte man sich bei diesen Patienten nach dem Gesamt-O_2-Aufnahmewert gerichtet, wäre die Imbalance in der Leberperfusion und der Leberstoffwechselaktivität nicht bemerkt worden.

Frage:
Wenn man durch Katecholamine den O_2-Transport verändert, wie sieht es dann mit dem O_2-Verbrauch aus? Ist dies, bezogen auf die metabolischen Änderungen, eine sinnvolle Maßnahme?

Antwort:
Die Steigerung der hämodynamischen Komponenten tritt wesentlich rascher auf als die Steigerung der Glukoseproduktion. Die Hämodynamik stellt sich nach etwa 5 min auf den neuen Wert ein, die Stoffwechseländerung führt erst nach 45 min zu einem stabilen Wert. Der endogene Sympathikus hat die Funktion, den Körper auf maximale Leistungsfähigkeit zu bringen. Er muß ein erhöhtes Herzzeitvolumen aufbringen, es optimal verteilen, und er muß versuchen dort Energieträger bereitzu-

stellen, wo aus ihnen ATP gewonnen werden kann. Der kalorigene Effekt der Katecholamine ist sozusagen die Prozeßenergie, die dazu benutzt wird, den Körper in einen Zustand erhöhter Leistungsbereitschaft zu versetzen.

Geben wir dem immobilen Kranken Katecholamine, lösen wir als Konsequenz 2 Aktionen aus, hämodynamisch und metabolisch, und wir lenken Energie um in periphere Gewebe, weg vom Splanchnikusgebiet. Ein Anstieg der Glukoseproduktion in der Leber unter Adrenalin ist der zentrale Teil des Cori-Zyklus. Die Glukose wird in der Peripherie zu Pyruvat abgebaut, das nicht weiter verstoffwechselt wird. Laktat und Alanin gehen in die Zelle, dort werden 2 ATP anaerob gewonnen, die Leber resynthetisiert aus den beiden Produkten Laktat und Alanin wieder Glukose und verbraucht die 2 ATP, d. h. wir belasten die Leber. Wir verschlechtern damit evtl. die Situation der Leber, die durch aktivierte Makrophagen sowieso einen erhöhten O_2-Bedarf hat. Insgesamt verschlechtern wir die O_2-Bilanz damit.

Die üblichen Katecholamine wirken sich unterschiedlich aus. Dopamin hat die geringste Wirkung auf den Kohlenhydratstoffwechsel. Dobutamin senkt den Plasmaglukosespiegel eher, als daß es ihn steigert. Adrenalin hat die größte Potenz, den hepatischen O_2-Verbrauch zu steigern.

Frage:
Ist die Steigerung des Verbrauchs nicht direkt korreliert zum gesteigerten Herzzeitvolumen? Wird durch die Manipulation selbst der O_2-Verbrauch gesteigert?

Antwort:
Daß dem nicht so ist, ist evident. Die gleiche Quantität an Zunahme des O_2-Verbrauchs bei Erhöhung der O_2-Transportkapazität finden wir, wenn wir sie mit anderen Methoden, z. B. mit Volumen oder mit Prostazyklin erzielen. Von diesen Methoden nimmt man an, daß sie nicht per se den O_2-Verbrauch steigern. Man findet die gleiche O_2-transportabhängige Steigerung der O_2-Aufnahme, ganz gleichgültig, ob man die Zunahme mit Katecholaminen, mit Volumen oder mit Prostazyklin induziert. Wenn der Effekt methodisch überhaupt richtig gemessen ist, so ist er nicht dadurch erklärbar, daß die Manipulation selbst den Verbrauch steigert.

Ein Vergleich des jeweiligen O_2-Verbrauchs zwischen Noradrenalin und Phenylephrin bei gleichem mittlerem arteriellem Blutdruck und bei gleicher O_2-Verfügbarkeit hat gezeigt, daß mit den beiden Medikamenten der globale O_2-Verbrauch nicht unterschiedlich war. Bei einer Interpretation der Befunde muß man natürlich auch die endogenen ausgeschütteten Katecholamine mit in die Überlegung einbeziehen. Lindner et al. fanden erstaunlicherweise im septischen Schock unter der Zufuhr von hohen Noradrenalin- oder auch Phenylephrinmengen und stabilen hyperdynamen Kreislaufverhältnissen eine Plasmaadrenalinkonzentration von nur 300–400 pg/ml, die Noradrenalinkonzentration lag aufgrund der Zufuhr bei 3000 pg/ml. Es scheint demnach, daß der Organismus bei Erreichen bestimmter hämodynamischer Werte selbständig die Katecholaminkonzentration herunterregeln kann.

Monitoring

Frage:
Im Beitrag Georgieff wurde die hepatovenöse Blutgewinnung als notwendiges, ja geradezu als Routineverfahren bezeichnet. Nimmt man weiterhin die Forderung ernst, daß zentralvenöses Blut aus dem Pulmonalarterienkatheter zu gewinnen ist, kommen wir schnell auf 4–5 Katheter, die bei Intensivtherapiepatienten routinemäßig gelegt werden müssen (z. B. beim Schädel-Hirn-traumatisierten Patienten die Abnahme von Blut aus dem Bulbus jugularis). Es wurde gefordert, bei koronaren Risikopatienten einen Katheter in den Sinus coronarius zu legen. Ein Doppellumenkatheter empfiehlt sich noch für die Vena femoralis zur Durchführung von Indikatordilutionsuntersuchungen. Erwähnt sind bis dahin noch nicht die zur i.v. Therapie notwendigen Katheter, z. B. für Katecholaminzufuhr, zur parenteralen Ernährung usw. Andererseits fürchten wir eine Sepsis. Sind die Indikationen für diese Spezialkatheter tatsächlich bereits so abgesichert, daß wir uns therapeutischen Nutzen davon versprechen können?

Antwort:
Mit diesen Forderungen sind die zukünftigen Forschungsansätze angesprochen mit der Zielsetzung, die Teilkreisläufe, v. a. die Organfunktionen, unter der heute üblichen Therapie zu erfassen und beurteilen zu können. Die organspezifische Stoffwechselleistung ist abhängig vom Zustand des Organs, besonders seiner nutritiven Perfusion. Bisher wissen wir nicht, ob wir auf dieser Ebene positive oder negative Effekte durch die Therapie erzielen (z. B. Beatmung, Katecholamine). Es bleibt abzuwarten, welche Vorschläge sich daraus für ein zusätzliches Monitoring ergeben.

Frage:
Welches Monitoringprogramm soll heute beim Intensivpatienten routinemäßig eingesetzt werden, welches fakultativ?

Antwort:
Es gibt gewisse Standardverfahren, die man rein aus Gewohnheit bei jedem Patienten erfaßt. Hierzu zu zählen sind die EKG-Überwachung und die arterielle Druckmessung. Während der Anästhesie kommen Pulsoxymetrie und Kapnographie dazu. Alles, was darüber hinausgeht, bedarf einer Indikation. Alle weiteren Einzelheiten müssen vor Ort vom Zustand des Patienten abhängig entschieden werden. Alle nationalen und internationalen Empfehlungen zur Intensivmedizin stellen ab auf die Notwendigkeit einer Verfügbarkeit, nicht jedoch eine Einsatzempfehlung.

Frage:
Welche Rolle kommt der Messung der Hauttemperatur zu, welche Bedeutung hat die transkutane pO_2- und pCO_2-Messung?

Antwort:
Die bisherigen Ergebnisse sind eher enttäuschend. Die transkutane pO_2-Messung hat beim Erwachsenen keine Bedeutung. Ähnliches gilt für die transkutane pCO_2-

Messung, obwohl sie dem arteriellen Wert wesentlich näher kommt. Sie bleibt Spezialindikationen vorbehalten, z. B. einer Hochfrequenzventilation. Die Hauttemperatur ist von sovielen Faktoren beeinflußt, daß ihre Erfassung keine Konsequenzen hat.

Frage:
Welche Indikation gilt heute für das Legen eines Pulmonalarterienkatheters?

Antwort:
Die Meinungen waren wie immer kontrovers. Sie schwankten zwischen „nahezu bei jedem Risikopatienten" und „Effektivität nicht nachgewiesen". Die ASA-Richtlinien können keinen Unterschied zwischen der Letalität von Patienten ohne und mit Pulmonalarterienkatheter sichern [1]. Folgende Indikationen wurden mehrheitlich akzeptiert: der kurz zurückliegende Herzinfarkt bei notwendigem operativem Eingriff, die akute Linksherzdekompensation und der Patient im septischen Schock, bei dem man ohne Pulmonalarterienkatheter keine Entscheidung über die weitere Therapie treffen kann. In der perioperativen Situation stellt sich die Indikation bei Patienten mit schwerer koronarer Herzkrankheit, bei instabiler Angina pectoris, bei Mehrgefäßerkrankung und nicht aufschiebbarem Eingriff, bei einer schweren Herzinsuffizienz mit einer Ejektionsfraktion unter 35%, bei einem Patieten mit Gefäßeingriff, der koronar nicht sanierbar ist.

Prinzipiell sollte gelten: Nicht das Monitoring beeinflußt das Überleben des Patienten, sondern die aus dem Monitoring abgeleitete Therapie. Die besser gesteuerte Therapie könnte zu einem besseren Überleben führen.

Die Indikation wird auch vom Verhalten des Patienten im Verlauf abhängig gemacht. Nicht die Diagnose und der Zustand des Patienten allein entscheiden über die Indikation, sondern das daraus unter Berücksichtigung der Begleitumstände abzusehende therapeutische Vorgehen und die Reaktion auf die eingeschlagene Therapie.

Katecholamine und Hämodynamik

Frage:
Es gibt eine ganze Reihe von Medikamenten mit positiv-inotroper Wirkung. Welches hat die geringsten Nebenwirkungen?

Antwort:
Wir können die Situation haben, daß es sich nur um ein Rückwärtsversagen handelt, wo überwiegend die Vorlastsenker, vielleicht sogar noch kombiniert mit potenten Nachlastsenkern wie Kalziumantagonisten, eingesetzt werden. Bei der myogenen Insuffizienz, einem kombinierten Vorwärts- und Rückwärtsversagen, ist diese Therapie nicht möglich. Es gibt auch die Patienten, die eigentlich einen stabilen Füllungsdruck haben, d. h. von daher keine Probleme bieten, aber ein niedriges Auswurfvolumen haben; hier sollte primär nicht Adrenalin gegeben werden, sondern Dobutamin oder ein Phosphodiesterasehemmer.

Frage:
Ist bei einem kritisch erniedrigten koronaren Perfusionsdruck Noradrenalin dem Dopamin vorzuziehen?

Antwort:
Bei höheren Dosierungen von Dopamin kommt es zu Tachykardien, es wirkt außerdem nicht mehr zuverlässig vasokonstriktorisch. Noradrenalin ist daher vorzuziehen. Erhält der Patient z. B. Dopamin schon über einen längeren Zeitraum in hohen Dosierungen, so ist davon auszugehen, daß es aufgrund der Freisetzung von Noradrenalin zu einer erhöhten Toleranzentwicklung kommt.

Frage:
Ist es vorstellbar, daß eine klinische Situation sich unter der zusätzlichen Gabe eines zweiten Katecholamins verschlechtert, ohne daß dies ausdrücklich der Katecholaminwirkung zuzuordnen ist?

Antwort:
Im Bereich der β-Rezeption ist es sicherlich die schnellere Toleranzentwicklung, die störend wirkt. Werden 2 Katecholamine mit Wirkung auf die α-Rezeptoren kombiniert angewendet, so wird bei hoher Dosierung eine weitere Wirkungszunahme nicht möglich sein. Inwieweit Dopamin wegen der eigenen Rezeptoren hier sinnvoll ist, ist nicht bekannt. Verschlechtern kann man die Situation durch eine schnellere Toleranzentwicklung. Wichtig ist der Hinweis, daß die α-Rezeptoren am Herz nicht downreguliert werden, die β-Rezeptoren dagegen sehr wohl. Die Bedeutung der α-Rezeptoren am Herz ist allerdings gering, nur 10% der positiv-inotropen Wirkung am Herz werden über eine Aktivierung der α-Rezeptoren erreicht.

Erdmann: Bei Patienten im kardiogenen Schock haben wir das Herzzeitvolumen kontinuierlich gemessen und nachfolgend Katecholamine addiert hinzugegeben. Überraschenderweise fiel das Herzzeitvolumen ab, obwohl der Druck entweder anstieg oder gleich blieb. Je mehr α-Wirkung sie haben, um so besser ist der Druck, um so niedriger liegt jedoch ihr Herzminutenvolumen, wahrscheinlich wegen der Nachlast-Schlagvolumen-Beziehung. Man soll nicht Blutdruckkosmetik betreiben; sinnvoller als die Bestimmung des Blutdrucks scheint die Berechnung des peripheren Widerstands zu sein.

Frage:
Ist die Kombination Dobutamin und Noradrenalin überhaupt sinnvoll? Sollte man dann nicht sofort Adrenalin vorziehen?

Antwort:
Dobutamin und Adrenalin sind 2 verschiedene Medikamente, die auch verschiedene Rezeptoren haben. Dobutamin hat in klinischer Dosierung keinen $β_2$-Effekt, den das Adrenalin besitzt. Der $β_2$-Rezeptor ist für den tiefgreifenden metabolischen Effekt des Adrenalins verantwortlich. Insofern ist zu diskutieren, ob eine Kombination von Noradrenalin und Dobutamin nicht doch günstiger ist als die alleinige Gabe von Adrenalin. Die Affinität des Noradrenalins zum $β_1$-Rezeptor ist sehr hoch, evtl. sogar

höher als von Dobutamin (Lindner). Ob unter diesen Voraussetzungen Noradrenalin noch günstiger ist, soll dahingestellt bleiben. Der Effekt von Adrenalin auf das Herzzeitvolumen ist auch eine Nachlastsenkung. Der periphere Widerstand sinkt eher ab, als daß er ansteigt. In höheren Dosierungen ist das Adrenalin allerdings mehr ein α_1- und α_2-Agonist. Dies gilt für Dosierungen, wie sie bei Reanimationen eingesetzt werden.

Frage:
Wie groß ist die positive Chronotropie, die über die β_2-Rezeptoren erzeugt wird?

Antwort:
Genauso gut wie über die β_1-Rezeptorenstimulation.

Frage:
Welchen Stellenwert hat heute die Puffertherapie bei kardiogenem Schock, z. B. bei einem „Base-excess" von -6 bis -8, einem Laktat von 5–10 mmol/l?

Antwort:
Es gilt weiter, daß die Wirksamkeit der Katecholamine bei Vorliegen einer metabolischen Azidose eingeschränkt ist. Hier ist das sog. arteriovenöse pCO_2-pH-Paradoxon zu erwähnen, das bei allen Low-flow-Zuständen auftritt. Der zentralvenöse pCO_2 liegt 20–30, bei Reanimation sogar 60–80 mm Hg über dem arteriellen Wert. So liegt z. B. der entsprechende pH-Wert im Sinus coronarius unter Reanimation immer unter 7,0. Der organvenöse pCO_2-Wert spiegelt daher die reale Situation wesentlich besser wider als der arterielle Wert.

Frage:
An der kardiodepressiven Wirkung von Halothan besteht weiterhin kein Zweifel. Handelt es sich hier um eine Baroreflexaktivierung?

Antwort:
Es sind 2 Mechanismen zu diskutieren: Im nichtadrenerg stimulierten Myokard mit basaler kontraktiler Aktivität wirkt Halothan negativ-inotrop, dafür ist die Interferenz mit den Kalziumkanälen eine plausible Erklärung. Gibt man aber Isoproterenol, d. h. eine β-adrenerge Aktivierung, ist die Ansprechbarkeit auf Katecholamine, d. h. die Kontraktionskraft durch Halothan erhöht. Für die β-adrenerge Aktivierbarkeit ist eine Interferenz mit GI-Proteinen eine plausible Erklärung [2].

Frage:
Kommt es unter Phenylephrin zu Wandbewegungsstörungen der Ventrikel?

Antwort:
Diese Frage ist noch keinesfalls endgültig zu beantworten. Wandbewegungsstörungen wurden nach Phenylephrin beobachtet, damit ist jedoch keinesfalls gesagt, daß es sich um ischämiebedingte Störungen handeln muß. Die Diagnostik von Wandbewegungsstörungen intraoperativ ist nur für hämodynamische Steady-state-Bedingungen evaluiert, keinesfalls jedoch für Zustände, in denen sich Lastzustände sehr rasch

ändern. Die Auswirkungen einer Änderung der Ventrikelgröße und Ventrikelgeometrie sind noch nicht sicher beurteilbar.

Frage:
Im Bereich der Geburtshilfe wird Ephedrin zur Therapie von hypotonen Phasen empfohlen, da es die uteroplazentare Durchblutung am wenigsten beeinträchtigen würde. Gibt es dazu Alternativen?

Antwort:
Klinisch anerkannt ist die Gabe von Cafedrin/Theodrenalin (Akrinor), ohne daß dies wissenschaftlich untermauert worden wäre. Akzeptiert man die Bedeutung einer ungestörten uteroplazentaren Perfusion, so ist vor der unkritischen Anwendung von Vasopressoren zu warnen. Solange nicht das Gegenteil bewiesen ist, muß mit einer Minderung der uteroplazentaren Durchblutung gerechnet werden.

Septischer Schock

Frage:
Was ist vom Einsatz vasodilatierender Medikamente im septischen Schock zu halten?

Antwort:
Es ist nur schwer vorstellbar, daß eine Kombination von vasopressorisch wirkenden Medikamenten mit Vasodilatanzien sinnvoll sein könnte. Dennoch ist nicht von der Hand zu weisen, daß es z. B. durch die Gabe von Prostazyklin zu einer Erweiterung der Strombahn im Splanchnikusgebiet kommen kann mit einer Verbesserung der hepatischen Funktion. Voraussetzung ist jedoch, daß eine Mindestperfusion durch Aufrechterhaltung eines mittleren arteriellen Drucks von minimal 60 mmHg gewährleistet ist.

Frage:
Wie ist heute die Frage nach Glukokortikoiden im septischen Schock zu beantworten?

Antwort:
Zur Zeit gilt die Meinung, daß eine hochdosierte Kortikosteroidtherapie im septischen Schock nicht indiziert sei. Dagegen wird darüber diskutiert, ob eine Anhebung eines erniedrigten Glukokortikoidplasmaspiegels auf normale Werte bei diesem Patientengut sinnvoll sei. Eventuell kann damit die Wirkung von Katecholaminen verbessert oder sogar potenziert werden. Es gibt Hinweise aus der Literatur, wonach Kortisolspiegel im Plasma von 10–30 µg/dl notwendig sind, um eine Katecholaminwirkung sicherzustellen. Bisher offengeblieben ist die Frage, wo bei diesem Patientengut der richtige Plasmaspiegelwert liegt.

Über die Wirkung der Glukokortikoide in diesem Zustand kann nur spekuliert werden. Möglicherweise kommt es zu einer Hemmung der NO-Synthetase. Geht man davon aus, daß bei der Sepsis eine vermehrte NO-Freisetzung zu beobachten ist, dann hemmen Glukokortikoide diese Induktion der Synthetase. Durch die Gabe von

Glukokortikoiden wird demnach weniger NO synthetisiert, damit sind weniger Katecholamine nötig, um einen stabilen Blutdruck zu gewährleisten.

Frage:
Kann man bei supraventrikulären Tachykardien mit breitem Kammerkomplex mit der Gabe von Adenosin etwas falsch machen?

Antwort:
Es ist nicht zu erwarten, daß damit geschadet werden könnte. Daraus ergibt sich die Frage nach der Reihenfolge der Ersttherapie. Zunächst vagale Manöver, dann Adenosin, schließlich Verapamil. Im Beitrag Pop war die Reihenfolge umgekehrt. Wenn man weiß, daß der Patient eine supraventrikuläre Tachykardie hat, ist Verapamil angezeigt, weil die Erfolgsquote bei annähernd 100% liegt. Im Gegensatz zum Adenosin gibt das Verapamil auch einen Schutz für einen allerdings nicht bekannten Zeitraum. Der Patient ist in diesem Zeitraum kaum gefährdet, ein Rezidiv zu erleiden.

Liegt bei einem Patienten eine schlechte Ventrikelfunktion und eine rezidivierende Kammertachykardie vor, muß die Kammertachykardie so schnell wie möglich beendet werden. In einem solchen Falle empfiehlt sich eher die Gabe von Gilurytmal oder gleich eine Kardioversion. Bei einer Kammertachykardie sind die genannten Medikamente auch dem Lidocain vorzuziehen. Lidocain kann effektiver sein bei Vorliegen eines akuten Herzinfarktes mit Kammertachykardie oder gar Kammerflimmern.

Literatur

1. American Society of Anesthesiologists (1993) Practice guidelines for pulmonary artery catheterization. A report by the American Society of Anesthesiologists Task Force on Pulmonary Artery Catheterization. Anesthesiology 78:380–394
2. Böhm M, Schmidt U, Schwinger RHG, Böhm S, Erdmann E (993) Effects of halothane on β-adrenoceptors and M-cholinoceptors in human myocardium: radioligand binding and functional studies. J Cardiovasc Pharmacol 21:296–304

C. Herz- und kreislaufwirksame Medikamente bei speziellen Erkrankungen

Akute arterielle Hypertension – Ursachen, Auswirkungen und Therapie

W. Motz, M. Vogt, B.-E. Strauer

Bei der akuten hypertensiven Krise besteht in der Regel eine Erhöhung des diastolischen Blutdrucks über 120 mm Hg. Die Patienten klagen meist über sehr starke Kopfschmerzen und häufig auch über Sehstörungen. Sie sind oft somnolent und sogar stuporös. Es bestehen u. U. neurologisch-fokale Defizite, Krämpfe oder ein Komazustand.

Klinik der hypertensiven Krise

Blutdruck: üblicherweise > 120 mm Hg diastolisch,

Augenhintergrund: Hämorrhagien, Exsudate, Papillenödem,

neurologischer Status: Kopfschmerzen, Konfusion, Somnolenz, Stupor, Sehstörung, fokale Defizite, Krämpfe, Koma,

kardiale Befunde: Tachykardie, Herzvergrößerung, Zeichen der akuten Herzinsuffizienz,

Niere: Oligurie, Azotämie,

Gastrointestinal: Übelkeit, Erbrechen.

Im Augenhintergrund finden sich meist Hämorrhagien, Exsudate oder ein Papillenödem. Von seiten des Herzens bestehen häufig eine Tachykardie, eine Anginapectoris-Symptomatik oder die Zeichen und Symptome einer akuten Herzinsuffizienz – wie Ruhedyspnoe und Lungenödem. Meist liegen auch gastrointestinale Symptome wie Übelkeit und Erbrechen vor.

Hypertensive Krisen treten bei ca. 1% aller Patienten mit essentieller Hypertonie auf. Patienten mit sekundären Hypertonieformen wie Phäochromozytom oder renovaskulärer Hypertonie haben häufiger eine hypertensive Krise als Patienten mit einer primären Hypertonie. Nachdem jedoch die Ursache für eine Hypertonie bei über 90% aller Patienten unbekannt ist, treten die meisten hypertensiven Krisen im Rahmen einer vorbestehenden essentiellen Hypertonie auf [1].

Bei Überschreitung des arteriellen Blutdrucks über ein gewisses Niveau kommt es im Bereich des Gehirnkreislaufs zu einer funktionellen Dilatation von Arteriolen. Dieser Prozeß führt zu einer exzessiven zerebralen Durchblutung und zu einer hypertensiven Enzephalopathie [9]. Weiterhin resultiert eine strukturelle Schädigung der arteriolären Wand mit Zunahme der Gefäßpermeabilität.

Strandgaard u. Aulson [9] untersuchten klinisch die Gehirndurchblutung, während der arterielle Blutdruck mittels Applikation von Vasodilatatoren oder

Vasokonstriktoren gesenkt oder erhöht wurde. Es zeigte sich die vom Tierexperiment bekannte Autoregulation mit einer Flußkonstanz über einen Druckbereich von 60–120 mmHg bei normotensiven Personen und 110–180 mmHg bei Patienten mit einer arteriellen Hypertonie. Diese Rechtsverlagerung der Autoregulation bei hypertonen Patienten ist das Ergebnis einer strukturellen Wandverdickung der Arteriolen im Sinne einer Mediahypertrophie als Ausdruck einer chronischen Adaptation an die erhöhten Blutdruckwerte. Wurden die Blutdruckwerte über den oberen Bereich der Autoregulation erhöht, zeigte sich derselbe „break-through" mit einer zerebralen Hyperperfusion, wie er von den Tierexperimenten her bekannt ist. Bei normotensiven Personen, deren Gefäße keine hypertensiven Umbauvorgänge aufweisen, tritt dieser „break-through" bereits bei einem arteriellen Mitteldruck von 120 mmHg auf, bei hypertonen Patienten erst bei Blutdruckwerten über 180 mmHg.

Diese Untersuchungen von Strandgaard u. Aulson bestätigen die klinische Beobachtung, daß bei Patienten ohne Hochdruckanamnese eine schwere Enzephalopathie bereits bei relativ gering erhöhten Blutdruckwerten eintritt. Zum Beispiel beobachtet man bei Kindern mit einer akuten Glomerulonephritis oder bei Frauen mit Eklampsie Krämpfe im Rahmen einer hypertensiven Enzephalopathie schon bei einem Blutdruckniveau von ca. 150/100 mmHg. Patienten mit einer langjährigen Hochdruckanamnese halten solchen Druckwerten ohne klinische Symptome stand. Nur bei Überschreitung wesentlich höherer Druckwerte kommt es bei ihnen zum Auftreten einer Enzephalopathie.

Ursachen

Auslösemechanismen für eine Hochdruckkrise können akute Streßzustände sein, wie z. B. im Rahmen operativer Eingriffe, bei beatmeten Patienten im Rahmen der Respiratorentwöhnung, bei ausgeprägten Verbrennungen, akuter Pankreatitis, Hypoglykämie, Angstzuständen sowie bei Drogenentzug (Alkohol, Narkotika, Analgetika). Ein weiterer wichtiger Auslösemechanismus ist eine Präklampsie oder Eklampsie in der Schwangerschaft.

Hochdruckkrisen können auch durch eine Erhöhung des intrakraniellen Drucks, durch eine Enzephalitis oder Hirntumoren sowie im Rahmen eines Guillain-Barré-Syndroms zentral ausgelöst werden. Renale Ursachen einer hypertensiven Krise sind eine Niereninsuffizienz mit konsekutiver Überwässerung, eine akute Glomerulonephritis sowie renovaskuläre Erkrankungen.

Kardiovaskulär können Hochdruckkrisen durch eine akut auftretende Bradykardie im Sinne eines Schlagvolumenhochdrucks bei einem AV-Block III. Grades, bei einer Aortenklappeninsuffizienz, durch arteriovenöse Shunts sowie durch eine hyperkinetische Zirkulation ausgelöst werden.

Glukokortikoide, Mineralokortikoide (Lakritze), Kontrazeptiva, Monoaminoxydasehemmer, tyraminhaltige Nahrung, Ciclosporin A, Narkotika, Amphetamine, Sympathomimetika, Alkohol, Nikotin und Kokain können medikamentös Hochdruckkrisen verursachen.

Der arterielle Blutdruck ist die Resultante aus Herzzeitvolumen und peripherem Widerstand. Prinzipiell kann eine Hochdruckkrise a) entweder aus einer akuten Zunahme des Herzzeitvolumens oder b) aus einer akuten Zunahme des peripheren

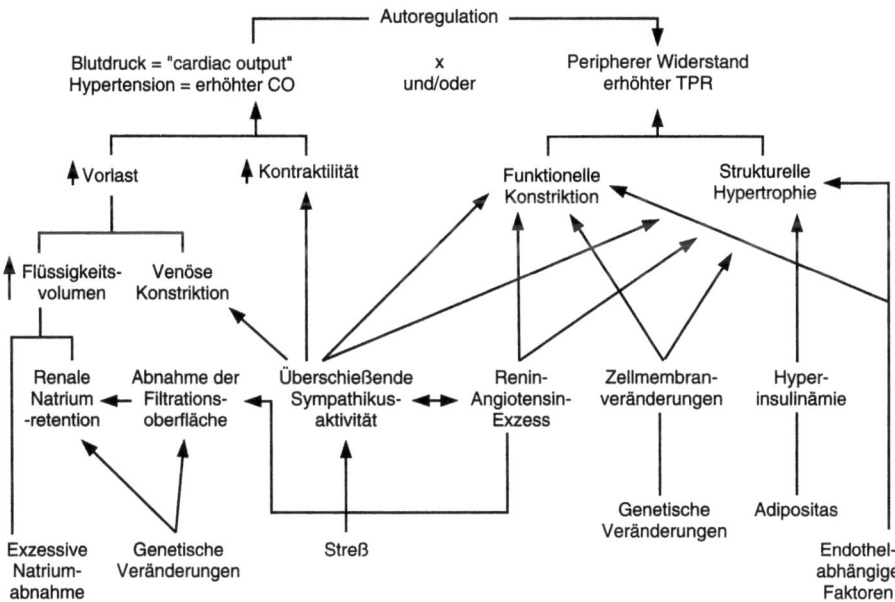

Abb. 1. Bei der Blutdruckregulation beteiligte Faktoren (Mod. nach [4])

Widerstands resultieren. Eine Zunahme des peripheren Widerstands resultiert aus einer Konstriktion der glatten Gefäßmuskulatur in den Widerstandsgefäßen entweder durch eine vermehrte Sympathikusaktivität oder durch Angiotensin II (Abb. 1).

Nach Folkow [3] führt eine chronisch-hypertensive Gewebeperfusion zu einer adaptativen Hypertrophie des glatten Gefäßmuskels. Die hieraus resultierende Mediawandhypertrophie der kleinen intramuralen Arterien mit einem Durchmesser von < 100 μm vermindert den luminalen Durchmesser sogar bei voller Relaxation des glatten Gefäßmuskels. Bei Vorliegen eines hohen Gefäßwand-Lumen-Verhältnisses, d. h. des Verhältnisses von Gefäßwanddicke zum inneren Gefäßradius, führt jede Kontraktion des glatten Gefäßmuskels zu einer ausgeprägteren luminalen Einengung als dieselbe glattmuskuläre Kontraktion, wenn das Gefäßwand-Lumen-Verhältnis niedrig ist. Somit wird der Pressoreffekt von Angiotensin II und Noradrenalin auf die Widerstandsgefäße durch die hypertensiven Umbauprozesse – wie bei der Mediawandhypertrophie – verstärkt und potenziert [3, 6].

Für die klinische Situation heißt dies, daß bei Patienten mit einer lange Zeit vorbestehenden Hypertonie und entsprechenden Gefäßschädigungen die identische sympathikoadrenerge Stimulation zu einer wesentlich ausgeprägteren Erhöhung des totalen peripheren Widerstands führt als bei einem Normotoniker. Ein weiterer wesentlicher Auslösemechanismus für eine hypertensive Krise besteht in einer Überwässerung im Rahmen einer Niereninsuffizienz.

Eine Zunahme des intrathorakalen Blutvolumens führt zu einer wesentlichen Zunahme der Vorlast des linken Ventrikels. Hieraus resultiert eine Zunahme der myokardialen Kontraktilität mit entsprechender Erhöhung des Schlagvolumens. Einen eher seltenen Auslösemechanismus stellt eine schwere Dehydratation bei

Diuretikaüberbehandlung infolge einer exzessiven Stimulation des Renin-Angiotensin-Systems dar.

Auswirkungen

Die Auswirkungen der akuten arteriellen Hypertension auf den Gehirnkreislauf sind bereits oben behandelt worden. Im Bereich des Herzens führt eine akute Erhöhung des systolischen Drucks im linken Ventrikel zu einer Erhöhung der systolischen Wandspannung oder arteriellen Nachlast. Da der myokardiale O_2-Verbrauch direkt mit der Höhe der systolischen Wandspannung korreliert, kommt es proportional mit der Erhöhung des systolischen Blutdrucks zu einer Erhöhung des myokardialen Energiebedarfs. Die systolische Wandspannung des linken Ventrikels ist invers mit der systolischen Pumpfunktion des Herzens korreliert. Mit Zunahme der systolischen Wandspannung geht progressiv eine Abnahme der linksventrikulären Auswurffraktion einher [10, 11, 13]. Ventrikeldynamisch führt somit jede Hochdruckkrise am Herzen zu einer Zunahme des myokardialen Energiebedarfs bei gleichzeitiger Abnahme der linksventrikulären Ejektionsfraktion.

Das Ausmaß der aus einer akuten Blutdruckerhöhung resultierenden Wandspannungszunahme ist abhängig von der Geometrie des linken Ventrikels. Diese ist energetisch-dynamisch durch die Masse-Volumen-Relation charakterisiert, d. h. das Verhältnis von linksventrikulärer Muskelmasse zum enddiastolischen Volumen. Bei einem dilatierten Hochdruckherzen, d. h. einem linken Ventrikel mit einer niedrigen Masse-Volumen-Relation führt eine vergleichbare Steigerung des systolischen

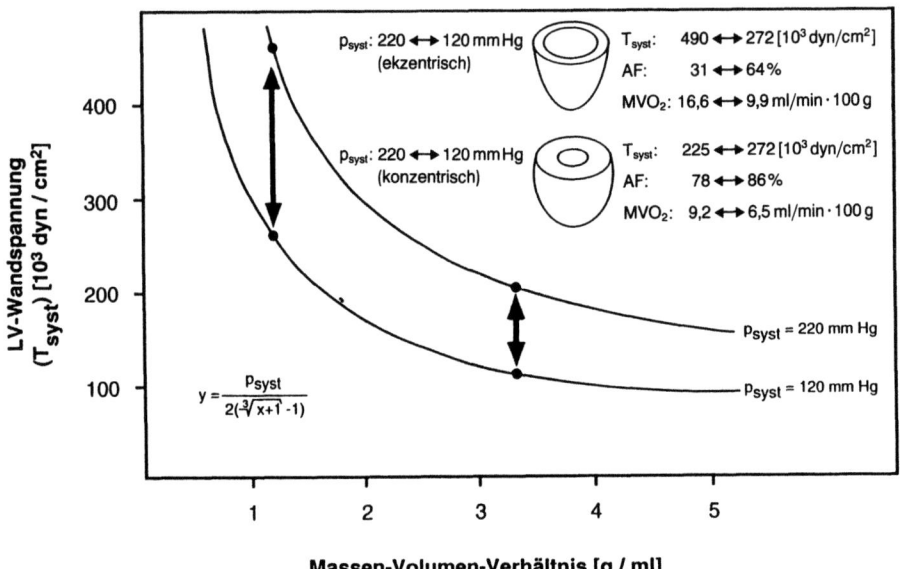

Abb. 2. Einfluß der Ventrikelgeometrie auf LV-Wandspannung (T_{syst}), LV-Auswurffraktion (AF) und myokardialen O_2-Verbrauch (MVO_2)

Blutdrucks im linken Ventrikel zu einer nahezu doppelt so hohen Zunahme der systolischen Wandspannung und einer nahezu doppelt ausgeprägten Abnahme der Auswurffraktion wie bei einem Hochdruckherzen mit einer konzentrischen Linksherzhypertrophie, d. h. einer hohen Masse-Volumen-Relation [11, 13].

Entsprechend ist eine Blutdrucksenkung bei einem dilatierten Hochdruckherz ventrikeldynamisch bzw. -energetisch wesentlich effektiver als bei einem Herzen mit einer konzentrischen Herzhypertrophie. Konkret-therapeutisch heißt dies, daß eine Blutdrucksenkung um 100 mm Hg bei einem dilatierten Herzen zu einer Abnahme des myokardialen Energieverbrauchs von 40 % und einer Zunahme der Auswurffraktion von 10 % führt, während bei einem kompensierten Hochdruckherz nur eine geringgradige Abnahme des myokardialen Energieverbrauchs und eine Zunahme der Pumpfunktion von 78 % auf 86 % resultieren (Abb. 2).

Da Patienten mit einer arteriellen Hypertonie nahezu obligat eine koronare Mikroangiopathie und häufig auch zusätzlich eine koronare Makroangiopathie aufweisen, ist ein Angina-pectoris-Anfall ein häufiges klinisches Symptom bei Hochdruckkrisen [5, 7, 12]. Auch hier führt eine schnelle effektive Blutdrucksenkung zu einer Ökonomisierung des myokardialen Energieverbrauchs und einer entsprechenden klinischen Besserung [8].

Therapie

Prinzipiell ist eine rasche Blutdrucksenkung innerhalb 1 h nur dann erforderlich, wenn stark erhöhte Blutdruckwerte (diastolisch über 130 mm Hg) mit Folgeerscheinungen wie Hochdruckenzephalopathie (frische Blutungen und Papillenödem am Augenhintergrund; klinische Symptome: Sehstörungen, Schwindel, Bewußtseinsstörungen, neurologische Ausfallerscheinungen), ein Lungenödem, Angina pectoris oder ein dissezierendes Aortenaneurysma vorliegen. In solchen Fällen ist auch eine sofortige Klinikseinweisung erforderlich.

Vorsicht ist angebracht bei einem akuten (ischämischen) apoplektischen Insult, bei dem es häufig zu einem reaktiven Blutdruckanstieg und zu einer spontanen Normalisierung innerhalb weniger Stunden kommt. Eine generelle Blutdrucksenkung ist bei einem frischen Schlaganfall nicht angebracht [2].

Entsprechend den Empfehlungen der „Deutschen Liga zur Bekämpfung des hohen Blutdrucks" sollte bei einer Hochdruckkrise eine Therapie mit dem Kalziumantagonisten Nifedipin oder Nitroglyzerin in der präklinischen Phase erfolgen. Bei ausbleibender oder ungenügender Wirkung nach etwa 15 min kommen folgende Alternativen in Betracht: langsame i.v. Applikation von Clonidin (0,075 mg); hier ist ein Wirkungseintritt nach etwa 10 min zu erwarten. Alternativ kann man auch Urapidil i.v. (25 mg) applizieren; auch hier ist ein Wirkungseintritt nach ca. 10 min zu erwarten. Die Applikation von Clonidin oder Urapidil kommt auch als Erstmaßnahme in Betracht, falls die aufgeführte Therapie mit Nifedipin oder Nitroglyzerin nicht möglich ist.

Liegt primär eine Überwässerung vor, sollte natürlich primär ein schnell wirkendes Diuretikum, wie z. B. Furosemid (20–80 mg i.v.), verabreicht werden. Bei präterminaler oder terminaler Niereninsuffizienz mit Überwässerung kann die akute arterielle Hypertension oft nur durch Hämodialyse bzw. Hämofiltration beherrscht

Tabelle 1. Therapie der akuten arteriellen Hypertension

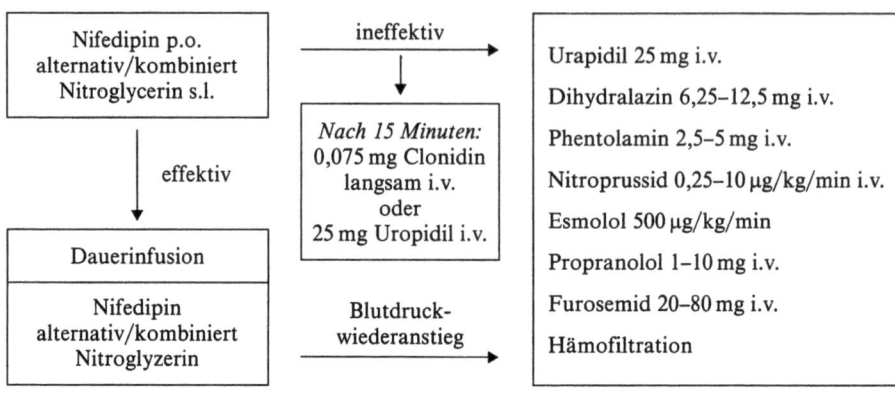

Tabelle 2. Therapie der akuten arteriellen Hypertonie: Substanzen, Wirkungsbeginn, Nebenwirkungen und besondere Hinweise für ihre Anwendung

Substanz	Wirkungsbeginn	Nebenwirkung	Besondere Hinweise
Nitroprussid	Sofort	Übelkeit, Erbrechen, Muskelzittern, Cyanidintoxikation	Blutige RR-Messung auf Intensivstation erforderlich
Nitroglycerin	2–5 min	Tachykardie, Flush Kopfschmerz, BD-Abfall Methämoglobinämie	Vorsicht bei Volumenmangel, konzentrische LVH, Aortenvitium
Dihydralazin	10–20 min	Tachykardie, Flush, Kopfschmerzen, Angina pectoris	Nicht bei KHK
Phentolamin	1–2 min	Tachykardie, Flush	
Esmolol	1–2 min	Starker RR-Abfall,	Nicht bei schwerer Herzinsuffizienz
Propranolol oder Metoprolol	1–2 min	Bronchokonstriktion, Abfall des „cardiac output"	Nicht bei Asthmatikern und Patienten mit schwerer Herzinsuffizienz
Clonidin	10–15 min	Starker RR-Abfall, Bradykardie	Nicht bei Patienten mit AV-Block und schwerer Herzinsuffizienz

werden. Diuretika sollten nicht verabreicht werden, wenn initial eine Dehydratation vorliegt.

Patienten mit starken Erregungszuständen und Tachykardien sollten primär mit dem kurz wirksamen β-Rezeptorenblocker Esmolol behandelt werden. Dihydralazin sollte nicht verabreicht werden bei Patienten mit einer gleichzeitig bestehenden koronaren Herzkrankheit.

Gelingt es nicht, den Blutdruck medikamentös zu senken, sollte man überprüfen, ob a) eine Unterdosierung der Antihypertensiva, b) eine Überwässerung bei Niereninsuffizienz, c) eine ausgeprägte Hypovolämie mit entsprechender Aktivierung des Renin-Angiotensin-Systems und d) eine zentrale Ursache vorliegen (Tabellen 1 und 2).

Generell sollten bei der Therapie der akuten arteriellen Hypertension auch immer die Begleitkrankheiten in Betracht gezogen werden. Liegt eine koronare Herzkrankheit als Begleitkrankheit vor, eignen sich in erster Linie Nitrate oder Kalziumantagonisten – wie Nifedipin – zur Behandlung der Hochdruckkrise. Liegt eine Herzinsuffizienz vor, eignen sich generell Nitrate und Diuretika. Hier sollten in erster Linie keine β-Rezeptorenblocker verwendet werden. Liegt ein zerebrovaskulärer Insult vor oder bestehen relevante Stenosen der extrakraniellen Hirngefäße, sollte man auf eine langsame und begrenzte Drucksenkung achten.

Bei einer Niereninsuffizienz als Begleitkrankheit sollte prinzipiell mit Diuretika und evtl. einer Hämodialyse gearbeitet werden. Liegt der hypertensiven Krise ein Schmerzzustand oder ein perioperativer Streßzustand zugrunde, stehen analgetische und sedative Maßnahmen im Vordergrund. Ist die Hypertension durch ein Phäochromozytom verursacht (sehr selten), so sollte eine Blutdrucksenkung mit α- und β-Rezeptorenblockern erfolgen. Bei Hochdruckkrisen im Rahmen einer Eklampsie empfiehlt sich eine Medikation mit α-Methyldopa, Hydralazin, Prazosin und Labetolol.

Differentialtherapeutische Aspekte der Hochdruckkrise

1) Koronare Herzkrankheit:
Nitrate, Kalziumantagonisten, β-Blocker, ACE-Hemmer?
Cave: Abfall des koronaren Perfusionsdrucks, Koronarspasmen.
2) Herzinsuffizienz:
Vasodilatatoren, Nitrate, Diuretika.
Cave: β-Blocker.
3) Zerebrovaskulärer Insult:
langsame und begrenzte Drucksenkung.
4) Eklampsie:
α-Methyldopa, Hydralazin, Prazosin (α-Blocker), Labetolol (α- und β-Blocker).
Cave: β-Blocker → „small for date baby".
5) Niereninsuffizienz:
Diuretika, Hämodialyse.
6) Phäochromozytom:
α-Blocker → β-Blocker.
Cave: Hypovolämie.
7) Hyperventilation:
Diazepam, β-Blocker.
8) Schmerzen/perioperativer Streß:
Analgesie, Esmolol bei Postintubationstachykardie und Hypertension.

Ist der Blutdruck wieder ausreichend kontrolliert und sind die klinischen Zeichen der hypertensiven Krise beherrscht, geht man von der parenteralen Behandlung zu einer oralen Dauertherapie mit β-Rezeptorenblockern, Diuretika, Kalziumantagonisten,

ACE-Hemmern und antisympathikotonen Substanzen entsprechend den Empfehlungen der Deutschen Liga zur Bekämpfung des hohen Blutdrucks über.

Literatur

1. Bennett NM, Shea S (1988) Hypertensive emergency: Case criteria, sociodemographic profile and previous care of 100 cases. Am J Public Health 78:636–640
2. Deutsche Liga zur Bekämpfung des Hohen Blutdruckes (1992) Empfehlungen zur Therapie.
3. Folkow B (1987) Structure and function of the arteries in hypertension. Am Heart J 114:938–948
4. Kaplan NM (1990) Clinical hypertension, 5th edn. Williams & Wilkins, Baltimore, pp 269
5. Motz W, Vogt M, Scheler S, Schwartzkopff B, Strauer BE (1991) Coronary circulation in arterial hypertension. J Cardiovasc Pharmacol 17 (Suppl 2):S 35–S 39
6. Schwartzkopff B, Frenzel H, Dieckerhoff J et al. (1992) Morphometric investigation of human myocardium in arterial hypertension and valvular aortic stenosis. Eur Heart J [Suppl D] 13:17–23
7. Schwartzkopff B, Motz W, Vogt M, Strauer BE (1993) Heart failure on the basis of hypertension. Circulation 87 (Suppl IV):IV-66–IV-72
8. Shapiro LM, Beevers DG (1983) Malignant hypertension: cardiac structure and function at presentation and during therapy. Br Heart J 49:477–484
9. Strandgaard S, Aulson OB (1989) Cerebral blood flow and its pathophysiology in hypertension. Am J Hypertens 2:486
10. Strauer BE (1979) Myocardial oxygen consumption in chronic heart disease: role of wall stress, hypertrophy and coronary reserve. Am J Cardiol 44:730–740
11. Strauer BE (1979) Ventricular function and coronary hemodynamics in hypertensive heart disease. Am J Cardiol 44:999–1006
12. Strauer BE (1990) The significance of coronary reserve in clinical heart disease. J Am Coll Cardiol 15:775–783
13. Strauer BE (1991) Das Hochdruckherz. 3. Aufl. Springer, Berlin Heidelberg New York, S 141–143

Vasogene Hypotension – Ursachen, Auswirkungen, Therapie

J. Peters

Einführung: allgemeine Pathophysiologie und Begriffsbestimmung

Betrachtet man den mittleren arteriellen Blutdruck als durch Herzzeitvolumen und systemischen Gefäßwiderstand determiniert, so scheint der Begriff „vasogene Hypotension" zunächst einmal einen pathologisch niedrigen Gefäßwiderstand zu implizieren, der bei normalem Herzzeitvolumen für diesen erniedrigten Blutdruck verantwortlich ist. Dementsprechend wären die Ursachen einer „vasogenen" Hypotension in erster Linie, mittelbar oder unmittelbar, im Verlust oder der Abschwächung konstriktorischer bzw. in einer Zunahme dilatierender Einflüsse auf die glatte arterielle Gefäßmuskulatur zu suchen. Diese vordergründige Betrachtung wird allerdings durch die vielfältigen Interaktionen zwischen Hochdruck- und Niederdrucksystem relativiert, die zunächst einer Erörterung bedürfen.

So führt eine Weitstellung von Arterien und Arteriolen auch zu einer Druckerhöhung in den nachgeschalteten Stromgebieten und damit, zumindest bei ausbleibender Gegenregulation, auch zu einer Blutvolumenspeicherung in diesen Gefäßen [3]. Dies wiederum kann eine *Blutvolumenverschiebung von intrathorakalen hin zu extrathorakalen kapazitiven Gefäßen* zur Folge haben (Abb. 1) und damit sekundär auch eine Abnahme der Herzfüllung mit potentieller Abnahme des Herzauswurfs. Umgekehrt kann eine Engstellung arterieller Gefäße zu einer peripheren Blutentspeicherung mit Zunahme des intrathorakalen Blutvolumens führen. Unter dieser Vorstellung und im Gegensatz zur allgemein vorherrschenden Meinung ist beispielsweise ein erheblicher Anteil der Zunahme von Herzfüllung bzw. der rechten und linken Füllungsdrücke des Herzens unter supracoeliakaler Aortenabklemmung sicher nicht Ausdruck einer Zunahme der linksventrikulären Nachlast, sondern vielmehr auch einer rein passiv-mechanischen Blutvolumenentspeicherung der Gefäße der unteren Körperhälfte, speziell des Splanchnikusgebietes, mit sekundärer Zunahme der intrathorakalen und kardialen Füllung [71, 72].

Wie experimentelle Untersuchungen gezeigt haben, liegen analoge Vorgänge vor bei Infusion von Vasopressoren wie Adrenalin, Noradrenalin, Dopamin, Angiotensin, Dihydroergotamin, Etilefrin [2, 12, 19, 20, 68, 73]. Entsprechend beruhen medikamentös induzierte Änderungen des Herzminutenvolumens nicht nur auf den kardialen Effekten eines Vasopressors, sondern vielmehr in erheblichem Umfang auch auf peripheren Effekten mit entsprechend induzierter Blutvolumenumverteilung. Für Vasodilatatoren wie Nitroprussid gilt Analoges [56, 57].

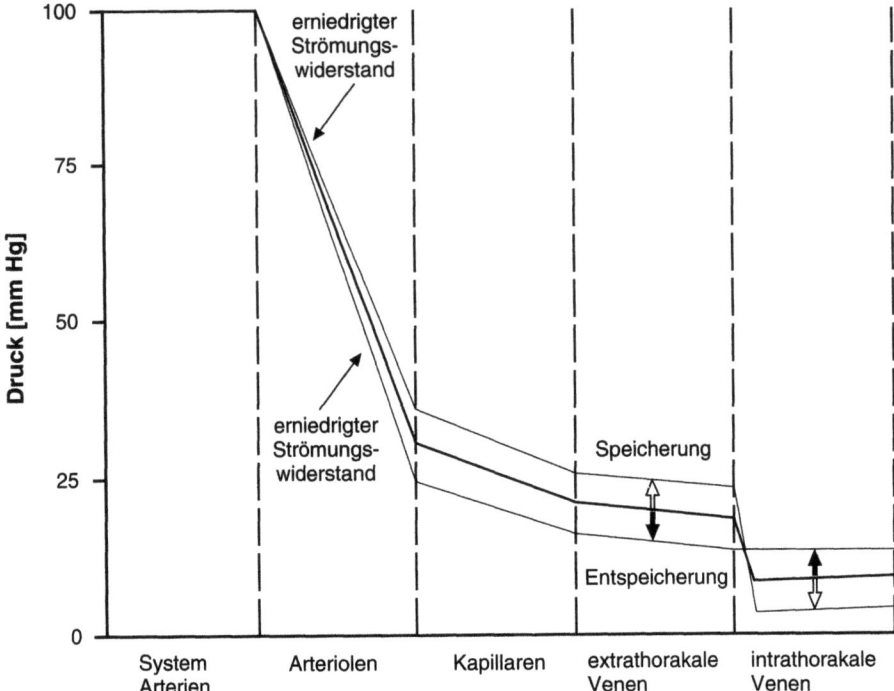

Abb. 1. Blutdruckverhältnisse in den verschiedenen Kreislaufabschnitten sowie Auswirkungen von Strömungswiderstandsänderungen auf intravasales Druckprofil und Blutvolumenverteilung im Kreislauf. Ausgehend von einem arteriellen Mitteldruck von 100 mm Hg verursacht der Strömungswiderstand in den Arteriolen den wesentlichen Druckabfall im Kreislauf bis auf einen Druck von 20–30 mm Hg in Kapillaren und Venolen. Entsprechend der hohen Dehnbarkeit dieser Gefäße wird im Niederdrucksystem der Hauptanteil (ca. 80%) des Blutvolumens gespeichert. Hinzuweisen ist auch auf einen möglicherweise wasserfallartigen Effekt an der Übergangsstelle des extrathorakalen in das intrathorakale Venensystem, der intra- und extrathorakale Blutspeicher hydraulisch partiell voneinander trennt.

Fällt nun der Strömungswiderstand ab (bei konstantem arteriellem Druck), z. B. durch Infusion eines Vasodilatators, so steigt der postarterioläre Druck an. Entsprechend wird in Kapillaren und Venolen gemäß deren Dehnungseigenschaften vermehrt Blut (passiv) gespeichert, und zwar auf Kosten des intrathorakalen Blutvolumens (Abfall des zentralvenösen Drucks) und der Herzfüllung.

Steigt umgekehrt der Strömungswiderstand an, fällt der postarterioläre Druck mit konsekutiver Blutvolumenentspeicherung aus Kapillaren und Venen zugunsten des intrathorakalen Blutvolumens. Der Vasomotorentonus hat deshalb einen erheblichen Einfluß auf die Blutvolumenverteilung und Herzfüllung und damit potentiell auch auf das Herzminutenvolumen. Das Modell der druckpassiven Blutvolumenumverteilung kann im übrigen auch zur Erklärung rein mechanischer hämodynamischer Interventionen herangezogen werden, z. B. dem Anstieg von Herzfüllung und zentralvenösem Druck bei Aortenabklemmung oder Kreislaufstillstand. (Mod. nach [3])

Ebenso kommt es, unabhängig von übergeordneten reflektorischen Einflüssen und wohl durch lokale myogene und/oder metabolische (endothelvermittelte?) Faktoren bedingt [28], in nahezu jedem Gefäßterritorium zu einer Vasodilatation, wenn der arterielle Druck fällt, bzw. zu einer Vasokonstriktion bei steigendem Druck

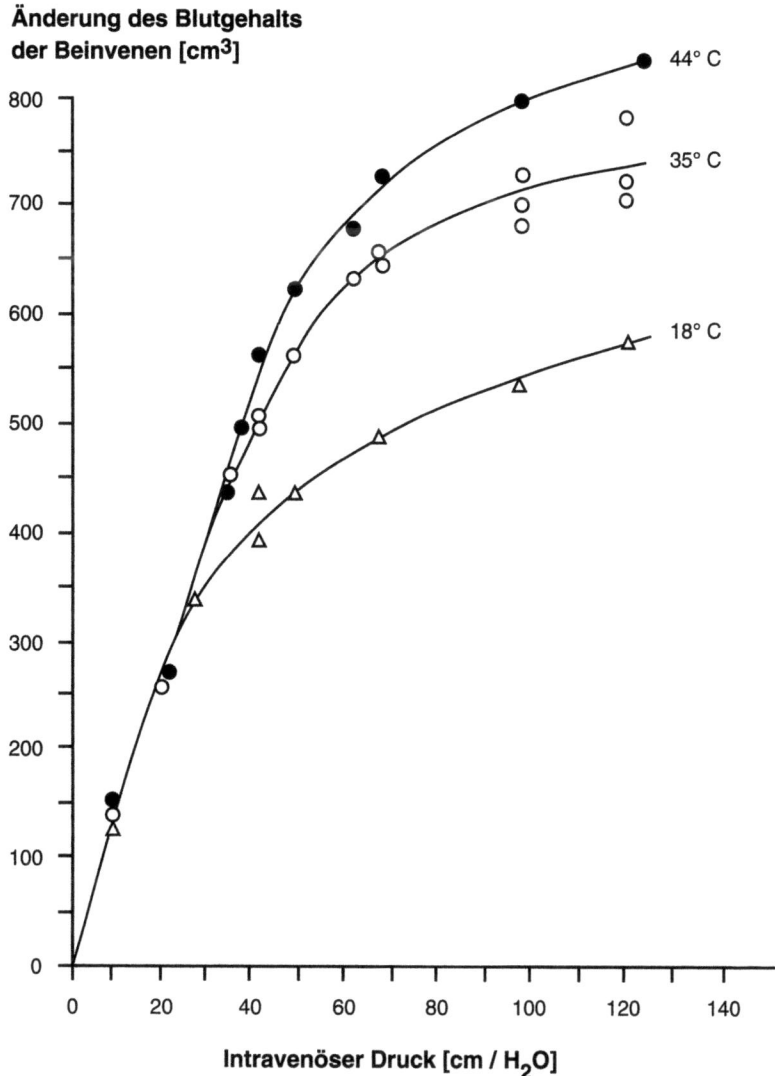

Abb. 2. Blutvolumenspeicherung der unteren Extremitäten in Abhängigkeit von der Umgebungstemperatur und dem intravenösen Druck. Plethysmographische Untersuchungen am Menschen.

Bereits geringere venöse Druckänderungen verursachen erhebliche Volumenänderungen, so daß bei Einnehmen der stehenden Postion mit einem durchschnittlichen Venendruck von 120 cm H_2O in den Beinen je nach Umgebungstemperatur 500–800 ml Blut, d. h. bis zu 20 % des Blutvolumens gespeichert werden können mit entsprechenden Implikationen für die Herzfüllung. Ein schneller aktiver oder passiver Lagewechsel (chirurgische Lagerung!) kann daher gerade unter Allgemein- und Leitungsanästhesie mit beeinträchtigter Kreislaufregulation schnell zu einer Hypotension führen. (Nach [3, 23])

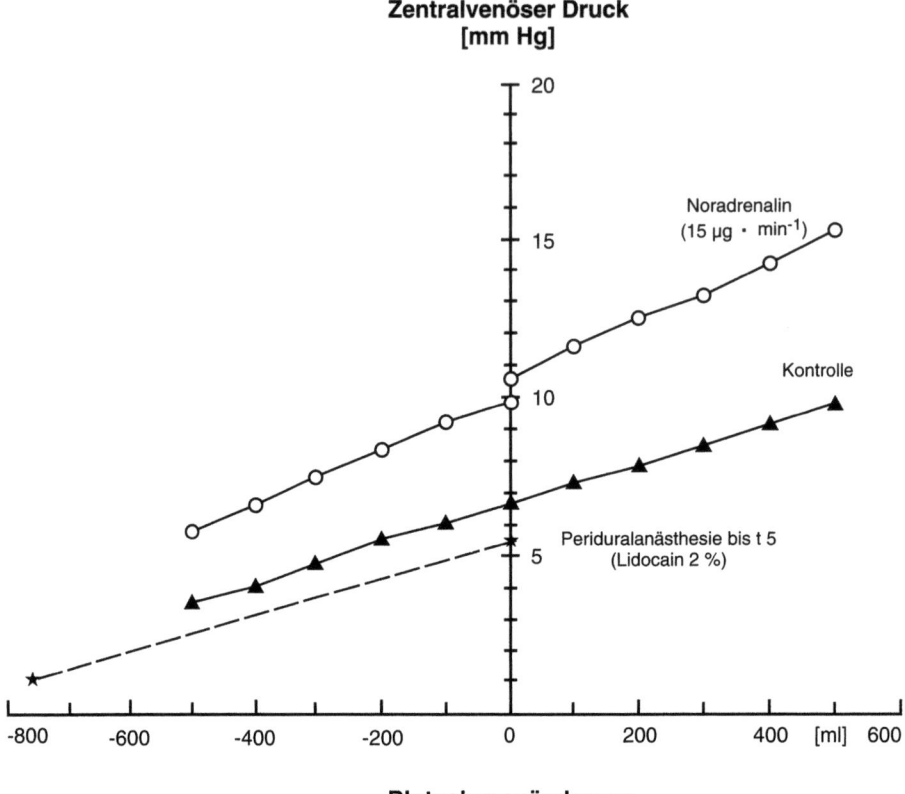

Abb. 3. Beziehung zwischen Änderungen des Blutvolumens und des zentralvenösen Drucks bei vermutlich unterschiedlichen Tonuszuständen der Gefäßmuskulaur beim gesunden Menschen in Rückenlage, nämlich unter Kontrollbedingungen (*volle Dreiecke*), unter Noradrenalininfusion (*offene Kreise*) sowie unter Periduralanästhesie (*Sterne*) und einmaligem Aderlaß. Das Blutvolumen wurde dabei jeweils durch Aderlaß und Transfusion variiert. (Nach [3]). Von Interesse sind die Linearität der Beziehungen sowie insbesondere die Verlagerung der Kurven im Sinn einer erheblich geringeren Compliance des Niederdrucksystems unter Noradrenalininfusion bzw. im Sinn einer höheren Compliance nach Sympathikusblockade durch Periduralanästhesie. Dieser Zusammenhang ist für die klinische Bewertung des Kreislaufs, z. B. unter Katecholamintherapie, von erheblicher Bedeutung

[15, 22], verbunden mit entsprechenden Konsequenzen für die Blutvolumenverteilung. Diese Vorgänge sind jedoch häufig erst nach Ausschaltung der Kreislaufreflexe experimentell nachzuweisen. Schließlich muß bedacht werden, daß jede Änderung des postarteriolären Drucks entsprechend der Starling-Gleichung auch die Flüssigkeitsfiltration ins Gewebe bzw. die Resorption aus dem Gewebe in die Blutbahn beeinflußt und damit das intravasale Volumen.

All diese *autoregulativen* Funktionen bewirken, daß sich der Kreislauf im Wechselspiel von Blutdruck, Gefäßtonus, Herzfüllung, Flüssigkeitsfiltration und Gewebe-O_2-Verbrauch in gewissen Grenzen selbst stabilisiert (Übersichten: [19, 20, 58]).

Bei *direkt* (z. B. Hypoxämie, Hyperkarbie, Asphyxie), *reflektorisch* [24, 59] bzw. *pharmakologisch induzierten* (s. oben) Änderungen des Gefäßwiderstandes kommen also sowohl im Gesamtorganismus als auch insbesondere in den blutreichen Organen (Splanchnikusstrombahn: Leber, Milz, Darm) aktive (neurohumoral vermittelte Konstriktion/Dilatation) ebenso wie druckpassive Vorgänge (Speicherung/Entspeicherung) zum Tragen.

Schließlich mag der Ursprung einer Hypotension auch ausschließlich in einer primären passiven (Abb. 2, 3) (Orthostase) oder aktiven (?) Dilatation von Venen mit entsprechender Blutspeicherung beruhen, mit sekundärer Abnahme von Herzfüllung, Herzauswurf und Blutdruck, in diesem Sinn also ebenfalls „vasogener" Natur sein.

Daraus wird deutlich, daß das arterielle Hochdruck(Widerstands)-system, das venöse Niederdruck(Füllungs)-system sowie die Blutvolumenverteilung und Herzfüllung unter dem Aspekt „vasogene" Hypotension nicht als voneinander unabhängig betrachtet werden können. Hinzu kommt, daß zwar obere Grenzwerte des Blutdrucks (Hypertoniekriterien) definiert sind, nicht aber untere Grenzwerte. So ist der Blutdruck z. B. im natürlichen Schlaf erniedrigt und erreicht gegen 3 Uhr morgens regelmäßig systolische Werte von nur 70–80 mm Hg [44], ohne daß dem eine pathophysiologische Bedeutung beigemessen wird. Ebenso stellt sich beim unbehandelten Hypertoniker die Frage nach einer „ungefährlichen" unteren Blutdruckgrenze. Es ist daher grundsätzlich problematisch, den Begriff „vasogene Hypotension" quantitativ zu definieren, zumal wenn offenbar unklar ist, wann ein Blutdruckwert denn nun als „hypotensiv" oder pathologisch zu bewerten ist.

Ein möglicher praxisnaher Ansatz für die Definition „vasogene Hypotension" wäre deshalb, eine arterielle Hypotension dann als „vasogen" zu bezeichnen, wenn das absolute Blutvolumen normal ist, die Hypotension auch keine primär kardiale Ursache hat und dem Ausmaß der Blutdruckerniedrigung entweder ein Krankheitswert per se zukommen könnte und/oder aber die Hypotension Ausdruck eines zugrundeliegenden, eindeutig behandlungsbedürftigen Problems ist.

Körpereigene neurale und humorale Vasokonstriktor- und Vasodilatatorsysteme

Neben den bereits angesprochenen mechanischen Funktionsprinzipien unterliegt der Kreislauf einer übergeordneten Regulation, vermittelt durch neurohumorale Reflexe, die insbesondere bei Herausforderungen des Organismus (Hypoxämie, Hyperkarbie, Hypovolämie, Hypotension, Hypo- und Hyperthermie, Leistungsanpassung etc.) aktiviert werden. Als Prototyp eines solchen Regulationssystemes kann das sympathische Nervensystem gelten, dessen periphere Effektoren präganglionär mittels der Transmittersubstanzen Azetylcholin (chromaffine Zellen des Nebennierenmarks, Adrenalinsekretion!) bzw. postganglionär durch Noradrenalin über verschiedene α- und β-Adrenozeptoren angesprochen werden (s. Beitrag Erdmann et al.). Erst in den letzten Jahren hat sich herausgestellt, daß auch die Adrenozeptorexpression selbst einer (Up- oder Down-)regulation unterliegen kann. Weitere wesentliche Regulationssysteme des Kreislaufs sind das parasympathische Nerven-

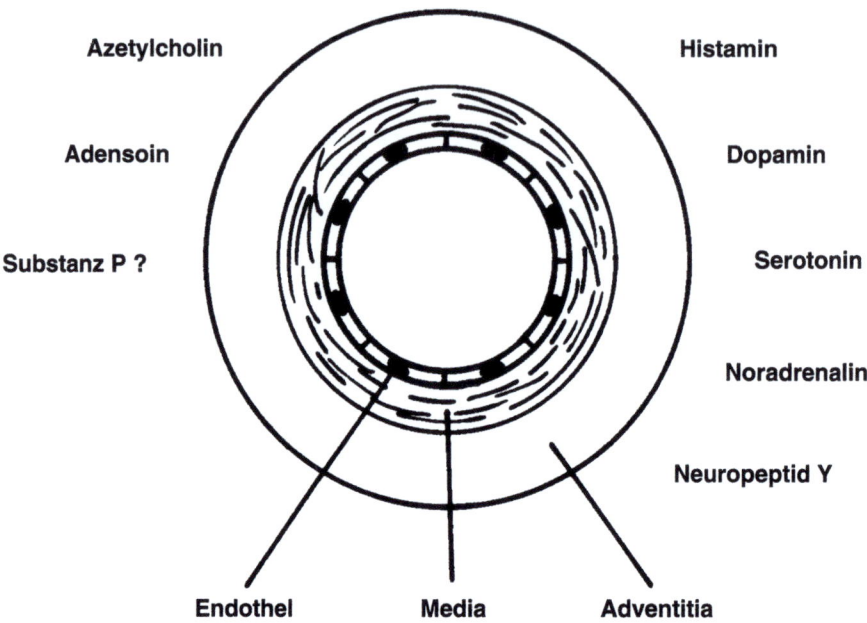

Abb. 4. (Noradrenalin, Azetylcholin, VIP) sowie vermutete (Adenosin, Substanz P, Histamin, Dopamin, Serotonin, Neuropeptid Y) neurogene Transmittersubstanzen, die auf den Gefäßtonus, teils in gegenseitiger Wechselwirkung, Einfluß nehmen. Hinzu kommen humorale Faktoren, die vom Blut auf Gefäßendothel und ggf. auch Mediamuskulatur einwirken

system, das Renin-Angiotensin-(Aldosteron-)System der Niere sowie das hypophysäre Vasopressin-(antidiuretisches Hormon, ADH-)System.

Daneben gibt es jedoch noch eine Vielzahl (Abb. 4) weiterer peripherer Hormone bzw. Neurotransmitter (VIP = „vasoactive intestinal polypeptide", Substanz P, Neuropeptid Y, Serotonin, Histamin, Adenosin, EDRF/NO, Endothelin etc.) und/ oder Mediatoren (Prostaglandine, Leukotriene, Interleukine, TNF, PAF, Adenosin, NO etc.), deren physiologische Rolle beim Mensch insbesondere in quantitativer Hinsicht z. T. noch unbekannt ist und deren Bedeutung für Pathophysiologie und klinische Praxis noch nicht endgültig eingeschätzt werden kann [7, 18, 64, 70].

Ganz allgemein kann gelten, daß Allgemein- bzw. rückenmarknahe Leitungsanästhesien (s. unten) die Kreislaufregulation beeinträchtigen und damit eine vasogene Hypotension in dem Maß auslösen oder verstärken, wie sie eine Gefäßdilatation induzieren oder eine Vasokonstriktion beeinträchtigen [26, 51, 52, 69, 82, 83].

Schließlich hat die Entdeckung der endothelabhängigen Vasomotion und des Stickstoffmonoxids (NO) die Forschung gerade auf dem Gebiet der peripheren Kreislaufregulation in den letzten Jahren neu belebt, wobei z. Z. viele Implikationen für die Klinik zumindest ansatzweise deutlich werden. Abbildung 5 gibt einen schematischen Überblick über die wesentlichen bekannten zellulären Mechanismen.

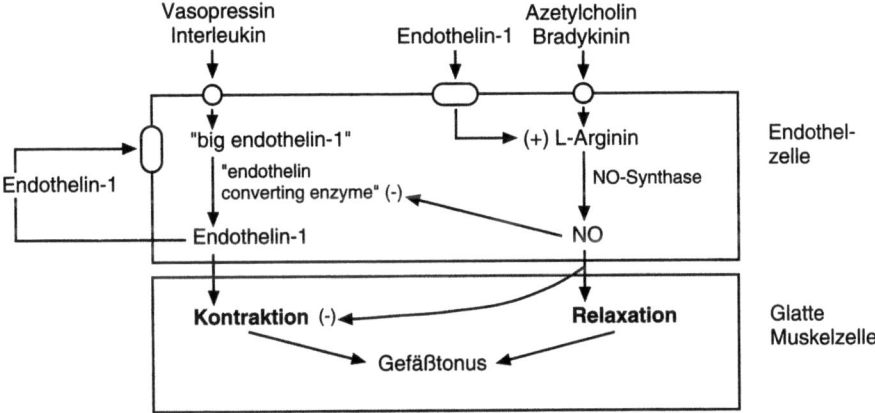

Abb. 5. Endothelvermittelte Vasomotion durch das hochwirksame Stickstoffmonoxid (NO) bzw. dessen Gegenspieler, die Endotheline. Während NO durch die NO-Synthase aus L-Arginin gebildet wird, wird das stark vasokonstriktorische Endothelin-1 durch das „endothelin converting enzyme" aus einer Vorläufersubstanz, dem „big endothelin" gebildet. Beide Stoffwechselwege beeinflussen sich darüber hinaus wechselseitig und werden durch verschiedene Hormone und Mediatoren über membranständige Rezeptoren der Endothelzellen induziert. Während das vasodilatatorische NO äußerst kurzlebig ist (Sekundenbruchteile), scheint das Endothelin-1 eine lange Wirkdauer (ca. 1 h) zu haben. Beide Substanzen haben vermutlich eine Schlüsselrolle bei der Regulation des lokalen Gefäßtonus. (Mod. nach [64])

Während eine vollständige Übersicht den Rahmen dieses Beitrags sprengen würde, sollen im folgenden einzelne klinisch relevante Ursachen vasogener Hypotensionen benannt und in ihren Mechanismen diskutiert werden.

Ursachen und Auswirkungen der vasogenen Hypotension

Ursachen der vasogenen Hypotension

Ausschaltung oder Fehlfunktion physiologischer Regulationsmechanismen
- synkopale Reaktionen und Orthostasesyndrome,
- Spinal- und Epiduralanästhesie,
- Erkrankungen des autonomen Nervensystems,
- Überdosierung vasodilatierender Medikamente;

Wegfall humoraler vasokonstriktiver Einflüsse
- Phäochromozytomresektion,
- Beendigung einer Katecholamintherapie;

Freisetzung vasodilatierender Substanzen
- Eventerations- und Karzinoidsyndrom,
- hepatozelluläre Erkrankungen,
- septischer Schock.

Die Ursachen einer für Anästhesie und Intensivmedizin relevanten vasogenen Hypotension liegen im wesentlichen begründet in der Ausschaltung physiologischer neurohumoraler Regulationsmechanismen durch Systemerkrankungen, Trauma, Kreislaufdysregulation oder Leitungsanästhesie, dem plötzlichen Wegfall hoher Konzentrationen vasokonstriktiver Substanzen im Blut sowie der Anhäufung endogener oder exogener Substanzen mit vasodilatierender Wirkung.

Die klinischen Auswirkungen einer solchen Hypotension werden sicher von Ausmaß, Dauer und spezifischer Genese der Hypotension ebenso abhängen wie von der jeweiligen Organreserve des Patienten, speziell im Hinblick auf die Integrität und Durchgängigkeit der zerebralen (Karotisstenose?), myokardialen (Koronarstenose?) und renalen Gefäße. Des weiteren wird vermutlich von Bedeutung sein, ob unter der Hypotension der systemische Blutfluß aufrechterhalten wird, also zumindest der Gesamtkörper-O_2-Transport sichergestellt ist, bzw. die autoregulativen Organfunktionen (Hypertonus!) intakt sind oder nicht [30, 74].

Damit sind auch die Hauptgefahren einer Hypotension umrissen: Hirn-, Netzhaut-, Myokard-, Nieren- und Leberischämie. Die entsprechenden klinischen Manifestationen sind: Durchgangssyndrom bis Hirninfarkt, transiente oder permanente Gesichtsfeldausfälle, Angina pectoris, Herzinfarkt und -insuffizienz, akutes Nierenversagen, Leberfunktionsstörungen sowie im Extremfall Bradykardie und Herz-Kreislauf-Stillstand.

Synkopale Reaktionen und Orthostasesyndrome

Synkopale Reaktionen sind in der Anästhesie nicht selten. Das Spektrum reicht dabei von Bradykardien oder Asystolien vor oder nach Anlegen einer Leitungsanästhesie (s. unten), unter Vasodilatatortherapie, Kavakompressionssyndrom, Wechsel aus der liegenden Position in eine Kopfhochlage oder die stehende Position bis hin zu offenbar „emotional" induzierten Synkopen ohne erkennbare physische Einwirkung [9, 13, 14, 21, 60–63, 78, 79].

Obwohl der Terminus „vasovagal" die Ursache einer Synkope klar zu definieren scheint und letztlich einer Beteiligung des N. vagus zuschreibt, sind die pathophysiologischen Grundlagen komplexer. Da Synkopen im Einzelfall überraschend und vielleicht auch nur bei bestimmten prädisponierten Individuen auftreten, entziehen sie sich weitgehend einer prospektiven Untersuchung. Andererseits mehren sich aber die Hinweise, daß diese Reaktionen häufig durch eine unzureichende Herzfüllung ausgelöst werden, dem Gehirn diese Information über vagale kardiale Afferenzen

───▶

Abb. 6. Kreislaufreaktion bei Verminderung des intrathorakalen Blutvolumens durch Unterdruck (Kammerdruck) um Abdomen und Beine im Experiment bei einem gesunden Probanden in Rückenlage. Bei Abnahme von zentralvenösem Druck, Herzzeitvolumen, Blutdruckamplitude und intrathorakalem Blutvolumen bleibt der arterielle Mitteldruck dabei unter Ausbildung einer Tachykardie zunächst konstant. Dieser tachykarden Phase folgt bei Eintritt der Synkope und zunächst andauerndem Kammerunterdruck ein plötzlicher Übergang in eine zunächst relative, dann aber absolute Bradykardie, einhergehend mit einer drastischen Hypotension und Verkleinerung der Blutdruckamplitude. (Nach [3]).

Ähnliche Abläufe mit paradoxer Bradykardie infolge einer starken Abnahme der Herzfüllung treten vermutlich auch bei Synkopen anderer Genese auf und sind im übrigen auch bei schneller Entblutung (Leberruptur, Nierenstielabriß) in der Klinik häufig zu sehen

Vasogene Hypotension – Ursachen, Auswirkungen, Therapie   189

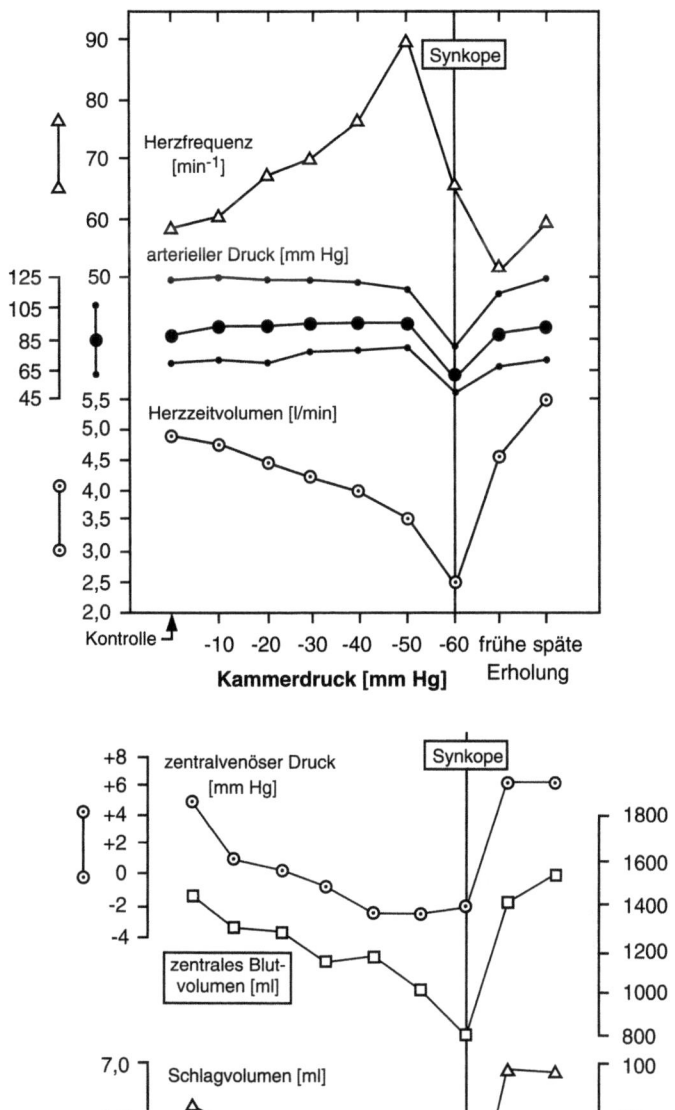

vermittelt wird und reflektorisch trotz sinkenden Blutdrucks und Abnahme der Herzfüllung offenbar paradoxerweise eine Hemmung des efferenten Sympathikustonus erfolgt [63, 78].

Spontanen synkopalen Ereignissen verblüffend ähnlich sind die beim Mensch unter simulierter zentraler Hypovolämie auftretenden Kreislaufreaktionen, wenn das intrathorakale Blutvolumen experimentell durch externen Sog um Abdomen und Beine verkleinert wird (Abb. 6). Bei Abnahme von zentralvenösem Druck, Herzzeitvolumen, Blutdruckamplitude und Herzkammerdurchmesser (Echokardiographie) bleibt der arterielle Mitteldruck dabei unter Ausbildung einer Tachykardie zunächst konstant, wobei, mit Beginn von klinischen Symptomen (übelkeit, Gähnen, Schwindel, Blässe), die Plasmakonzentrationen von Noradrenalin, Adrenalin, z. T. auch β-Endorphin, meist ansteigen. Dieser tachykarden Phase folgt bei andauerndem Unterdruck häufig ein plötzlicher Übergang in eine relative oder absolute Bradykardie, einhergehend mit einer drastischen Hypotension und Verkleinerung der Blutdruckamplitude [61, 62]. Ganz ähnliche Abläufe finden sich unter passivem Kopf-hoch-Kippen des Körpers (Anti-Trendelenburg-Lage), wobei es im zeitlichen Zusammenhang mit synkopalen Symptomen auch zu einer Freisetzung des pankreatischen Polypeptids kommt [60]. Die Bradykardie kann durch Vorbehandlung mit sehr hohen Dosen von Atropin (3 mg i.v.) verhindert werden, die Hypotension überraschenderweise jedoch nicht. Dies begründet den Verdacht, daß die Hypotension nicht, wie meist angenommen, durch die Bradykardie bedingt ist, sondern vielmehr eigenständige Ursachen hat.

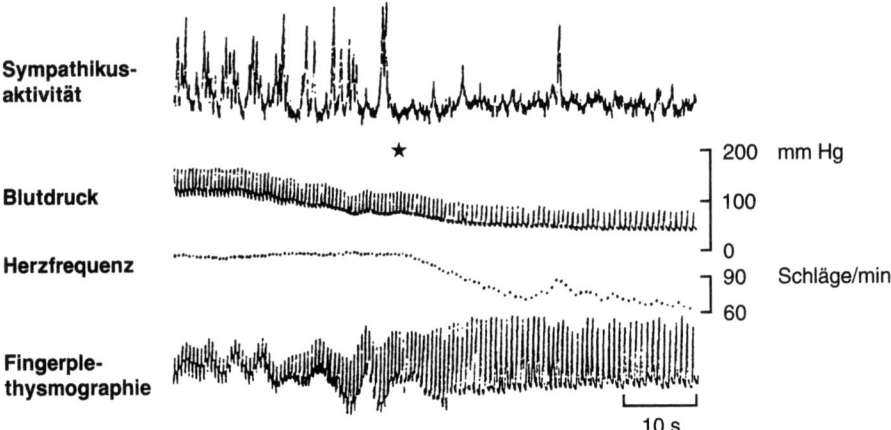

Abb. 7. Synkope unter Nitroprussidinfusion unter Ableitung sympathischer Efferenzen mit Mikroelektroden an Fasern des N. peronaeus (Unterschenkelmuskulatur) an einem wachen Probanden. Unter Nitroprussidinfusion kommt es im Vergleich zum Ausgangszustand (nicht gezeigt) zunächst zu einer Herzfrequenzerhöhung von 75 auf 110/min sowie einer Zunahme der efferenten Sympathikusaktivität. Unter Auftreten der Synkope (*Stern*), verbunden mit Hypotension (80/40 mmHg) und relativer Bradykardie (65/min), verschwindet die zuvor rege und gegenüber den Kontrollwerten erhöhte efferente Sympathikusaktivität nahezu vollständig. Gleichzeitig nimmt die fingerplethysmographische Amplitude zu, vermutlich als Ausdruck einer Vasodilatation. (Nach [78]). Entsprechend ist ein wesentliches pathophysiologisches Charakteristikum einer Synkope das trotz Hypotension schlagartige und scheinbar paradoxe Verschwinden des efferenten Sympathikotonus

Diese Einschätzung wird durch Zufallsbeobachtungen bei Ableitung sympathischer Efferenzen (Mikroelektroden, Fasern des N. peroneus) an 2 Freiwilligen im Rahmen anderer Fragestellungen gestützt [78]. Hier kam es nämlich unter Synkopen (Nitroprussidinfusion bzw. Aufstehen) gleichzeitig mit Hypotension und Bradykardie zum Verschwinden der zuvor regen und gegenüber den Kontrollwerten erhöhten efferenten Sympathikusaktivität (Abb. 7). Dies deckt sich auch mit älteren Beobachtungen (Abb. 8), wonach es bei Synkopen unterschiedlicher Genese (Anti-Trendelenburg-Lage, Sog um die untere Körperhälfte, Aderlaß) trotz Hypotension und Bradykardie zu einem Abfall des Gefäßwiderstands (um 60% und mehr) in der Unterarmmuskulatur mit drastischem Anstieg des Blutflusses kommt [6, 9, 17].

Da unter Synkopen die Adrenalinkonzentration im Blut ansteigt, während die Noradrenalinkonzentration meist gleich bleibt und provozierte Synkopen bei Anti-Trendelenburg-Lage unter zusätzlicher Infusion von β-Agonisten wie Isoproterenol wesentlich häufiger sind [21, 60], stellt sich auch die Frage, inwieweit endogenem Adrenalin (in niedrigen Plasmakonzentrationen) bei der beobachteten Vasodilatation eine Rolle zukommt.

Schließlich treten Synkopen auch bei Verminderung der Herzfüllung durch atriales natriuretisches Peptid, bei Spinalanästhesie oder lumbaler Periduralanästhesie (PDA) auf [4, 9, 14, 53], wobei, zumindest unter PDA, einer plötzlichen Blutvolumenspeicherung im Splanchnikusgebiet mit Abnahme der Herzfüllung eine besondere Rolle zukommen könnte [4]. Interessant und auf den ersten Blick überraschend ist auch, daß offenbar gerade Gesunde zu Synkopen neigen. So kann bei Ausdauersportlern wesentlich leichter eine Synkope durch Unterdruck um den Unterkörper induziert werden als bei gesunden, aber untrainierten Kontrollpersonen, möglicherweise deshalb, weil das Herz von Athleten vergleichsweise auf einer steilen Starling-Kurve arbeitet und die diastolische Herzdehnbarkeit höher ist [36].

Zusammenfassend werden also Hypotension und Bradykardie im Rahmen von Synkopen unterschiedlichster Ursache offenbar durch eine Verminderung der Herzfüllung ausgelöst und zumindest partiell durch Verlust des Sympathikotonus vermittelt. Dies wirft die Frage nach den verantwortlichen afferenten und efferenten Leitungsbahnen und Mechanismen auf. Vor allem tierexperimentelle Befunde legen nahe, daß synkopale Kreislaufmuster mit Bradykardie und Hypotension im Sinne eines Bezold-Jarisch-Reflexes zu interpretieren sind, wobei der afferente Schenkel durch insbesondere im Bereich der Hinterwand des linken Ventrikels liegende mechano- und chemosensitive Rezeptoren der Ventrikel und Vorhöfe gebildet wird, deren Impulse über vagale Afferenzen zum ZNS geleitet werden [40, 50]. Als Auslöser im Rahmen von Synkopen wird eine mechanische Erregung der intramyokardialen Mechanorezeptoren bei leerem, kräftig kontrahierendem Ventrikel vermutet [1]. Insofern mag in Analogie zur Karotissinussynkope der Begriff „Ventrikelsynkope" angemessen sein.

Welche Leitungsbahnen andererseits die efferenten Reflexeffekte vermitteln, ist unklar. Diskutiert werden: Reduktion des kardialen und vasomotorischen Sympathikotonus, Zunahme des efferenten Vagotonus und/oder vasodilatatorisch wirkende cholinerge Efferenzen. Eine beidseitige Vagotomie bzw. die intraperikardiale Instillation von Lokalanästhetika hebt die durch Okklusion der Hohlvenen induzierte paradoxe Bradykardie im Tierexperiment auf, die i.v. Injektion von Atropin jedoch nicht [80].

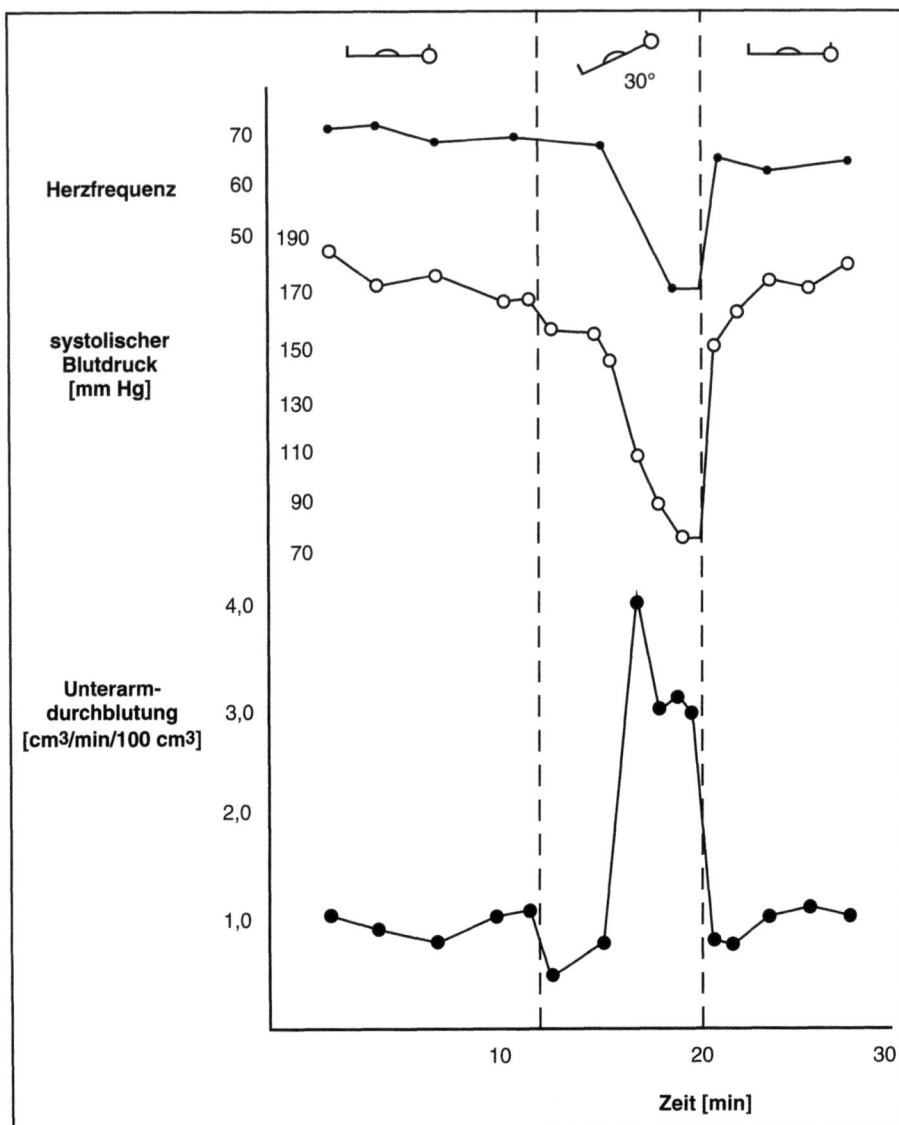

Abb. 8. Lagerungsinduzierte Hypotension und Synkope unter Spinalanästhesie. Während unter Rückenlage nach zuvor angelegter Spinalanästhesie stabile Werte für Herzfrequenz, systolischen Blutdruck und Unterarmdurchblutung (Plethysmographie) registriert werden, kommt es mit 30% Kopf-hoch-Lagerung zu einer Synkope mit ausgeprägter Bradykardie und Hypotension. Verblüffend ist der trotz Hypotension auftretende Anstieg der Unterarm(muskulatur)durchblutung um das 4fache, der nur durch eine erhebliche Vasodilatation erklärt werden kann. (Nach [9]). Die unter Leitungsanästhesie und Körperhochlage auftretenden Synkopen sind also offenbar ebenso durch einen Entzug des Sympathikotonus in den nicht denervierten Gebieten gekennzeichnet wie Synkopen anderer Genese

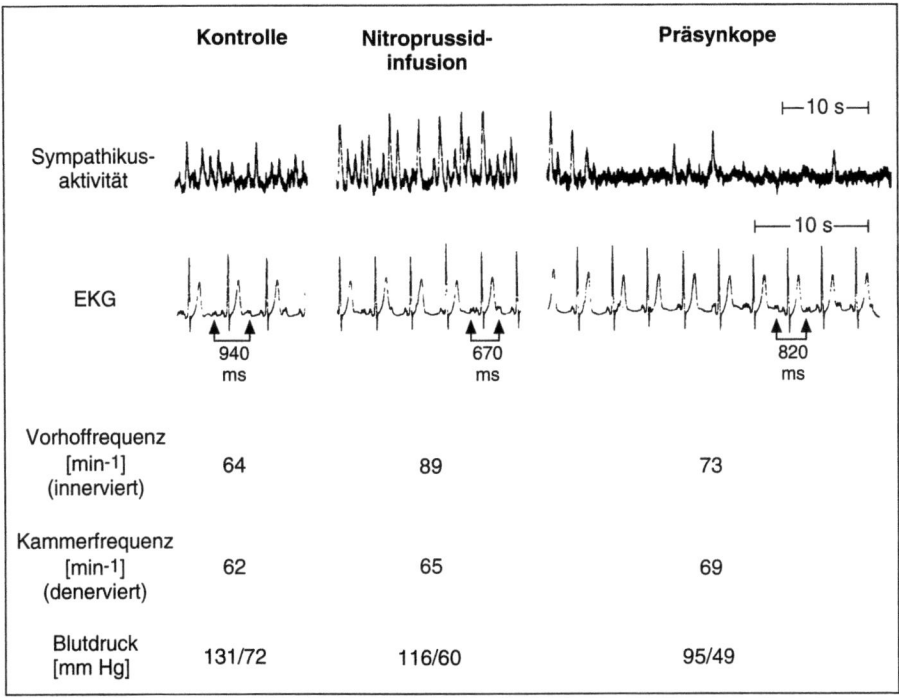

Abb. 9. Durch Nitroprussidinfusion provozierte Synkope bei einem 41jährigen herztransplantierten Patienten. Hier kommt es im Vergleich zur Kontrolle (*links*) unter Nitroprussidinfusion zunächst zu einer vermutlich reflektorischen Erhöhung der efferenten Sympathikusaktivität (N. peroneus) um 300% sowie zur Beschleunigung der Kontraktion des (innervierten) Vorhofrests bei nahezu konstanter Ventrikelfrequenz und leicht fallendem Blutdruck (*Mitte*).
Mit dem Auftreten einer Synkope mit Gähnen, Übelkeit, Blässe und Schweißausbruch (*rechts*) verlangsamt sich die Vorhoffrequenz, und es kommt trotz ähnlicher Frequenz der (vermutlich denervierten) Ventrikel zum Sistieren der zuvor erhöhten Sympathikusaktivität, begleitet von einem Blutdruckabfall (Nach [63]). Diese Beobachtung macht wahrscheinlich, daß für Blutdruckabfall und synkopale Symptome weder die Bradykardie per se noch eine intakte Innervation der Ventrikel notwendige Bedingungen sind

In diesem Zusammenhang ist der kürzlich beschriebene Fall einer Synkope bei einem herztransplantierten Patienten von Interesse (Abb. 9). Hier kam es während einer durch Nitroprussidinfusion provozierten Synkope zur Bradykardie des (innervierten) Vorhofs, jedoch trotz unveränderter Frequenz der (vermutlich denervierten) Ventrikel zu einem plötzlichen Druckabfall, verbunden mit dem Sistieren der zuvor erhöhten efferenten Sympathikusaktivität [63]. Dies macht wahrscheinlich, daß für Blutdruckabfall und synkopale Symptome weder die Bradykardie per se noch eine intakte Innervation der Ventrikel notwendige Bedingungen sind.

Andererseits wurde auch ein Fall beschrieben, bei dem es bei Mitteilung einer unangenehmen Diagnose (unter Spinalanästhesie) zu einem vermutlich zentral ausgelösten, psychogenen Herzstillstand kam. Dies alles legt nahe, daß bei Synkopen durchaus unterschiedliche Ursachen und verschiedene Reflexbahnen eine Rolle spielen und neben einer zentral vermittelten Reduktion des Sympathikutonus möglicherweise weitere, noch unbekannte efferente Mechanismen im Spiel sind.

Für die Praxis bleibt festzuhalten, daß eine Synkope durch mannigfaltige Umstände, häufig jedoch durch eine starke Verminderung der Herzfüllung ausgelöst wird und neben einer Bradykardie v. a. vom Verlust des efferenten Sympathikotonus und damit einer weiteren Blutvolumenverlagerung in die Peripherie begleitet wird. Insofern ist ein wesentlicher Anteil dieser Hypotension in der Tat „vasogener" Natur. Ein Behandlungsversuch mit Atropin, der primär auf eine Beschleunigung der Herzfrequenz zielt, ist daher nicht kausal und wenig erfolgversprechend. Entscheidend ist vielmehr die schnelle Tonisierung der Widerstandsgefäße und Verbesserung der Herzfüllung durch Injektion eines Vasopressors (Noradrenalin, Adrenalin) in ausreichender Dosierung.

Spinal- und Epiduralanästhesie

Rückenmarknahe Leitungsblockaden gelten als vergleichbar sichere Verfahren, jedoch wurden schwere Bradykardien, Hypotensionen und Kreislaufstillstände bei zuvor gesunden Patienten insbesondere unter Spinalanästhesie beschrieben [13, 14]. Es liegt nahe, den Mechanismus dieser Komplikationen in der Blockade efferenter sympathischer Fasern zu suchen. Eine Periduralanästhesie blockiert nämlich sowohl die spontane als auch die provozierte (30–60 s Apnoe), am N. peroneus abgeleitete efferente Sympathikusaktivität vollständig [38]. Wichtig ist auch, daß die Ausdehnung der sympathischen Blockade die der sensiblen erheblich überschreitet, und zwar sowohl bei Spinal- als auch bei Epiduralanästhesie. Selbst bei segmentaler Periduralanästhesie mit auf einige wenige thorakale Dermatome beschränkter sensibler Blockade ist offenbar das sympathische Nervensystem in seiner Gesamtheit betroffen [25]. Die Ursache liegt vermutlich darin, daß das sympathische Nervensystem nicht wie das sensible vergleichsweise streng segmental organisiert ist, sondern morphologisch sowohl prä- als auch postganglionär Überlappungen über viele spinale Segmente nachweisbar sind. Entsprechend hebt eine Regionalanästhesie in einem mehr oder weniger großen Anteil der Zirkulation den sympathisch induzierten Gefäßtonus auf bzw. unterdrückt eine sympathisch vermittelte Vasokonstriktion und Reninausschüttung (Abb. 10) [25, 26]. Gleichzeitig fällt zumindest unter Spinalanästhesie die Noradrenalinkonzentration im Plasma ab [55].

Diese Vorgänge sind auch von Bedeutung für die Fähigkeit des Kreislaufs, adäquat auf Herausforderungen zu reagieren, z. B. auf eine Hypoxämie. Der bei intaktem Sympathikus unter Hypoxämie nachweisbare Herzfrequenz- und Blutdruckanstieg wird nämlich unter ausgedehnter Periduralanästhesie nahezu völlig unterdrückt [52], so daß eine Hypoxämie anhand dieser Vitalzeichen u. U. nicht rechtzeitig bemerkt wird. Ebenso unterdrückt eine Spinalanästhesie die durch Aderlaß provozierte Steigerung der Katecholaminkonzentration im Blut und verstärkt eine hämorrhagische Hypotension erheblich [29].

Von großer Bedeutung für die Praxis ist, daß die sympathische Denervation durch Periduralanästhesie zu einer Blutvolumenverschiebung in periphere Gefäßgebiete führt, insbesondere in die denervierten Beine, und damit sekundär zu einer erheblichen Füllungsabnahme des Herzens [4]. Die Füllungsabnahme des Herzens

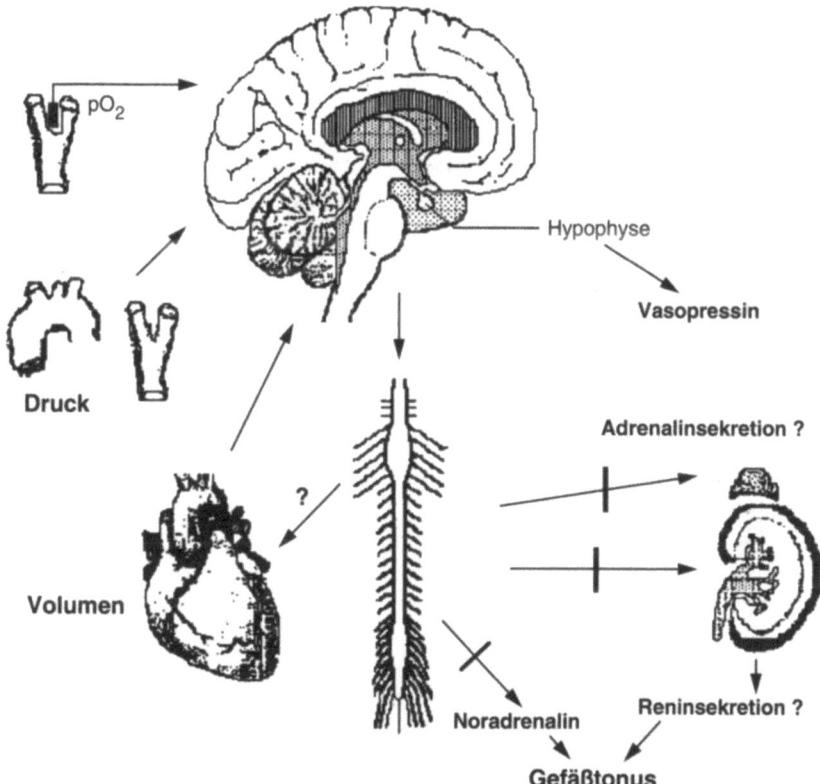

Abb. 10. Neurohumorale Kreislaufregulation unter Sympathikusblockade durch ausgedehnte Spinal- und Periduralanästhesie. Während die afferenten Bahnen durch Sympathikusblockade und erhöhte Lokalanästhetikumkonzentrationen im Blut vermutlich nicht beeinträchtigt werden, kommt es auf der efferenten Seite zu einer weitgehenden Ausschaltung des neurogenen Tonus bzw. einer Sympathikusaktivierung und damit der postganglionären Noradrenalinsekretion. Auch die neurogen vermittelte renale Reninausschüttung sowie die Adrenalinausschüttung aus der Nebenniere werden blockiert. Offenbar kompensatorisch und über Barorezeptoren vermittelt wird das stark vasokonstriktiv wirkende Vasopressin (ADH) aus der Hypophyse sezerniert und trägt zur Stabilisierung einer Hypotension bei

soll dabei quantitativ einem Aderlaß von ca. 500 ml Blut (10% des Blutvolumens) entsprechen [4]. Ohne andere Konsequenzen einer hohen Leitungsblockade, wie die Blockade der sympathischen Herznerven mit Herzfrequenzabfall und Minderung der myokardialen Kontraktilitätsreserve, oder eine reflektorische Gefäßkonstriktion in nichtdenervierten Gefäßgebieten in ihrer Bedeutung zu übersehen, ist eine ausgedehnte Peridural- oder Spinalanästhesie damit Prototyp einer „vasogenen" Hypotension, die meist sowohl durch Abnahme des Herzzeitvolumens als auch des peripheren Widerstandes bedingt ist.

Die Inzidenz einer Hypotension (systolischer Blutdruck < 90 mm Hg) unter Spinalanästhesie wird in einer prospektiven Untersuchung an fast 1000 Patienten mit 33%, die einer Bradykardie (< 50/min) mit 13% angegeben [14]. Das Risiko der Hypotension nimmt dabei mit zunehmender Ausdehnung der sensiblen Blockade nach kranial um das 6fache zu (10% bei L 1, 60% bei T 1), das der Bradykardie jedoch nicht. Letzteres steht allerdings im Gegensatz zu einer anderen Untersuchung an 1750 Patienten, wonach sich die Häufigkeit einer Bradykardie mit Ausdehnung des Blocks oberhalb von T 6 verdoppelt [75].

Die Kreislaufeffekte einer Periduralanästhesie sind prinzipiell ähnlich denen der Spinalanästhesie, hängen jedoch stark vom Ausmaß und Lokalisation der Blockade sowie vom verwendeten Lokalanästhetikum ab [42]. Darüber hinaus werden unter Regionalanästhesie auch andere Regelkreise des Körpers aktiviert, wie etwa die endogene Vasopressin(ADH)-Sekretion aus der Hypophyse, wodurch der Blutdruck unterstützt wird [25, 26, 51, 52]. Schließlich verstärkt eine gleichzeitige Erhöhung des Atemwegsdrucks, z. B. im Rahmen von Kombinationsnarkosen, die Füllungsabnahme des Herzens ganz erheblich und kann zum plötzlichen Kreislaufkollaps führen (Stühmeier et al., nicht veröffentlicht).

Ebenso unklar wie faszinierend ist allerdings die – möglicherweise kausal heterogene – Genese der unter Leitungsblockade selten auftretenden schwersten Bradykardien, Synkopen und Asystolien [39, 41] sowie der unter Spinalanästhesie berichteten Kreislaufstillstände mit Todesfolge [13]. Da eine rückenmarknahe Leitungsanästhesie die Herzfüllung erheblich vermindern kann, könnten die meist nach initialer Bradykardie eingetretenen Kreislaufstillstände als Folge eines leeren Herzens mit nachfolgender „ventrikulärer" Synkope im Sinne eines Bezold-Jarisch-Reflexes zu deuten sein (s. oben). Eine massive Abnahme der Herzfüllung könnte jedenfalls auch die desolaten neurologischen Ergebnisse nach Reanimation in diesen Fällen [13] erklären, denn mit einem leeren Herz läßt sich unter Wiederbelebung vermutlich keine ausreichende Hirndurchblutung erzielen.

Schließlich ist neben einer Ausschaltung des sympathischen kardialen und vasomotorischen Tonus, einer Zunahme der efferenten Vagusaktivität, einer unter Sympathikusblockade und Sedierung unbemerkten Asphyxie auch ein (durch Hypotension bzw. Myokardischämie induzierter?) Wechsel der Erregungsbildung im Herz vom Sinusknoten hin zu untergeordneten Strukturen mit geringer Eigenfrequenz denkbar und tierexperimentell sowohl unter Herztamponade als auch im hämorrhagischem Schock nachgewiesen [35].

Warum aber treten diese schweren Bradykardien, Synkopen oder Herzstillstände unter vielen Spinalanästhesien trotz ähnlicher Ausdehnung der Blockaden offensichtlich aber nur bei wenigen, überdies zuvor gesunden Individuen auf, bei der Mehrzahl der Patienten jedoch nicht? Neigen die betroffenen Individuen a priori zum Kollaps, handelt es sich um Menschen mit anlagebedingten Besonderheiten der neurohumoralen Kreislaufregulation, Kreislaufmechanik oder Herzinnervation? Träfe dies zu, sind dann übliche Routinemaßnahmen unter Leitungsblockade, wie etwa die Blutvolumenexpansion, überhaupt noch prophylaktisch wirksam?

Damit stellt sich die Frage nach Prophylaxe bzw. Therapie der vasogenen Hypotension unter Regionalanästhesie schlechthin, wobei bisher die Blutvolumenexpansion mit Kristalloidlösungen sowie die i.v. Zufuhr von Vasopressoren bzw. indirekter Sympathomimetika wie Methoxamin und Ephedrin im Vordergrund stehen. Die übliche Prophylaxe durch Infusion von 500 ml Elektrolytlösung vor Anlegen einer Regionalanästhesie ist jedoch in ihrer Effektivität zumindest umstritten. Mögliche, in der Praxis bisher kaum untersuchte Alternativen sind venokonstriktiv wirkende Pharmaka wie Dihydroergotamin (DHE) oder Etilefrin, die durch

Blutvolumenmobilisierung vorzugsweise aus der Skelettmuskulatur (DHE) bzw. dem Splanchnikusgebiet (Etilefrin) das intrathorakale Blutvolumen und damit die Herzfüllung erhöhen bzw. normalisieren [68].

Entscheidend bei schweren Komplikationen, d. h. ausgeprägter Bradykardie und Hypotension, ist jedenfalls die sofortige Verabreichung eines potenten Vasopressors (Adrenalin, Noradrenalin, Norfenefrin) in ausreichender Dosierung zur Tonisierung der Widerstandsgefäße und Normalisierung der Herzfüllung, unzureichend der zögerliche Versuch, durch fraktionierte Gaben von Atropin mit etwaiger Beschleunigung der Herzfrequenz eine Anhebung des Blutdrucks erreichen zu wollen.

Erkrankungen des autonomen Nervensystems mit Kreislaufdysregulation

Neben der iatrogenen Ausschaltung des sympathischen Nervensystems durch Leitungsanästhesie kann das autonome Nervensystem durch eine Vielzahl von seltenen chronischen und akuten Erkrankungen betroffen und in seiner Funktion sowohl unter Ruhebedingungen als auch insbesondere während Herausforderungen des Kreislaufs stark eingeschränkt sein. Eine vasogene Hypotension ist die Folge.

Die Terminologie der verschiedenen chronischen Erkrankungen des sympathischen Nervensystems (Shy-Drager-Syndrom, progressive autonome Insuffizienz, idiopathische autonome Dysfunktion, familiäre Dysautonomie, Riley-Day-Syndrom, idiopathische orthostatische Hypotension), die isoliert oder in Verbindung mit neurologischen Erkrankungen wie dem Morbus Parkinson auftreten können, ist uneinheitlich, die zugrundeliegenden pathophysiologischen Defekte sowie deren Ursache letztlich noch ungeklärt. Diskutiert werden eine Degeneration der präganglionären sympathischen Neurone im Nucleus intermediolateralis der Rückenmarkseitenhörner, eine Degeneration sympathischer Ganglien, ein Defekt in der präsynaptischen Membran der postganglionären Nervenendigung sowie eine zentrale Schädigung mit Dezentralisation der präganglionären Neurone [5, 66]. Leitsymptome sind ein massiver Blutdruckabfall beim Einnehmen der aufrechten Position (Lagerung!), niedrige Noradrenalinplasmakonzentration und Ausbleiben eines Anstiegs der Noradrenalinplasmakonzentration im Stehversuch, defekte Baroreflexe bzw. fehlende oder nur geringe Herzfrequenzänderungen bei induzierter Hyper- oder Hypotension sowie überschießender Blutdruckanstieg auf Katecholamine und Vasopressin (fehlender Puffereffekt durch das efferente Nervensystem, Supersensitivität des α-Adrenozeptorsystems?).

Gelegentlich versorgt der Anästhesist auch Patienten mit Guillain-Barré-Syndrom in der akuten oder Rekonvaleszensphase, sei es im Rahmen der Intensivmedizin, bei einer Narkose zur Tracheotomie oder selten für sonstige operative Eingriffe. Diese Patienten leiden neben schlaffen Paresen bis hin zur Tetraplegie an einer autonomen Dysfunktion sowohl des sympathischen als auch parasympathischen Systems, deren Auswirkungen (Arrhythmie, Kammerflimmern, Hypotension, Ileus etc.) ebenso wie eine succinylcholininduzierte Hyperkalämie lebensbedrohliche Folgen haben können [16, 37].

Schließlich sind auch schwere Hypotensionen und Bradykardien bei Patienten mit hohem Querschnittssyndrom in der Phase des akuten spinalen Schocks anzuführen, der durch Verlust des Sympathikotonus und autonome Dysregulation gekennzeichnet ist.

Wesentlich häufiger in der anästhesiologischen Praxis sind jedoch Patienten mit langjährigem Diabetes, die in ca. 20–40% der Fälle an einer mehr oder weniger ausgeprägten autonomen Neuropathie erkrankt sind und bei entsprechenden Funktionstests (Herzfrequenzspektralanalyse, Herzfrequenzeffekt eines Valsalva-Manövers, Darmmotilität) Auffälligkeiten zeigen. Gegenüber einer Kontrollgruppe wiesen solche Patienten in einer prospektiven Studie bei ophthalmologischen Eingriffen in Allgemeinanästhesie unter Narkoseeinleitung signifikant stärkere Blutdruck- und Herzfrequenzabfälle auf, wobei Vasopressoren um so häufiger eingesetzt werden mußten, je ausgeprägter sich die Regulationsstörungen in den präoperativen Funktionstests erwiesen [11, 34]. Plötzliche, durch übliche Ursachen nicht erklärbare Herz-Kreislauf- und Atemstillstände wurden ebenfalls beschrieben.

Anästhesiologisch adäquat erscheint bei all diesen Erkrankungen eine Normalisierung des Blutvolumens vor Narkoseeinleitung (mit Berücksichtigung des ggf. durch lange Bettlägerigkeit verminderten Blutvolumens), eine sehr vorsichtige Narkoseeinleitung mit fraktionierter Medikamentengabe unter Vermeidung hoher Dosen kreislaufdepressiver Anästhetika, die vorsichtige Anwendung von Überdruckbeatmung und positiv-endexspiratorischem Druck sowie ein adäquates, ggf. invasives Monitoring. Andererseits muß eine Übertransfusion vermieden werden, wobei zu beachten ist, daß eine Blutvolumenexpansion per se natürlich nicht zur Tonisierung der Widerstandsgefäße führt und auch die orthostatische Regulationsstörung per se nicht beseitigen kann. Entsprechend ist der Einsatz von Sympathomimetika im Einzelfall durchaus sinnvoll.

Reduktion vasokonstriktiver Einflüsse: Phäochromozytomresektion, Beendigung einer Katecholamintherapie

Die perioperative Letalität von Patienten mit Phäochromozytom ist heute bei adäquater Dosis und ausreichend langer oraler Vorbehandlung mit α-Adrenozeptorblockern sowie dem Einsatz geeigneten Monitorings minimal. Dies wird nicht zuletzt auf eine präoperative Normalisierung des unter hohen endogenen Adrenalin- und/oder Noradrenalinplasmakonzentrationen vermutlich stark reduzierten Blutvolumens zurückgeführt. Dennoch ist gelegentlich, insbesondere bei den sehr seltenen in die Leber metastasierenden malignen Phäochromozytomen, bei scheinbar ausreichender medikamentöser Vorbehandlung und trotz zusätzlicher intraoperativer Blutvolumenexpansion mit hohen Füllungsdrücken unmittelbar nach Tumorentfernung eine ausgeprägte Hypotension zu beobachten, die zumindest für einige Stunden die Infusion exzessiver Dosen von Katecholaminen sowie eine weitere Blutvolumenexpansion in der Größenordnung von mehreren Litern notwendig machen kann. Mit Abfall der massiv erhöhten endogenen Katecholaminspiegel nach Tumorresektion kommt es hier also zur vasogenen Hypotension, vermutlich mitbedingt durch die Downregulation der Adrenozeptoren infolge der zuvor chronisch bestehenden sehr hohen endogenen Katecholaminstimulation.

Ein ähnlicher, wenn auch weniger dramatischer Effekt kann oft unter Reduktion einer hochdosierten Katecholamintherapie bei Besserung der Kreislaufsituation eines Patienten beobachtet werden. Häufig kann nämlich die Katecholamindosierung nur langsam und unter gleichzeitiger „Volumengabe" verringert werden, wenn eine Hypotension vermieden werden soll.

Beide Phänomene erinnern daran, daß die Adrenozeptoren einer Regulation unterliegen und der Gefäßtonus unmittelbare Auswirkungen auf das funktionell nutzbare Blutvolumen bzw. die Herzfüllung hat (vgl. Abb. 3).

Freisetzung vasodilatierender Substanzen: Eventerations- und Karzinoidsyndrome, hepatozelluläre Erkrankungen, septischer Schock

Eventerations- und Karzinoidsyndrom

Der Zug des Chirurgen am Mesenterium bei Exploration und Manipulation der Eingeweide kann zu einer erheblichen arteriellen Hypotension führen und wird je nach verwendetem Narkoseverfahren von einer relativen Tachykardie und einer Gesichtsrötung begleitet. Diese Kreislaufreaktion wird offenbar durch lokale Freisetzung des endogenen Vasodilatators Prostazyklin hervorgerufen. Die Plasmakonzentration des stabilen Prostazyklinmetaboliten 6-Keto-PGF1α steigt nämlich unter Mesenterialzug um das 30fache an, wobei eine Vorbehandlung der Patienten mit dem Zyklooxygenasehemmer Ibuprofen sowohl Hypotension als auch PGF1α-Anstieg verhindert [10]. Eine entsprechende medikamentöse Prophylaxe bei Risikopatienten erscheint daher in der Praxis durchaus sinnvoll.

Hypotensionen mit Flushsymptomatik wurden auch bei Patienten mit Karzinoidtumor beschrieben, wenn Primärtumor und/oder Metastasen außerhalb des Pfortadergebietes lokalisiert waren. Diese Kreislaufreaktionen sind vermutlich durch Freisetzung von Serotonin, vielleicht auch anderer Mediatoren bedingt.

Hepatozelluläre Erkrankungen

Patienten mit hepatozellulären Erkrankungen, insbesondere solche mit fortgeschrittener Leberzirrhose oder im Leberkoma, die der Anästhesist im Rahmen gastrointestinaler Operationen oder im Rahmen von Lebertransplantationen behandelt, zeigen oft trotz hyperdynamer Zirkulation eine Hypotension, die vermutlich primär durch Vasodilatation mit Senkung des peripheren Gefäßwiderstands bedingt ist. Die verantwortlichen Mechanismen sind noch weitgehend unklar, jedoch spielen vermutlich die Öffnung von arteriovenösen Shunts in vielen Stromgebieten (Haut, Muskel, Niere, Pfortadersystem, Gehirn) ebenso eine Rolle wie eine zelluläre Unterversorgung mit Sauerstoff [65]. Als Mediatoren der Vasodilatation werden eine Freisetzung von Prostaglandinen, Glukagon, gastrointestinalen Peptiden, des Neurotransmitters GABA, von Stickstoffmonoxid (NO) sowie eine verminderte Ansprechbarkeit der Gefäße auf endogenes Noradrenalin diskutiert [65].

Rolle der vasogenen Hypotension beim septischen Schock: NO

Der schwere septische Schock ist, zumindest nach einer adäquaten Infusions- und Transfusionstherapie, häufig durch eine erhebliche Erniedrigung des systemischen

Gefäßwiderstands gekennzeichnet und führt trotz stark erhöhten Herzzeitvolumens oft zu einer Hypotension und/oder Notwendigkeit einer Therapie mit Vasopressoren. Die Ursache dieser Vasodilatation ist noch unklar, jedoch sprechen viele überzeugende Argumente für eine supranormale Freisetzung von Stickstoffmonoxid (NO, identisch mit „endothelium *d*erived *r*elaxing *f*actor", EDRF). Eine Unterdrückung der NO-Synthese ist daher möglicherweise ein entscheidender therapeutischer Ansatz.

Nach den bisher vorliegenden, monatlich wachsenden Erkenntnissen wird NO von nahezu allen Geweben (z. B. Herz, Gefäße, Gehirn, Leber, Niere, Nebenniere) bzw. Zellen (Endothel, Thrombozyten, Lymphozyten, Granulozyten, Makrophagen, Mastzellen) gebildet und ist im Organismus an mannigfaltigen Funktionen beteiligt, nämlich als Stoffwechselprodukt selbst (Bakterizidie), als (lokales) Hormon (Endothel) und als Neurotransmitter des zentralen sowie möglicherweise des peripheren autonomen Nervensystems (Übersicht: [46–48, 77]. NO wird dabei durch unterschiedliche, teils induzierbare Enzyme, den NO-Synthasen, und aus der Aminosäure L-Arginin (Substrat) gebildet, diffundiert in die unmittelbare Umgebung und induziert durch Stimulation der Guanylatzyklase die Bildung des in der glatten Gefäßmuskulatur dilatierend wirkenden cGMP (Abb. 11). „Falsche" NO-Synthasesubstrate, wie die Argininanaloga L-NMMA oder L-NAME, hemmen dagegen die NO-Bildung kompetitiv. Eine solche Hemmung der NO-Bildung führt sowohl bei Tieren (i.v. Gabe) als auch beim Mensch (intraarterielle L-NMMA-Infusion) zu einem dosisabhängigen Anstieg des arteriellen Drucks mit Vasokonstriktion in Darm, Nieren und Muskulatur bzw. zur Abnahme des Blutflusses. Offenbar bewirkt also das NO-System schon im Ruhezustand des Kreislaufs eine tonische Vasodilatation, wobei die spezifischen physiologischen Synthesestimuli (Blutfluß, Scherkräfte am Endothel?) noch diskutiert werden. NO wird durch Hämoglobin gebunden und inaktiviert, so daß die Halbwertszeit von NO im Blut selbst nur Sekundenbruchteile beträgt und dem NO damit im Gefäßsystem eine streng lokale Funktion zukommen dürfte.

Wichtig im Zusammenhang mit einer Sepsis ist, daß Zytokine wie Tumornekrosefaktor (TNF), Interleukin 1 und 6 sowie bakterielle Endotoxine die NO-Synthase der Blutgefäße und damit die NO-Freisetzung induzieren können, während Glukokortikoide hemmend wirken (Abb. 11). Tierversuche zeigen, daß eine Hemmung der NO-Synthase die durch i.v. TNF oder Endotoxin ausgelöste schwere arterielle Hypotension vermindert oder aufhebt, z.T. allerdings aber auch das Herzzeitvolumen vermindert. Ratten im schweren hämorrhagischen Schock hatten unter NO-Synthesehemmer einen höheren Blutdruck, überlebten länger und zeigten geringere Schäden der Magenmukosa. Alle Effekte waren durch L-Arginin im Überschuß jeweils reversibel [31–33, 43, 76, 84], so daß NO eine wesentliche Rolle speziell im septischen Schock zu spielen scheint.

Inwieweit eine NO-Synthesehemmung bei Patienten mit schwerer Sepsis erfolgreich und sinnvoll ist, wird z. Z. geklärt. Wie einzelne Fallberichte zeigen, kann eine medikamentöse NO-Synthesehemmung bei Patienten im katecholaminrefraktären Schock den systemischen Widerstand und den Blutdruck in Minuten normalisieren [54]. Ein vorsichtiges Vorgehen bei der Implementierung solcher Ansätze scheint jedoch angemessen, da NO vielfältige wichtige Funktionen im Organismus hat (Bakterizidie von Makrophagen, Koronardilatation?) und eine NO-Synthesehem-

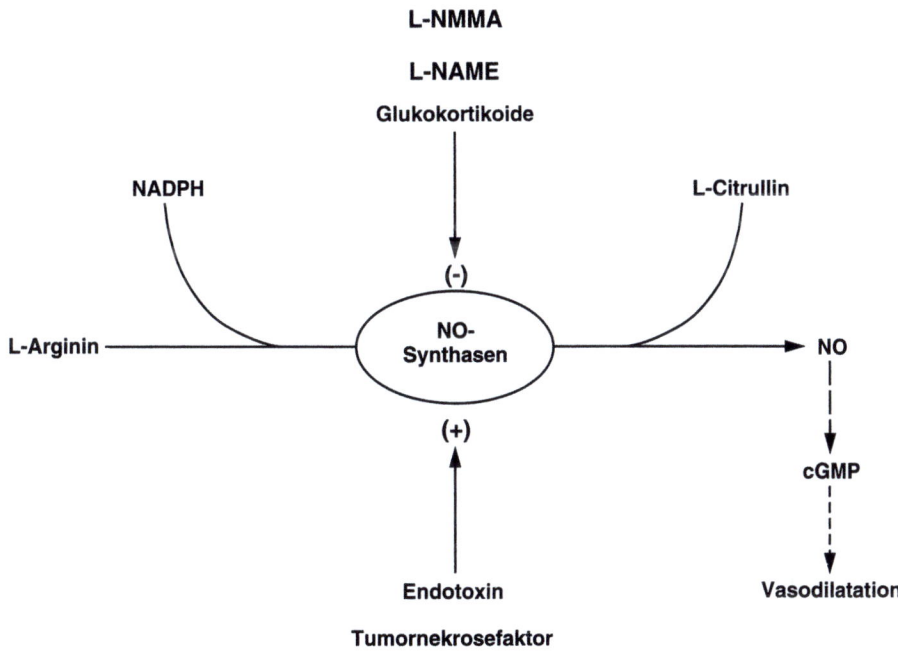

Abb. 11. Schema der NO-Synthese. NO wird dabei je nach Gewebe durch unterschiedliche, teils induzierbare Enzyme (NO-Synthasen) aus der Aminosäure L-Arginin gebildet, diffundiert in die unmittelbare Umgebung und induziert durch Stimulation der Guanylatzyklase die Bildung des vasodilatierend wirkenden cGMP. „Falsche" NO-Synthasesubstrate, wie die Argininanaloga L-NMMA oder L-NAME, hemmen dagegen die NO-Bildung durch Hemmung sowohl der sog. konstitutiven als auch der induzierbaren NO-Synthase. Zytokine wie Tumornekrosefaktor (TNF), Interleukin 1 und 6 sowie bakterielle Endotoxine können die NO-Synthase der Blutgefäße und Leukozyten und damit auch die NO-Freisetzung induzieren, während Glukokortikoide hemmend wirken. Daraus ergibt sich eine bedeutsame Interaktionen zwischen NO-System und endothelvermittelter Vasodilatation einerseits und septischen Prozessen andererseits, die interessante therapeutische Perspektiven eröffnen (s. Text)

mung bei Mäusen immerhin den durch Endotoxin induzierten Leberzellschaden verstärkte [8], bei Kaninchen im Endotoxinschock die Letalität erhöhte [81], bei Ratten nach Endotoxingabe die histologischen Schäden und die Gefäßpermeabilität des Darms vermehrte [27] bzw. den Blutdruckabfall sogar verstärkte [49]. Viele Bemühungen sind deshalb gegenwärtig darauf gerichtet, die verschiedenen NO-Synthasen medikamentös selektiv zu inhibieren.

Medikamentös (iatrogen) induzierte vasogene Hypotension

Von gewisser klinischer Bedeutung ist schließlich die durch Verwechslung, mangelnde Erfahrung oder Überdosierung bedingte iatrogene Hypotension durch Vasodilatanzien und Antihypertonika, deren Zeitgang durch die Pharmakokinetik der entsprechenden Medikamente vorgegeben ist. Tritt ein starker Blutdruckabfall auf, so gilt es, den Eintritt möglicher Sekundärschäden (Koronarischämie, Apoplex) durch prompte Gabe von geeigneten Vasopressoren abzuwenden, bis sich der Blutdruck durch Abbau der Vasodilatanzien normalisiert.

Zusammenfassung

Eine vasogene Hypotension tritt im Bereich von Anästhesie und Intensivmedizin häufig auf, erschließt sich in bezug auf korrekte Diagnose und spezifische Therapie aber nur in Kenntnis verantwortlicher Mechanismen und der damit zusammenhängenden Pathophysiologie. Nicht jede Hypotension impliziert einen Volumenmangel und damit die Notwendigkeit zur forcierten Infusions-/Transfusionstherapie, vielmehr sollten auch die Konzepte einer zu starken Vasodilatation, eines für das vorliegende Blutvolumen zu weiten Gefäßsystems sowie einer neurohumoralen Kreislaufdysregulation Berücksichtigung finden.

Literatur

1. Abboud FM (1989) Ventricular syncope. Is the heart a sensory organ? N Engl J Med 320:390–392
2. Arimura H, Bosnjak Z, Hoka S, Kampine JP (1992) Catecholamine-induced changes in vascular capacitance and sympathetic nerve activity in dogs. Can J Physiol Pharmacol 70:1021–1031
3. Arndt JO (1986) The integrated function of veins. Eur J Anaesth 3:343–370
4. Arndt JO, Höck A, Stanton-Hicks M, Stühmeier KD (1985) Peridural anesthesia and the distribution of blood in supine humans. Anesthesiology 63:616–623
5. Bannister R, Davies B, Holly E, Rosenthal T, Sever P (1979) Defective cardiovascular reflexes and supersensitivity to sympathomimetic drugs in autonomic failure. Brain 102:163–176
6. Barcroft H, Edholm OG (1945) On the vasodilatation in human skeletal muscle during post-haemorrhagic fainting. J Physiol 104:161–175
7. Bevan JA, Brayden JE (1987) Nonadrenergic neural vasodilator mechanisms. Circ Res 60:309–326
8. Billiar TR, Curran RD, Harbrecht BG, Stuehr DJ, Demetris AJ, Simmons RL (1990) Modulation of nitrogen oxide synthesis in vivo: N^G-monomethyl-L-arginine inhibits endotoxin-induced nitrite/nitrate biosynthesis while promoting hepatic damage. J Leukocyte Biol 48:565–569
9. Brigden W, Howarth S, Sharpey-Schafer EP (1950) Postural changes in the peripheral blood-flow of normal subjects with observations on vasovagal fainting reactions as a result of tilting, the lordotic posture, pregnancy, and spinal anaesthesia. Clin Sci 9:75–91
10. Brinkmann A, Wolf CF, Walther FG, Junger S, Duntas L, Oettinger W, Rosenthal J, Seeling W, Ahnefeld FW (im Druck) Mesenteric traction syndrome during major abdominal surgery: relevance of cyclooxygenase inhibition by intravenous ibuprofen. Clin Physiol Biochem
11. Burgos LG, Ebert TJ, Asiddao C, Turner LA, Pattison CZ, Wang-Cheng R, Kampine JP (1989) Increased intraoperative cardiovascular morbidity in diabetics with autonomic neuropathy. Anesthesiology 70:591–597
12. Caldini P, Permutt S, Waddell JA, Riley RL (1974) Effect of epinephrine on pressure, flow, and volume relationships in the systemic circulation of dogs. Circ Res 34:606–623
13. Caplan RA, Ward RJ, Posner K, Cheney FW (1988) Unexpected cardiac arrest during spinal anesthesia: a closed claims analysis of predisposing factors. Anesthesiology 68:5–11
14. Carpenter RL, Caplan RA, Brown DL, Stephenson C, Wu R (1992) Incidence and risk factors for side effects of spinal anesthesia. Anesthesiology 76:906–916

15. Cowley AW, Hinojosa-Laborde C, Barber BJ, Harder DR, Lombard JH, Greene AS (1989) Short-term autoregulation of systemic blood flow and cardiac output. NIPS 4:219–225
16. England JD (1990) Guillain-Barré syndrome. Annu Rev Med 41:1–6
17. Epstein SE, Stampfer M, Beiser GD (1968) Role of the capacitance and resistance vessels in vasovagal syncope. Circulation 37:524–533
18. Fauler J, Frölich JC (1989) Cardiovascular effects of leukotrienes. Cardiovasc Drugs Ther 3:499–505
19. Greenway CV, Lautt WW (1986) Blood volume, the venous system, preload, and cardiac output. Can J Physiol Pharmacol 64:383–387
20. Greenway CV, Seaman KL, Innes IR (1985) Norepinephrine on venous compliance and unstressed volume in cat liver. Am J Physiol 248:H468–476
21. Grubb BP, Gerard G, Roush K, Temesy-Armos P, Montford P, Elliott L, Hahn H, Brewster P (1991) Cerebral vasoconstriction during head-upright tilt-induced vasovagal syncope. A paradoxic and unexpected response. Circulation 84:1157–1164
22. Hellebrekers LJ, Liard JF, Laborde AL, Greene AS, Cowley AW (1990) Regional autoregulatory responses during infusion of vasoconstrictor agents in conscious dogs. Am J Physiol 259:H1270–1277
23. Henry JP, Slaughter OL, Greiner T (1955) A medical massage suit for continuous wear. Angiology 6:482–490
24. Hoka S, Arimura H, Bosnjak Z, Kampine JP (1991) Regional venous outflow, blood volume, and sympathetic nerve activity during hypercapnia and hypoxic hypercapnia. Can J Physiol Pharmacol 70:1032–1039
25. Hopf HB, Weisbach B, Peters J (1990) High thoracic segmental epidural anesthesia diminishes sympathetic outflow to the legs, despite restriction of sensory blockade to the upper thorax. Anesthesiology 73:882–889
26. Hopf HB, Arand D, Peters J (1992) Sympathetic blockade by thoracic epidural anesthesia suppresses renin release in response to hypotension, but activates the vasopressin system in supine humans. Eur J Anaesth 9:63–69
27. Hutcheson R, Whittle BJR, Boughton-Smith NK (1990) Role of nitric oxide in maintaining vascular integrity in endotoxin-induced acute intestimal damage in the rat. Br J Pharmacol 101:815–820
28. Johnson PC (1986) Autoregulation of blood flow. Circ Res 59:483–495
29. Jordan DA, Miller ED (1991) Subarachnoid blockade alters homeostasis by modifying compensatory splanchnic responses to hemorrhagic hypotension. Anesthesiology 75:654–661
30. Kety SS, King BD, Horvath SM, Jeffers WA, Hafkenschiel JH (1950) The effects of an acute reduction in blood pressure by means of differential spinal sympathetic block on the cerebral circulation of hypertensive patients. J Clin Invest 29:402–407
31. Kilbourn RG, Gross SS, Jubran A, Adams J, Griffith OW, Levi R, Lodato RF (1990) N^G-Methyl-L-arginine inhibits tumor necrosis factor-induced hypotension: Implications for the involvement of nitric oxide. Proc Natl Acad Sci USA 87:3629–3632
32. Kilbourn RG, Jubran A, Gross SS, Griffith OW, Levi R, Adams J, Lodato RF (1990) Reversal of endotoxin-mediated shock by N^G-Methyl-L-arginine, an inhibitor of nitric oxide synthesis. Biochem Biophys Res Commun 172:1132–1138
33. Klabunde RE, Ritger RC (1991) N^G-Monomethyl-L-Arginine (NMA) restores arterial blood pressure but reduces cardiac output in a canine model of endotoxic shock. Biochem Biophys Res Commun 178:1135–1140
34. Knüttgen D, Büttner-Belz U, Gernot A, Doehn M (1990) Instabiles Blutdruckverhalten während der Narkose bei Diabetikern mit autonomer Neuropathie. Anästh Intensivther Notfallmed 25:256–262
35. Kostreva DR, Castaner A, Pedersen DH, Kampine JP (1981) Nonvagally mediated bradycardia during cardiac tamponade or severe hemorrhage. Cardiology 68:65–79
36. Levine BD, Lane LD, Buckey JC, Friedman DB, Blomqvist CG (1991) Left venticular pressure-volume and Frank-Starling relations in endurance athletes. Implications for orthostatic tolerance and exercise performance. Curculation 84:1016–1023
37. Lichtenfeld P (1971) Autonomic dysfunction in the Guillain-Barrésyndrome. Am J Med 50:772–780

38. Lundin S, Wallin G, Elam M (1989) Intraneural recording of muscle sympathetic activity during epidural anesthesia in humans. Anesth Analg 69:788–793
39. Mackey DC, Carpenter RL, Thompson GE, Brown DL, Bodily MN (1989) Bradycardia and asystole during spinal anesthesia: a report of three cases without morbidity. Anesthesiology 70:866–868
40. Mark AL (1983) The Bezold-Jarisch reflex revisited: clinical implications of inhibitory reflexes originating in the heart. J Am Coll Cardiol 1:90–102
41. McConachie I (1991) Vasovagal asystole during spinal anaesthesia. Anaesthesia 46:281–282
42. McLean APH, Mulligan GW, Otton P, McLean LD (1967) Hemodynamic alterations associated with epidural anesthesia. Surgery 62:79–87
43. Meyer J, Traber LD, Nelson S, Lentz CW, Nakazawa H, Herndon DN, Noda H, Traber DL (1992) Reversal of hyperdynamic response to continuous endotoxin administration by inhibition of NO-Synthesis. J Appl Physiol 73:324–328
44. Millar-Craig MW, Bishop CN, Raftery EB (1978) Circadian variation of blood pressure. Lancet I:795–797
45. Möhring J, Glänzer K, Maciel JA, Düsing R, Kramer HJ, Arbogast R, Koch-Weser J (1980) Greatly enhanced pressure response to antidiuretic hormone in patients with impaired cardiovascular reflexes due to idiopathic orthostatic hypotension. J Cardiovasc Pharmacol 2:367–376
46. Moncada S, Higgs EA (1991) Endogenous nitric oxide: Physiology, pathology and clinical relevance. Eur J Clin Invest 21:361–374
47. Moncada S (1992) The L-arginine: nitric oxide pathway. Acta Physiol Scand 145:201–227
48. Nathan C (1992) Nitric oxide as a secretory product of mammalian cells. FASEB J 6:3051–3064
49. Nava E, Palmer RMJ, Moncada S (1991) Inhibition of nitric oxide synthesis in septic shock: how much is beneficial. Lancet 338:1555–1557
50. Paintal AS (1955) A study of ventricular pressure receptors and their role in the Bezold reflex. Q J Exp Physiol 40:348–363
51. Peters J, Thouet H, Schlaghecke J, Arndt JO (1990) Endogenous vasopressin supports arterial blood pressure during epidural anesthesia. Anesthesiology 73:694–702
52. Peters J, Kutkuhn B, Medert HA, Schlaghecke J, Schüttler J, Arndt JO (1990) Sympathetic blockade by epidural anesthesia attenuates the cardiovascular response to severe hypoxemia. Anesthesiology 72:134–144
53. Peters J, Neuser D, Schaden W, Arndt JO (1992) Atrial natriuretic peptide decreases hepatic and cardiac, but increases liver blood content in supine humans. Basic Res Cardiol 87:250–262
54. Petros A, Benett D, Vallance P (1991) Effect of nitric oxide synthase inhibitors on hypotension in patients with septic shock. Lancet 338:1557–1558
55. Pflug AE, Halter JB (1981) Effect of spinal anesthesia on adrenergic tone and the neuroendocrine responses to surgical stress in humans. Anesthesiology 55:120–126
56. Pouleur H, Covell JW, Ross J (1980) Effects of nitroprusside on venous return and central blood volume in the absence and presence of acute heart failure. Circulation 61:328–337
57. Risöe C, Simonsen S, Rootwelt K, Sire S, Smiseth OA (1992) Nitroprusside and regional vascular capacitance in patients with severe congestive heart failure. Circulation 85:997–1002
58. Rothe CF, Gaddis ML (1990) Autoregulation of cardiac output by passive elastic characteristics of the vascular capacitance system. Circulation 81:360–368
59. Rothe CF, Flanagan AD, Maass-Moreno R (1989) Reflex control of vascular capacitance during hypoxia, hypercapnia, or hypoxic hypercapnia. Can J Physiol Pharmacol 68:384–391
60. Sander-Jensen K, Secher NH, Astrup A, Christensen NJ, Giese J, Schwartz TW, Warberg J, Bie P (1986) Hypotension induced by passive head-up tilt: endocrine and circulatory mechanisms. Am J Physiol 251:R742–748
61. Sander-Jensen K, Mehlsen J, Secher NH, Bach FW, Bie P, Giese J, Schwartz TW, Trap-Jensen J, Warberg J (1987) Progressive central hypovolemia in man – resulting in a vasovagal syncope? Haemodynamic and endocrine variables during venous tourniquets of the thighs. Clin Physiol 7:231–242

62. Sander-Jensen K, Mehlsen J, Stadeager C, Christensen NJ, Fahrenkrug J, Schwartz TW, Warberg J, Bie P (1988) Increase in vagal activity during hypotensive lower-body negative pressure in humans. Am J Physiol 255:R149–156
63. Scherer U, Vissing S, Morgan B, Hanson P, Victor RG (1990) Vasovagal syncope after infusion of a vasodilator in a heart-transplant recipient. N Engl J Med 322:602–604
64. Schini VB, Vanhoutte PM (1991) Endothelin-1: a potent vasoactive peptide. Pharm Toxicol 69:303–309
65. Sherlock S (1990) Vasodilatation associated with hepatocellular disease: relation to functional organ failure. Gut 31:365–367
66. Shy GM, Drager GA (1960) A neurological syndrome associated with orthostatic hypotension. Arch Neurol 2:511–527
67. Stadnicka A, Flynn NM, Bosnjak ZJ, Kampine JP (1993) Enflurane, halothane, and isoflurane attenuate contractile responses to exogenous and endogenous norepinephrine in isolated small mesenteric veins of the rabbit. Anesthesiology 78:326–334
68. Stanton-Hicks M, Höck A, Stühmeier K-D, Arndt JO (1987) Venoconstrictor agents mobilize blood from different sources and increase intrathoracic filling during epidural anesthesia in supine humans. Anesthesiology 66:317–322
69. Stekiel TA, Ozono K, McCallum JB, Bosnjak ZJ, Stekiel WJ, Kampine JP (1990) The inhibitory action of halothane on reflex constriction in mesentric capacitance veins. Anesthesiology 73:1169–1178
70. Steward DJ, Cernacek P, Costello KB, Rouleau JL (1992) Elevated endothelin-1 in heart failure and loss of normal response to postural change. Circulation 85:510–517
71. Stokland O, Miller MM, Ilebekk A, Kiil F (1980) Mechanism of hemodynamic responses to occlusion of the descending thoracic aorta. Am J Physiol 238:H423–429
72. Stokland O, Molaug M, Thorvaldson J, Ilebekk A, Kiil F (1981) Cardiac effects of splanchnic and non-splanchnic blood volume redistribution during aortic occlusions in dogs. Acta Physiol Scand 113:139–146
73. Stokland O, Thorvaldson J, Ilebekk A, Kiil F (1982) Mechanism of blood pressure elevation during angiotensin infusion. Acta Physiol Scand 115:455–465
74. Strandgaard S (1976) Autoregulation of cerebral blood flow in hypertensive patients. The modifying influence of prolonged antihypertensive treatment on the tolerance to acute, drug-induced hypotension. Circulation 53:720–727
75. Tarkkila P, Isola J (1992) A regression model for identifying patients at high risk of hypotension, bradycardia and nausea during spinal anesthesia. Acta Anaesthesiol Scand 36:554–558
76. Thiemermann C, Vane J (990) Inhibition of nitric oxide synthesis reduces the hypotension induced by bacterial lipopolysaccharides in the rat in vivo. Eur J Pharmacol 182:591–595
77. Toda N, Okamura T (1992) Regulation by nitroxidergic nerve of arterial tone. NIPS 7:148–152
78. Wallin BG, Sundlöf G (1982) Sympathetic outflow to muscles during vasovagal syncope. J Autonom Nerv Syst 6:287–291
79. Wasserstrum N (1991) Nitroprusside in preeclampsia: circulatory distress and paradoxical bradycardia. Hypertension 18:79–84
80. Waxman MB, Asta JA, Cameron DA (1992) Localization of the reflex pathway responsible for the vasodepressor reaction induced by inferior vena caval occlusion and isoproterenol. Can J Physiol Pharmacol 70:882–889
81. Wright CE, Rees DD, Moncada S (1992) Protective and pathological roles of nitric oxide in endotoxin shock. Cardiovasc Res 26:48–57
82. Zimpfer M, Sit SP, Vatner SF (1981) Effects of anesthesia on the canine carotic chemoreceptor reflex. Circ Res 48:400–406
83. Zimpfer M, Manders WT, Barger AC, Vatner SF (1982) Pentobarbital alters compensatory neural and humoral mechanisms in response to hemorrhage. Am J Physiol 243:H713–721
84. Zingarelli B, Squadrito F, Altavilla D, Calapai G, Campo GM, Calo M, Saitta A, Caputi AP (1992) Evidence for a role of nitric oxide in hypovolemic hemorrhagic shock. J Cardiovasc Pharmacol 19:982–986

Das ischämische Herz – Ursachen, Auswirkungen und Therapie

H. Tillmanns

In den westlichen Industrienationen steht die koronare Herzkrankheit in der Morbiditäts- und Mortalitätsstatistik an erster Stelle. In Deutschland erleiden jährlich etwa 250000 Menschen einen akuten Herzinfarkt, der in etwa 35% tödlich verläuft. Weiterhin konnte gezeigt werden, daß Patienten mit einem linksventrikulären endsystolischen Volumen von >130 ml und einer linksventrikulären Auswurffraktion von <40% eine deutlich geringere Fünfjahresüberlebensrate zeigen als Patienten mit einem endsystolischen Volumen von <95 ml und einer Auswurffraktion von >50% [48]. Hieraus ergibt sich, daß die Therapie der koronaren Herzkrankheit und insbesondere des akuten Myokardinfarkts darauf ausgerichtet sein muß, möglichst früh die zugrundeliegende Ursache, d. h. die Einengung des Lumens der Koronararterie bzw. den akuten Koronararterienverschluß, zu beseitigen, um eine Verbesserung der Symptomatik der Patienten, eine Reduktion der Infarktgröße und damit auch eine Verbesserung der linksventrikulären Funktion sowie eine Senkung der Mortalität zu erreichen. In der vorliegenden Übersichtsarbeit sollen neue Aspekte der Ursachen, Auswirkungen und Therapie der Myokardischämie dargestellt werden.

Ursachen der Ischämie des Herzens

Eine Myokardischämie kann durch Störungen der koronaren Makro- bzw. Mikrozirkulation ausgelöst werden. Im Bereich der koronaren Makrozirkulation sind in der überwiegenden Zahl der Fälle höhergradige Lumeneinengungen der epikardialen Koronararterien als Ursache der beeinträchtigten Blutzufuhr zum Herzmuskel zu finden.

Neben diesen organisch fixierten Stenosierungen der Koronargefäße durch atherosklerotische Plaques treten in den epikardialen Koronararterien auch dynamische Einengungen auf, sog. Koronararterienspasmen, welche auf einem erhöhten Tonus der glatten Muskulatur der Koronargefäße beruhen. Koronararterienspasmen treten zu 85–90% im Bereich eines atherosklerotischen Plaques auf, weil bei Vorhandensein atherosklerotischer Veränderungen der Gefäßwand und gestörter Endothelfunktion die Koronargefäße auf Substanzen wie Thrombin und Azetylcholin mit Gefäßkonstriktion reagieren [4]. Bei normaler Endothelfunktion ist nach Gabe von Azetylcholin und Thrombin eine Gefäßdilatation zu beobachten. In 10–15% der Patienten mit Koronararterienspasmen werden jedoch keine hämodynamisch relevanten Lumeneinengungen der Koronargefäße beobachtet; bei diesen

Patienten liegt eine gestörte Endothelfunktion vor, welche das Auftreten von Koronararterienspasmen bedingt.

Neben atherosklerotischen Plaques und Spasmen der Koronargefäße kann eine Thrombusbildung mit inkomplettem bzw. komplettem Koronararterienverschluß zur Myokardischämie führen. Eine solche Thrombusbildung wird insbesondere bei komplizierten, fibrösen Plaques beobachtet, wenn die fibröse Deckplatte einreißt und Thrombozyten am freigelegten Kollagen aggregieren. Eine solche Thrombusbildung nach Plaqueruptur ist von der Aggregationsfähigkeit der Thrombozyten, die in den frühen Morgenstunden zunimmt, sowie von der Aktivität der plasmatischen Gerinnung abhängig. Bei Hyperkoagulabilität des Blutes, z. B. unter Einnahme von Ovulationshemmern, kann eine verstärkte Gerinnbarkeit des Blutes auch ohne Vorliegen hämodynamisch relevanter Koronararterienstenosen zu einer Myokardischämie führen.

Bei Vorliegen einer hämodynamisch relevanten Koronararterieneinengung kann eine Steigerung des myokardialen O_2-Verbrauchs bei körperlicher bzw. mentaler Belastung (durch Herzfrequenz- bzw. Blutdruckanstieg) auch ohne Thrombus eine regionale Myokardischämie bedingen.

Eine Ischämie des Herzmuskels kann weiterhin durch Störungen der koronaren Mikrozirkulation verursacht werden. In der überwiegenden Zahl der Situationen werden funktionelle Störungen der koronaren Mikrozirkulation bei Vorliegen von atherosklerotischen Veränderungen der Makrogefäße mit Abfall des Perfusionsdrucks in der myokardialen Endstrombahn beobachtet; Beeinträchtigungen der koronaren Mikrozirkulation können jedoch auch bei Fehlen von Lumeneinengungen der größeren epikardialen Koronargefäße auftreten.

Klinisch relevante Störungen der koronaren Mikrozirkulation können auch durch morphologische Veränderungen der kleinen intramyokardialen Gefäße (sog. „small vessel disease") bedingt sein. Solche morphologischen Veränderungen der kleinen Koronargefäße sind bei Kollagenosen, z. B. beim Lupus erythematodes, der Periarteriitis nodosa und Sklerodermie, ferner bei arterieller Hypertonie (Mediahypertrophie) beschrieben worden [35, 37]; ein koronares „small vessel disease" wird auch bei dilatativer Kardiomyopathie und Diabetes mellitus vermutet.

Ähnlich wie in der Makrogefäßstrombahn können auch im Bereich der myokardialen Endstrombahn funktionelle Lumeneinengungen auftreten (mikrovaskuläre Spasmen); solche funktionellen Lumeneinengungen im Bereich der myokardialen Endstrombahn sind jedoch bisher nur experimentell belegt [3, 42]. Funktionelle Beeinträchtigungen im Bereich der myokardialen Mikrozirkulation können auch auf eine Abnahme der relativen Fluidität des Blutes zurückzuführen sein: Eine solche Abnahme der relativen Fluidität wird bei Verschlechterung der Fließeigenschaften der Erythrozyten (z. B. bei Vorliegen eines Diabetes mellitus bzw. einer Sichelzellanämie) oder auch bei Zunahme der Viskosität des Plasmas (z. B. bei Makroglobulinanämie und Hyperlipoproteinämie) beobachtet.

Weiterhin kann eine funktionelle Störung der koronaren Mikrozirkulation durch Zunahme der extravasalen Komponente des Koronarwiderstands und durch inadäquate Adaptation der koronaren Mikrozirkulation an eine Myokardhypertrophie bedingt sein, wie z. B. bei Patienten mit arterieller Hypertonie, Aortenklappenvitien bzw. hypertrophischer Kardiomyopathie [17, 25, 35, 44, 46].

Auswirkungen der Ischämie des Herzmuskels

Die Lumeneinengungen der großen und evtl. auch der kleinen intramyokardialen Koronargefäße, die auf strukturellen Veränderungen bzw. Veränderungen des Tonus der glatten Gefäßmuskulatur beruhen (s. oben), bewirken eine Einschränkung der durch Belastung oder durch pharmakologisch induzierte maximale Vasodilatation (z. B. mittels Dipyridamol oder Papavarin) rekrutierbaren Koronarreserve [18, 36]. Bei Zunahme des Stenosegrades der Koronararterien bzw. ausgeprägtem Spasmus der Koronargefäße kann auch bereits im Ruhezustand eine Verminderung bzw. ein Sistieren der regionalen Koronardurchblutung auftreten. Störungen der regionalen Myokardperfusion können auch mit Veränderungen des Myokardstoffwechsels (insbesondere der energiereichen Phosphate, Glukose, Fettsäuren und Aminosäuren) [32,33,51,52], ferner mit einer diastolischen und/oder systolischen links- bzw. rechtsventrikulären Dysfunktion (unter Belastung bzw. bereits in Ruhe) einhergehen.

Ebenso wie bei Patienten mit Claudicatio intermittens auf dem Boden einer peripheren arteriellen Verschlußkrankheit vermehrt lokal neutrophile Granulozyten aktiviert werden [21] kommt es auch bei Patienten mit regionaler Myokardischämie (z. B. beim akuten transmuralen Myokardinfarkt bzw. bei elektiver PTCA eines Koronargefäßes) zur Aktivierung neutrophiler Granulozyten und zum Auftreten einer „Akute-Phase-Reaktion" [22, 26].

Neben den Auswirkungen auf die Myokardfunktion, den Myokardstoffwechsel und den Aktivitätszustand der neutrophilen Granulozyten sind bei Patienten mit koronarer Herzkrankheit unter den Bedingungen einer Myokardischämie auch elektrophysiologische Änderungen zu beobachten, die zum Auftreten von ventrikulären oder supraventrikulären Rhythmusstörungen führen können. So sind insbesondere eine Verminderung des Membranruhepotentials und das Auftreten von Reentry-Mechanismen zu erwähnen.

Die oben aufgeführten Störungen der regionalen Myokardperfusion bewirken unterschiedliche klinische Manifestationsformen der Myokardischämie: So wird bei Vorliegen von höhergradigen Lumeneinengungen der Koronararterien bei Steigerung des myokardialen O_2-Verbrauchs infolge mentaler oder körperlicher Belastung eine stabile Angina pectoris beobachtet; bei hochgradigen Koronararterienstenosen und insbesondere bei Auftreten eines inkompletten Verschlußthrombus resultiert das klinische Bild der instabilen Angina pectoris (Recent-onset-, Crescendo- bzw. Ruheangina). Bei Auftreten eines ausgeprägten Koronararterienspasmus kann das klinische Bild der Prinzmetal-Angina mit vorübergehenden EKG-Veränderungen im Sinne eines transmuralen Myokardinfarktes beobachtet werden.

Eine weitere klinische Manifestationsform einer ausgeprägten Myokardischämie stellen myokardiale Mikroinfarkte (bei instabiler Angina pectoris) dar. So weisen Patienten mit instabiler Angina pectoris in einem hohen Prozentsatz Myosinleichtketten (bzw. erhöhte Troponin-T-Spiegel) im Serum als Zeichen eines Mikroinfarkts auf. Katus et al. [14] konnten aufzeigen, daß bei 22 von 42 (=52%) konsekutiv erfaßten Patienten mit Ruheangina während der Hospitalphase kardiale Myosinleichtketten bzw. Troponin T im Serum auftraten. Bei 17 dieser Patienten wurde eine protrahierte Freisetzung von Myosinleichtketten bis zum 4. Tag nach stationärer Aufnahme beobachtet; bei 7 Patienten waren die Myosinleichtketten lediglich während der ersten 24 h nachweisbar.

Weitere klinische Manifestationsformen stellen der akute Myokardinfarkt, ferner Einschränkungen der diastolischen und/oder systolischen regionalen bzw. globalen Ventrikelfunktion dar, z. B. das Myokard im Winterschlaf („hibernating myocardium") [29, 30]. Ebenso stellen Herzrhythmusstörungen, insbesondere ventrikuläre Arrhythmien, sowie der plötzliche Herztod Auswirkungen der regionalen Myokardischämie bei Patienten mit koronarer Herzkrankheit dar.

Therapie der Ischämie des Herzmuskels

Zur Therapie der Myokardischämie stehen medikamentöse sowie revaskularisierende Maßnahmen, wie z. B. die aortokoronare Bypassoperation und nichtchirurgische Interventionen (PTCA, Atherektomie, Rotablation, Laserangioplastie, Stentimplantation) zur Verfügung. Weitere therapeutische Maßnahmen zur Behandlung der Myokardischämie bei Patienten mit koronarer Herzkrankheit stellen die Implantation von antitachykarden Schrittmachersystemen (mit Defibrillatoren), die Anwendung der intraaortalen Gegenpulsation bei kardiogenem Schock bzw. bei kardiologischen Interventionen mit primär deutlich erhöhtem Risiko, ferner die Herztransplantation dar.

Medikamentöse Behandlung

Die medikamentöse Behandlung der Myokardischämie umfaßt die antianginöse Therapie, die Behandlung der Herzinsuffizienz, die Therapie mit Thrombozytenaggregationshemmern bzw. Antikoagulanzien, die intravenöse (oder intrakoronare) Thrombolysebehandlung bei akutem Myokardinfarkt, ferner die antiarrhythmische Medikation.

Antianginöse Therapie

Die Ziele der antianginösen Therapie bei Vorliegen einer koronaren Herzkrankheit sind kurativ und präventiv:

1) Das *kurative Ziel* besteht in einer möglichst raschen Beseitigung der pektanginösen Beschwerdesymptomatik. Dies soll durch Senkung des O_2-Bedarfs des Herzens und Verbesserung der O_2-Zufuhr bzw. der Durchblutung im poststenotischen Myokardareal erreicht werden.
2) Das *präventive Ziel* besteht in der Verhinderung eines Myokardinfarkts oder des plötzlichen Herztods (durch Rhythmusstörungen). Dies gilt insbesondere für die instabile Angina pectoris: Während Studien vor 1970 bei Patienten mit instabiler Angina pectoris eine Myokardinfarktrate von 21–80% und eine Mortalitätsrate von 1–60% ergaben, wurde in neueren Studien – bei Verwendung von Nitraten, β-Rezeptorenblockern und Kalziumantagonisten – eine Infarktrate von 7–15% und eine Mortalitätsrate von 1–2% beobachtet.

Bei den Bemühungen zur Verbesserung der myokardialen O_2-Zufuhr bzw. der Durchblutung im poststenotischen Myokardareal sind primär kardiale bzw. extra-

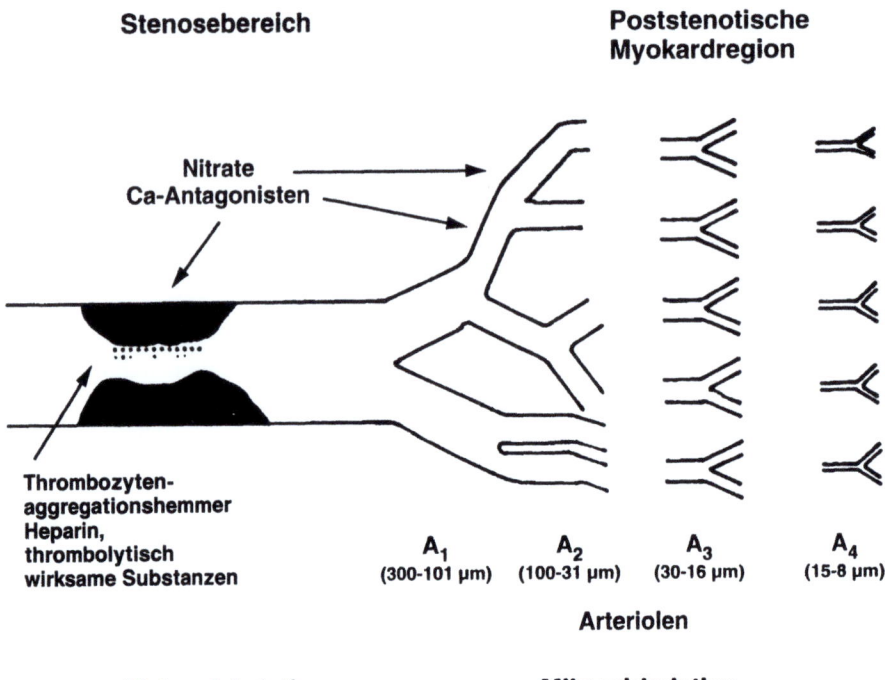

Abb. 1. Primär kardiale Angriffspunkte der medikamentösen Therapie der koronaren Herzkrankheit (Verbesserung der myokardialen O_2-Zufuhr)

kardiale Angriffspunkte zu unterscheiden. Primär extrakardiale Angriffspunkte stellen z. B. die Korrektur einer Anämie (durch Eisenpräparate) und die medikamentöse Verbesserung einer reduzierten relativen Fluidität des Blutes dar. Solche Maßnahmen können bei Patienten mit reduzierten Fließeigenschaften der Erythrozyten (z. B. bei Diabetes mellitus) und mit hoher Plasmaviskosität (z. B. bei Hyperlipoproteinämien und Makroglobulinämien) zu einer Verbesserung der Koronarreserve führen. Weiterhin kann die myokardiale O_2-Zufuhr durch Verminderung des Anstiegs der extravasalen Komponente des Koronarwiderstands mit Hilfe antihypertensiver und nachlastsenkender Medikation verbessert werden.

Die primär kardialen Angriffspunkte der medikamentösen Therapie zur Verbesserung der myokardialen O_2-Zufuhr sind in Abb. 1 schematisch dargestellt. Nitrate und Kalziumantagonisten beeinflussen die koronare Makro- und Mikrozirkulation; beide Substanzgruppen führen zu einer ausgeprägten Dilatation der größeren epikardialen Koronararterien, ebenso zu einer Dilatation der größeren Koronararteriolen (A_1- und A_2-Arteriolen gemäß der Klassifikation von B. Zweifach, Durchmesserbereich 300–31 µm) [41–43].

Thrombozytenaggregationshemmer und Heparin werden eingesetzt, um das Auftreten größerer Thrombozytenaggregate bis hin zu inkompletten bzw. kompletten Verschlußthromben im Bereich komplizierter fibröser atherosklerotischer Plaques zu verhindern; der Erfolg thrombolytisch wirksamer Substanzen in dieser Hinsicht ist z. Z. noch nicht erwiesen. Im Gegenteil, bisher publizierte Daten von

Thrombolysestudien bei instabiler Angina pectoris weisen sogar auf eine schlechtere Prognose der thrombolytisch behandelten Patienten im Vergleich zum Kontrollkollektiv hin. Im Bereich der myokardialen Endstrombahn sind solche Pharmaka zu unterscheiden, welche entweder die größeren A_1- und A_2-Arteriolen oder diejenigen präterminalen und terminalen Arteriolen dilatieren, die der metabolischen Autoregulation unterliegen (A_3- und A_4-Arteriolen). Nach Verabreichung von Adenosin, Dipyridamol oder Prostazyklin wird eine bevorzugte Dilatation der präterminalen und terminalen Arteriolen, nach Applikation von Nitraten und Kalziumantagonisten jedoch vorwiegend eine Dilatation der größeren koronaren Leitungsgefäße beobachtet, die nicht der metabolischen Autoregulation unterliegen [41–43].

Der alternative Mechanismus der medikamentösen Therapie der Myokardischämie bei Patienten mit koronarer Herzkrankheit besteht in einer Senkung des myokardialen O_2-Verbrauchs. Dies kann durch 3 Maßnahmen erreicht werden: 1) Durch Abnahme der Frequenz (β-Blocker, frequenzsenkende Kalziumantagonisten), 2) durch Abnahme der myokardialen Kontraktionskraft (β-Blocker, frequenzsenkende Kalziumantagonisten), ferner 3) durch Abnahme der systolischen Wandspannung mittels Vor- und Nachlastsenkung (Nitrate, Kalziumantagonisten).

Nitrate
Nach langjähriger klinischer Erfahrung können die Beschwerden der Patienten mit stabiler bzw. instabiler Angina pectoris durch oral bzw. i.v. verabreichte Nitropräparate gut beeinflußt werden. Die erwünschten Effekte der Nitrattherapie bestehen 1) in einer Senkung des myokardialen O_2-Bedarfs durch eine ausgeprägte Abnahme der Ventrikelfüllung (Vorlast) und eine geringe Abnahme des peripheren Gefäßwiderstands (Nachlast), ferner 2) in einer Erhöhung des O_2-Angebots mit Verbesserung der subendokardialen Perfusion durch Erweiterung der größeren Leitungsarteriolen [41, 43], durch Erweiterung von Kollateralen bzw. Abnahme der myokardialen (extravasalen) Komponente des Koronarwiderstands. Als unerwünschte Effekte sind eine (leichte) Zunahme der Herzfrequenz und eine Wirkungsabschwächung bzw. Verlust der Nitratwirkung (Toleranz) bei zu hoch dosierter und sich über 24 h erstreckender Nitrattherapie anzusehen.

Obwohl die Effektivität der Nitrattherapie hinsichtlich der Symptomatik der Koronarkranken gut belegt ist, ist in der Mehrzahl der Studien kein prognostischer Nutzen dieser Medikamentengruppe nachgewiesen worden, insbesondere nicht bei instabiler Angina pectoris. Lediglich in der Studie von Judgutt u. Warnica [13] konnte eine Verbesserung der Lebenserwartung der Koronarkranken unter Nitratdauertherapie nachgewiesen werden. Ein neuer Aspekt der Nitrattherapie stellt jedoch die weitgehende Aufhebung der Nitrattoleranz durch Kombinationsbehandlung mit ACE-Hemmern dar; dieser Effekt ist vom Vorhandensein von SH-Gruppen unabhängig.

β-Rezeptorenblocker
Die erwünschten Effekte einer β-Blockertherapie bei Patienten mit koronarer Herzkrankheit bestehen 1) in einer Senkung des myokardialen O_2-Bedarfs durch Abnahme der Herzfrequenz, der Kontraktionskraft bzw. des Blutdrucks, 2) in einer verminderten Ektopieneigung und 3) im Schutz gegen sympathoneuronale Reize. Denkbare unerwünschte Effekte sind eine Zunahme des enddiastolischen Drucks,

des enddiastolischen Volumens bzw. evtl. eine Zunahme der myokardialen Komponente des Koronarwiderstands.

Entgegen früheren Befürchtungen, daß β-Rezeptorenblocker durch Erhöhung des Koronargefäßtonus eine Zunahme der pektanginösen Beschwerden bei Koronarkranken bewirken könnten, wurde in mehreren Studien ein positiver therapeutischer Effekt bei Patienten mit instabiler Angina pectoris aufgezeigt, auch in prognostischer Hinsicht. So wurden Häufigkeit und Dauer symptomatischer und stummer ischämischer Episoden durch den nichtselektiven β-Rezeptorenblocker Propranolol (160–320 mg/Tag), der zusätzlich zu Nitraten und Nifedipin verabreicht wurde, deutlich vermindert [6]. Durch i.v. Verabreichung eines nichtselektiven (Propranolol) [23] bzw. eines kardioselektiven β-Rezeptorenblockers (Atenolol) [49] konnte in einem großen Teil der Fälle die Progression von „drohendem" in „definitiven" Myokardinfarkt aufgehalten werden. Nur 55% der Patienten mit drohendem Myokardinfarkt entwickelten nach i.v. Gabe von Propranolol (0,1 mg/kg) einen akuten transmuralen Infarkt (Kontrollgruppe 96%) [23]; nach i.v. Gabe von Atenolol (5 mg) trat nur bei 49% der Patienten mit drohendem Myokardinfarkt ein transmuraler Infarkt auf (Kontrollgruppe 66%) [49].

Die Resultate aller bisher verfügbaren Studien einer langfristigen β-Blockertherapie nach Myokardinfarkt ergaben zusammengenommen eine Reduktion der Mortalität um 20%, eine Reduktion der Anzahl nichttödlicher Rezidivinfarkte um 25% ($p < 0,0001$) und eine Verminderung des plötzlichen Herztods um ca. 30% ($p < 0,0001$).

Kalziumantagonisten

Aufgrund von Hinweisen, daß eine Zunahme des Koronargefäßtonus bis hin zum Spasmus eine wesentliche pathogenetische Bedeutung bei der Aggravierung der Beschwerden von Patienten mit instabiler Angina pectoris besäße, wurde die Nitrat- und β-Rezeptorenblockertherapie durch Kalziumantagonisten ergänzt. Der antianginöse Effekt der Kalziumantagonisten bei Patienten mit koronarer Herzkrankheit dürfte vorwiegend auf einer Erweiterung der größeren Koronararteriolen zusätzlich zur ischämiebedingten Dilatation der terminalen Arteriolen beruhen [43, 45].

Erwünschte Effekte der Therapie mit Kalziumantagonisten stellen eine Senkung des myokardialen O_2-Bedarfs durch ausgeprägte Abnahme des peripheren Gefäßwiderstands (Nachlast, insbesondere bei Dihydropyridinderivaten), eine geringe Abnahme der Ventrikelfüllung (Vorlast) und eine Abnahme der Herzfrequenz (nach Verabreichung von Verapamil, Gallopamil bzw. Diltiazem) dar; ferner eine Erhöhung des O_2-Angebots mit Verbesserung der subendokardialen Perfusion durch Erweiterung der größeren Leitungsarteriolen und Verhinderung und/oder Beseitigung von Koronarspasmen. Unerwünscht ist die Frequenzsteigerung, die nach Gabe von Dihydropyridinderivaten zu beobachten ist.

Im Vergleich zu einer Monotherapie mit einem β-Rezeptorenblocker (Propranolol) erbrachte die Verabreichung von Diltiazem hinsichtlich Infarkt- und Todesrate und der Notwendigkeit einer aortokoronaren Bypassoperation und Symptomatik keinen Vorteil [40], die Verabreichung von Nifedipin sogar ungünstige Effekte hinsichtlich kardialer Ereignisse (Myokardinfarkt, Tod) [12]. Günstige Wirkungen bezüglich der Prognose von Patienten mit instabiler Angina pectoris konnten lediglich mit Verapamil (320–480 mg/Tag) [19, 27] und mit Nifedipin in Kombination mit anderen antianginösen Substanzen aufgezeigt werden [1, 12, 20].

Der Stellenwert der Kalziumantagonisten bei der Therapie der koronaren Herzkrankheit läßt sich wie folgt zusammenfassen:

1. Durch die meisten Kalziumantagonisten ist eine Besserung der Anginapectoris-Beschwerden und eine Reduktion der Myokardischämie zu erzielen.
2. Bei Dihydropyridinderivaten kann der potentiell antiischämische Effekt durch Reflexaktivierung des Sympathikus mit konsekutiver Zunahme der Herzfrequenz abgeschwächt werden. Dieser Frequenzanstieg ist bei einigen neueren Entwicklungen aufgrund einer negativ-chronotropen Eigenwirkung weniger ausgeprägt [31].
3. Eine Verbesserung der Prognose der Patienten mit akutem Myokardinfarkt ist bisher nur bei einer Subgruppe von Patienten ohne Herzinsuffizienz nachgewiesen, sofern solche Kalziumantagonisten verwendet werden, die zu einer Reduktion der Herzfrequenz führen [38, 39].
4. Bei Patienten mit abgelaufenem nichttransmuralem Infarkt kann durch Kalziumantagonisten eine Reduktion der Reinfarktrate erreicht werden [5].
5. Bei weiterbestehenden pektanginösen Beschwerden trotz Monotherapie mit β-Blockern oder Nitraten ist von einer Kombinationstherapie mit einem Kalziumantagonisten eine zusätzliche antiischämische Wirkung zu erwarten.
6. Auch bezüglich der Prognose scheinen v. a. diejenigen Koronarkranken von einer Kombinationstherapie mit einem Kalziumantagonisten zu profitieren, bei denen Angina-pectoris-Beschwerden trotz Monotherapie weiterhin auftreten.
7. Kalziumantagonisten können auch die Koronargefäßveränderungen selbst beeinflussen [15, 16]. So wurden in der INTACT-Studie eine verzögerte Entwicklung der Koronaratheromatose und insbesondere ein retardiertes Auftreten neuer Läsionen bei der Kontrolluntersuchung beobachtet [15].

ACE-Hemmer
Neben den klassischen Vertretern der antianginösen Medikation, d. h. den β-Rezeptorenblockern, Nitraten und Kalziumantagonisten, wird heute auch den ACE-Hemmern eine antiischämische Wirkung zugeschrieben. Mögliche Mechanismen der antiischämischen Wirkung der ACE-Hemmer beruhen auf der Blockierung des Bradykininabbaus, woraus eine Stimulation der endothelialen NO-Produktion und Prostaglandinsynthese resultiert. Das Hauptrisiko der antianginösen Therapie mit Hilfe eines ACE-Hemmers liegt im Abfall des arteriellen Blutdrucks mit Erniedrigung des koronaren Perfusionsdrucks begründet. So wird bei 15 % der Koronarkranken eine Zunahme der Angina-pectoris-Symptomatik beobachtet, insbesondere bei Patienten mit niedrigem Ausgangsblutdruck und Vorhandensein einer koronaren Dreigefäßerkrankung. Zum jetzigen Kenntnisstand ist eine ACE-Hemmertherapie in der akuten Phase eines Myokardinfarktes kontraindiziert.

Zusammenfassend ist aufgrund des heutigen Kenntnisstandes folgendes Therapieschema zur Behandlung von Patienten mit koronarer Herzkrankheit zu empfehlen:

Typische Angina pectoris: Bei Auftreten einer akuten Angina-pectoris-Symptomatik sind in erster Linie kurzwirksame Nitrate (als Spray oder Zerbeißkapsel) indiziert.

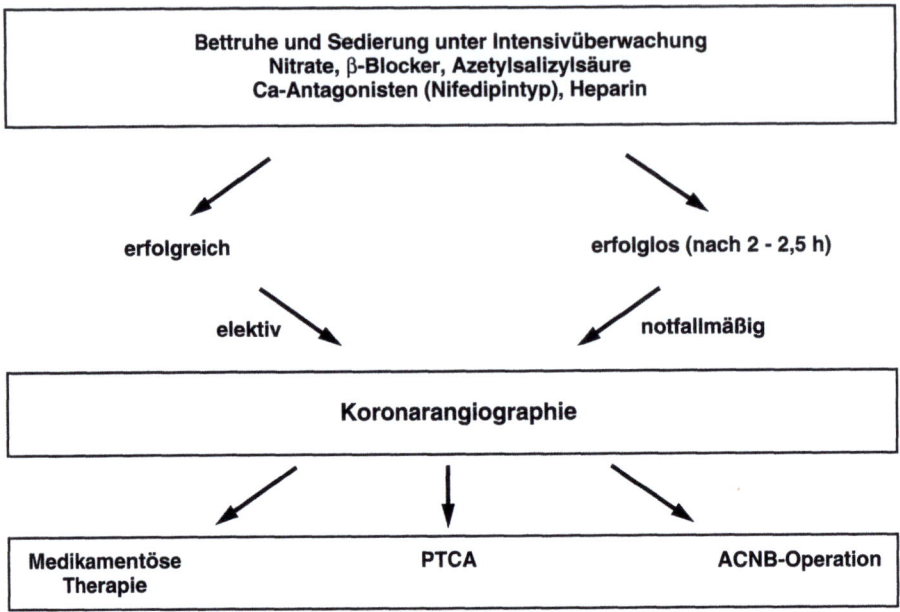

Abb. 2. Aktuelles Schema der Behandlungsstrategien der instabilen Angina pectoris

Zur Anfallsprophylaxe bei stabiler Angina pectoris sollten Langzeitnitrate als Basismedikation verwendet werden (z. B. Isosorbidmono- bzw. -dinitrat); β-Rezeptorenblocker bzw. Kalziumantagonisten können entsprechend der klinischen Symptomatik hinzugefügt werden (s. oben). Weiterhin ist die Gabe eines niedrigdosierten Thrombozytenaggregationshemmers indiziert (z. B. Azetylsalizylsäure 100 mg tgl.).

Bei der atypischen (Prinzmetal-)Angina, die auf Koronararterienspasmen (in der überwiegenden Mehrzahl vor dem Hintergrund einer atheromatösen Veränderung des Koronargefäßes) beruht, sind Nitrate und Kalziumantagoisten die Medikamente der Wahl; β-Rezeptorenblocker sind kontraindiziert.

Bei Vorliegen einer instabilen Angina pectoris, insbesondere bei der Crescendo- und Ruheangina, ist eine sofortige stationäre Aufnahme des Patienten und Bettruhe (unter Monitorüberwachung und wiederholten EKG-Registrierungen) indiziert.

Die sofort einzuleitende medikamentöse Therapie (nach elektrokardiographischem Ausschluß eines akuten transmuralen Myokardinfarkts) umfaßt die i.v. Verabreichung von Nitroglycerin (i.v. Dauerinfusion mit 0,75–6 mg/h, in der Regel circa 2–3 mg/h); anschließend ist eine perorale Therapie mit Langzeitnitraten anzuraten. Weiterhin sollte die Herzfrequenz durch β-Rezeptorenblocker unter 60 min gehalten werden. Zusätzlich empfiehlt sich die Gabe von Kalziumantagonisten, vorwiegend vom Nifedipintyp, z. B. Nifedipin 60–80 mg tgl. Die weitere medikamentöse Therapie besteht in der Gabe von Thrombozytenaggregationshemmern (z. B. Azetylsalizylsäure 100 mg tgl.) Heparin („low dose"), u. U. in der Verabreichung von Antiarrhythmika (bei höhergradigen ventrikulären Arrhythmien). Andererseits sind thrombolytische Maßnahmen bei instabiler Angina pectoris nicht indiziert; bisher ist kein sicherer Effekt einer Verbesserung der Prognose der instabilen Angina durch thrombolytische Therapie nachgewiesen.

In Abb. 2 ist ein aktuelles Schema der heutigen Behandlungsstrategien der instabilen Angina pectoris aufgezeigt. Wie eben erwähnt, ist bei Vorliegen einer instabilen Angina pectoris und Fehlen elektrokardiographischer Zeichen eines akuten transmuralen Myokardinfarkts eine stationäre Aufnahme mit Bettruhe und Sedierung unter Intensivüberwachung erforderlich. Die medikamentöse Therapie sollte in der Gabe von Nitraten, β-Blockern, Azetylsalizylsäure, Kalziumantagonisten (vom Nifedipintyp) und Heparin erfolgen. Ist diese medikamentöse Therapie innerhalb von 2–2,5 h erfolgreich, so kann weiter zugewartet und einige Tage bis wenige Wochen später eine Koronarangiographie elektiv durchgeführt werden. Ist der Versuch einer medikamentösen Abkühlung jedoch innerhalb 2–2,5 h nicht erfolgreich, d. h. der Patient klagt weiterhin über typische pektanginöse Beschwerden (bei Fehlen elektrokardiographischer Zeichen eines akuten transmuralen Myokardinfarktes), so sollte notfallmäßig noch am selben Tag eine Koronarangiographie durchgeführt werden. Aufgrund des Ergebnisses dieser invasiven Untersuchung kann dann sofort über das weitere therapeutische Management des Patienten entschieden werden. Als alternative therapeutische Strategien stehen die medikamentöse Therapie, interventionelle kardiologische Verfahren (z. B. die perkutane transluminale Koronarangioplastie) und die aortokoronare Bypassoperation zur Verfügung.

Revaskularisierende Maßnahmen

Neben der aortokoronaren Bypassoperation haben in den letzten Jahren interventionelle kardiologische Verfahren – wie z. B. die perkutane transluminale Koronarangioplastie (PTCA), die direktionale Atherektomie, Rotablation, Laserangioplastie und Stentimplantation – zunehmend an Bedeutung als alternative Therapiestrategien der koronaren Herzkrankheit gewonnen. Durch technische Verbesserungen, insbesondere aber auch durch größere Erfahrung der interventionell tätigen Kardiologen hat sich das Indikationsspektrum der interventionellen kardiologischen Verfahren gegenüber den primären Indikationen [8] stark ausgedehnt, und die Komplikationsrate ist deutlich zurückgegangen. Nach den Daten der NHLBI-Registry [2] beträgt die Mortalitätsrate bei elektiver PTCA heutzutage 0,2%; in 1,5–2% tritt ein Myokardinfarkt auf. Aufgrund dieser Statistik ist bei 2,9% der elektiven interventionellen Verfahren eine aortokoronare Notfallbypassoperation erforderlich; nach Ergebnissen anderer Autoren ist die Rate der Notbypassoperationen heute auf <1% gesunken.

Neben der perkutanen transluminalen Koronarangioplastie (PTCA) wurden in den letzten Jahren weitere neue interventionellen Methoden (direktionale Atherektomie, Rotablationsatherektomie, Laserangioplastie, Stentimplantation) eingeführt, um die Erfolgsrate der nichtchirurgischen interventionellen Maßnahmen weiter zu verbessern und insbesondere die noch immer relativ hohe Rezidivstenoserate (bei der PTCA im Mittel 30–34% innerhalb der ersten 6 Monate) zu verringern. Aufgrund der zum jetzigen Zeitpunkt in der Literatur vorhandenen Daten kann festgestellt werden, daß keine der neuen interventionellen Methoden der PTCA generell überlegen ist. In mehreren Studien hat sich herausgestellt, daß ein möglichst gutes Primärergebnis für den weiteren Verlauf der Erkrankung entscheidend ist; eine differenzierte Auswahl des verwandten interventionellen kardiologischen Verfahrens ist erforderlich.

In Ergänzung zur elektiven Revaskularisierung bei Vorliegen höhergradiger Koronararterienstenosen wird zunehmend auch versucht, mittels PTCA eine möglichst rasche Wiedereröffnung eines verschlossenen Infarktgefäßes bei akutem transmuralem Myokardinfarkt zu erreichen. Während die intravenöse Thrombolyse i. allg. als Therapie der ersten Wahl zur Behandlung des akuten Myokardinfarkts bei geeigneten Patienten anzusehen ist, bestehen doch Probleme, die eine primäre mechanische Intervention beim Auftreten eines akuten Myokardinfarkts erfolgversprechend erscheinen lassen. So ist bei einer thrombolytischen Behandlung des akuten Myokardinfarkts in 25–30% mit einem Therapieversagen zu rechnen [47]. Weiterhin bleiben in der überwiegenden Zahl nach erfolgreicher Beseitigung des Verschlußthrombus hochgradige Reststenosen mit Neigung zu Reokklusion and Rezidivinfarkt zurück. Weitere Probleme der thrombolytischen Therapie bestehen in Blutungskomplikationen, Kontraindikationen und Fehlermöglichkeiten bei Beurteilung des Therapieerfolgs mit Hilfe nichtinvasiver Verfahren. Einige Untersucher berichteten bereits über die alleinige Durchführung einer Koronarangioplastie zur Behandlung des akuten Myokardinfarkts [11, 24, 28]. In diesen Studien handelt es sich durchweg um relativ kleine Patientenzahlen; i. allg. wurde über eine günstige Wirkung auf die linksventrikuläre Funktion berichtet.

In Gießen wurden in der Zeit vom 15. 10. 1989 bis zum 31. 12. 1992 282 Patienten (76 Frauen und 206 Männer) im Alter von 30–68 Jahren (mittleres Alter 61,5 ± 11 Jahre), die einen akuten transmuralen Myokardinfarkt erlitten hatten, einer primären Koronarangioplastie unterzogen. Bei 17 Patienten (6%) lag ein kardiogener Schock vor. Bei 92,2% der Patienten mit komplettem Gefäßverschluß (TIMI-Grad 0) konnte das verschlossene Infarktgefäß erfolgreich wiedereröffnet werden; bei subtotalem Gefäßverschluß (TIMI-Grad 1) lag die Erfolgsrate bei 95,8%. Die Hospitalmortalität lag in diesem Patientengut bei 10 von 282 Patienten (= 3,5%), wobei Patienten mit Alter > 75 Jahre und mit kardiogenem Schock eingeschlossen waren. Werden nur die Daten der Patienten ohne kardiogenen Schock berücksichtigt, lag die Hospitalmortalität bei 0,7% und damit deutlich unter der bisher in der Literatur publizierten Mortalitätsrate nach systemischer thrombolytischer Behandlung [9, 10, 34, 47].

Kürzlich konnte in 2 prospektiven randomisierten Studien einer primären PTCA im Vergleich zur intravenösen Thrombolyse (rt-PA bzw. Streptokinase) bei akutem Myokardinfarkt eine Überlegenheit der mechanischen Wiedereröffnung des verschlossenen Infarktgefäßes im Vergleich zur Thrombolyse hinsichtlich der Wiedereröffnungsrate und der Prognose (Mortalität) nachgewiesen werden [7, 50].

Der große Vorteil der primären Infarkt-PTCA ohne vorausgehende thrombolytische Behandlung liegt darin, daß die akute Wiedereröffnung eines verschlossenen Infarktgefäßes ohne den Preis einer erhöhten Neigung zu Hämorrhagien in der Koronararterienwand erkauft wird, so daß die Anzahl der frühen Reokklusionen direkt nach PTCA drastisch gesenkt wird. Weiterhin kann die primäre Infarktangioplastie auch bei Patienten durchgeführt werden, bei denen eine relative oder absolute Kontraindikation gegen eine systemische Thrombolyse besteht, wie z. B. bei höherem Alter, schlecht eingestellter arterieller Hypertonie, Zustand nach intramuskulärer Injektion bzw. Punktion nichtkomprimierbarer Gefäße. Bei guter Organisation der Rufbereitschaft eines Herzkatheterteams und insbesondere bei Vorhandensein eines sehr erfahrenen ärztlichen Personals kann mit Hilfe der Notfallangioplastie das Zeitintervall zwischen Symptombeginn und Wiedereröffnung des Infarktgefäßes erheblich verkürzt werden. Weiterhin ist die Kenntnis des Koronarstatus sehr hilfreich, wodurch u. U. eine erforderliche Notbypassoperation frühzeitig in die Wege geleitet werden kann. Weitere Vorteile der primären Infarkt-PTCA stellen die höhere Wiedereröffnungsrate des Infarktgefäßes (im Vergleich zur Thrombolyse) und die Reduktion des Blutungsrisikos dar.

Indikationen der PTCA beim akuten Myokardinfarkt

Aufgrund der bisher vorliegenden Studien und der eigenen Erfahrungen bietet sich bei akutem transmuralem Myokardinfarkt folgendes Vorgehen an: In Kliniken ohne Herzkatherlabor sollte bei gegebener Indikation generell eine i.v. Thrombolysebehandlung durchgeführt werden, falls keine Kontraindikation vorliegt. In Kliniken mit der Möglichkeit einer Koronarangiographie und Koronardilatation (bei Vorhandensein von geschultem ärztlichem und technischem Personal) kann bei Symptombeginn < 6 h bzw. bei weiterbestehenden pektanginösen Beschwerden auch noch später eine PTCA primär angewendet werden, um möglichst schnell eine Wiedereröffnung des verschlossenen Infarktgefäßes zu erreichen. Bei Patienten mit Kontraindikationen gegen eine systemische Thrombolysebehandlung und bei Vorliegen eines kardiogenen Schocks ist die primäre PTCA die Therapie der Wahl.

Eine akute Infarkt-PTCA im Anschluß an eine i.v. Thrombolysebehandlung ist heute nur dann indiziert, wenn a) trotz Thrombolyse immer noch ein Verschluß des Infarktgefäßes besteht (Rettungs-PTCA) oder wenn b) nach Wiedereröffnung des Infarktgefäßes durch Thrombolyse eine hochgradige Stenose mit verzögertem Abfluß des Kontrastmittels verbleibt. Bei nichtverzögertem Kontrastmittelabfluß sollte eine PTCA später und elektiv erfolgen.

In Kliniken ohne die Möglichkeit einer invasiven Diagnostik und Therapie sollte bei erfolgloser Thrombolyse (Parameter: Klinik, EKG) und weiterbestehenden Beschwerden akut eine Verlegung in eine Klinik mit der Möglichkeit einer Koronarangiographie und PTCA angestrebt werden. Nach erfolgreicher Thrombolysebehandlung sollte der Patient möglichst innerhalb der nächsten Tage zur Koronarangiographie und ggf. zu anschließenden revaskularisierenden Maßnahmen (PTCA, Rotablation, Laserangioplastie, Stentimplantation, aortokoronare Bypassoperation) in ein kardiologisches Zentrum verlegt werden.

Literatur

1. Blaustein AS, Heller GV, Kolman BS (1983) Adjunctive nifedipine therapy in high-risk, medically refractory, unstable angina pectoris. Am J Cardiol 52:950–954
2. Detre K, Holubkov R, Kelsey S, Cowley M, Kent K, Williams D, Myler R, Faxon D, Holmes D Jr, Bourassa M (1988) Percutaneous transluminal coronary angioplasty in 1985–1986 and 1977–1981. N Engl J Med 318:265–270

3. Factor SM, Minase T, Cho S, Dominitz R, Sonnenblick EH (1982) Microvascular spasm in the cardiomyopathic Syrian hamster: a preventable cause of focal myocardial necrosis. Circulation 66:342-354
4. Furchgott RF, Zawadski JV (1980) The obligatory role of endothelial cells in the relaxation of arterial smooth muscle by acetylcholine. Nature (London) 288:373
5. Gibson RS, Boden WE, Theroux P, Strauss HD, Pratt CM, Gheorghiade M, Capone RJ, Crawford MH, Schlant RC, Kleiger RE, Young PM, Schechtman K, Perryman MB, Roberts R (1986) The Diltiazem Reinfarction Study Group: Diltiazem and reinfarction in patients with non-Q-wave myocardial infarction. N Engl J Med 315:423-429
6. Gottlieb SO, Weisfeld ML, Ouyang P et al. (1986) Effect of the addition of propranolol to therapy with nifedipine for unstable angina pectoris: a randomized, double-blind, placebo-controlled trial. Circulation 73:331-337
7. Grines CL, Browne KF, Marco J, Rothbaum D, Stone GW, O'Keefe J, Overlie P, Donohue B, Chelliah N, Timmis GC, Vlietstra RE, Strzelecki M, Puchrowicz-Ochocki S, O'Neill WW (1993) A comparison of immediate angioplasty with thrombolytic therapy for acute myocardial infarction. N Engl J Med 328:673-679
8. Gruentzig AR, Senning A, Siegenthaler WE (1979) Non-operative dilatation of coronary artery stenosis – percutaneous transluminal coronary angioplasty. N Engl J Med 301:61
9. Gruppo italiano per lo studio della streptochinasi nell'infarto miocardico (GISSI) (1986) Effectiveness of intravenous thrombolytic treatment in myocardial infarction. Lancet III:397
10. Gulba DC, Westhoff-Bleck M, Reil G.-H. (1990) Thrombolysetherapie des akuten Herzinfarktes. Ergebnisse und neue Entwicklungen. Dtsch Med Wochenschr 115:187
11. Hartzler GO, Rutherford BD, McConahay DR, Johnson WL et al. (1983) Percutaneous transluminal coronary angioplasty with and without thrombolytic therapy for treatment of acute myocardial infarction. Am Heart J 106:965-973
12. Holland Interuniversity Nifedipine/Metoprolol Trial (HINT) Research Group (1986) Early treatment of unstable angina in the coronary care unit: a randomised, double blind, placebo controlled comparison of recurrent ischemia in patients treated with nifedipine or metoprolol or both. Br Heart J 56:400-413
13. Judgutt BI, Warnica JW (1988) Intravenous nitroglycerin therapy to limit myocardial infarct size, expansion, and complications: Effects of timing, dosage, and infarct location. Circulation 78:906-919
14. Katus HA, Diederich KW, Hoberg E et al. (1988) Circulating cardiac myosin light chains in patients with angina at rest: Identification of a high risk subgroup. J Am Coll Cardiol 11:487-493
15. Lichtlen PR, Hugenholtz PG, Rafflenbeul W, Hecker H, Jost S, Deckers JW (1990) On behalf of the intact group investigators: retardation of angiographic progression of coronary artery disease by nifedipine. Lancet 335:1109-1113
16. Loaldi A, Polese A, Montorsi P et al. (1989) Comparison of nifedipine, propranolol and isosorbide dinitrate on angiographic progression and regression of coronary arterial narrowings in angina pectoris. Am J Cardiol 64:433-439
17. Marcus ML, Dotty DB, Hiratzka LF et al. (1982) Decreased coronary reserve. A Mechanism for angina pectoris in patients with aortic stenosis and normal coronary arteries. N Engl J Med 307:1362
18. Marcus ML, Harrison DG, White CW, Hiratzka LF (1986) Assessing the physiological significance of coronary obstruction in man. Can J Cardiol Suppl A:195A
19. Mehta J, Pepine CJ, Day M et al. (1981) Short-term efficacy of oral verapamil in rest angina: a double-blind placebo controlled trial in CCU patients. Am J Med 71:977-982
20. Muller JE, Morrison J, Stone PH et al. (1984) Nifedipine therapy for patients with threatened and acute myocardial infarction: a randomized, double-blind, placebo-controlled comparison. Circulation 69:740-747
21. Neumann F-J, Waas W, Diehm C, Weiss T, Haupt HM, Zimmermann R, Tillmanns H, Kübler W (1990) Activation and decreased deformability of neutrophils after intermittent claudication. Circulation 82:922-929
22. Neumann F-J, Richardt G, Schneider M, Ott I, Tillmanns H, Schömig A, Kübler W, Rauch B (1993) Ischemia-induced release of chemoattractants from human myocardium following coronary balloon angioplasty. Br Heart J 70:27-34

23. Norris RM, Clarke ED, Sammel NL et al. (1978) Protective effect of propranolol in threatened myocardial infarction. Lancet II:907–909
24. O'Neill W, Timmis GC, Bourdillon PD, Lai P, Ganghadarhan V, Walton J Jr, Ramos R, Laufer N, Gordon S, Schork MA (1986) A prospective randomized clinical trial of intracoronary streptokinase versus coronary angioplasty for acute myocardial infarction. N Engl J Med 319:812–818
25. Opherk D, Mall G, Zebe H, Schwarz F, Weihe E, Manthey J, Kübler W (1984) Reduction of coronary reserve, a mechanism for angina pectoris in patients with arterial hypertension and normal coronary arteries. Circulation 69:1–7
26. Ott I, Kohl B, Weinmann K, Tillmanns H, Neumann F-J (1992) Cytokine release and neutrophil activation after thrombolysis in acute myocardial infarction. Circulation 86 (Suppl I):803
27. Parodi O, Maseri A, Simonetti I (1979) Management of unstable angina at rest by verapamil: a double-blind cross-over study in coronary care unit. Br Heart J 41:167–174
28. Pepine CJ, Prida X, Hill JA, Feldman RL, Conti CR (1984) Percutaneous transluminal coronary angioplasty in acute myocardial infarction. Am Heart J 107:820–822
29. Rahimtoola SH (1985) A perspective on the three large multicenter randomized clinical trials of coronary bypass surgery for chronic stable angina. Circulation 72 (Suppl V):123
30. Rahimtoola SH (1989) The hibernating myocardium. Am Heart J 117:211
31. Rauch B, Kübler W (1991) Antianginal medication. Curr Opinion Cardiol 6:511–523
32. Schelbert HR, Phelps ME, Hoffman E, Huang SC, Kuhl DE (1980) Regional myocardial blood flow, metabolism and function assessed noninvasively with positron emission tomography. Am J Cardiol 46:1269
33. Schelbert HR, Henze E, Phelps ME, Kuhl DE (1982) Assessment of regional myocardial ischemia by positron-emission computed tomography. Am Heart J 103:588
34. Schröder R (1989) Thrombolyse bei akutem Myokardinfarkt: eine Standortbestimmung 1988. Z Kardiol 78:41
35. Strauer BE (1979) Ventricular function and coronary hemodynamics in hypertensive heart disease. Am J Cardiol 44:999–1006
36. Strauer BE, Scherpe A (1978) Ventricular function and coronary hemodynamics after intravenous nitroglycerin in coronary artery disease. Am Heart J 95:210
37. Strauer BE, Brune I, Schenk H, Knoll D, Perings E (1976) Lupus cardiomyopathy: Cardiac mechanics, hemodynamics, and coronary blood flow in uncomplicated systemic lupus erythematosus. Am Heart J 92:715
38. The Danish Study Group on Verapamil in Myocardial Infarction (1990) Effect of verapamil on mortality and major events after acute myocardial infarction (The Danish Verapamil Infarction Trial II – DAVIT II). Am J Cardiol 66:779–785
39. The Multicenter Diltiazem Postinfarction Trial Research Group (1988) The effect of diltiazem on mortality and reinfarction after myocardial infarction. N Engl J Med 319:385–392
40. Theroux P, Taeymans Y, Morissette D et al. (1985) A randomized study comparing propranolol and diltiazem in the treatment of unstable angine. J Am Coll Cardiol 5:717–722
41. Tillmanns H, Steinhausen M, Leinberger H, Thederan H, Küber W (1982) The effect of coronary vasodilators on the microcirculation of the ventricular myocardium. In: Tillmanns H, Kübler W, Zebe H (eds) Microcirculation of the heart. Theoretical and clinical problems. Springer, Berlin Heidelberg New York, pp 305–311
42. Tillmanns H, Möller P, Dart AM, Steinhausen M, Parekh N, Kübler W (1983) Changes in myocardial microvascular tone during ergometrine provocation. Circulation 68 Suppl III:33
43. Tillmanns H, Neumann F-J, Parekh N, Dorigo O, Tiefenbacher C, Zimmermann R, Steinhausen M, Kübler W (1990) Pharmacologic effects on coronary microvessels during myocardial ischemia. Eur Heart J 11 (Suppl B):10–15
44. Tillmanns H, Neumann F-J, Parekh N, Zimmermann R, Tiefenbacher C, Dorigo O, Steinhausen M, Kübler W (1990) Microcirculation in the hypertrophic and ischemic heart. Eur J Clin Pharmacol 39 (Suppl 1):9–12
45. Tillmanns H, Neumann F-J, Parekh N, Waas W, Möller P, Zimmermann R, Steinhausen M, Kübler W (1991) Calcium antagonists and myocardial microperfusion. Drugs 42 (Suppl 1):1–6

46. Tillmanns H, Neumann F-J, Waas W, Mall G, Parekh N, Tiefenbacher C, Dorigo O, Zimmermann R, Dart AM, Steinhausen M, Kübler W (1992) New techniques for the study of the coronary microcirculation: Importance of measurements of coronary flow reserve in the clinical setting. Coron Artery Dis 3:586–592
47. Verstraete M, Bernard R, Borg M, Brower RW, Collen D et al. (1985) Randomized trial of intravenous recombinant tissue-type plasminogen activator versus intravenous streptokinase in acute myocardial infarction. Lancet I:842–847
48. White HD, Norris RM, Brown MA, Brandt PW, Whitlock RM, Wild CJ (1987) Left ventricular endsystolic volume as the major determinant of survival after recovery from myocardial infarction. Circulation 76:44–51
49. Yusuf S, Peto R, Bennett D et al. (1980) Early intravenous atenolol treatment in suspected acute myocardial infarction. Preliminary report of a randomised trial. Lancet II:273–276
50. Zijlstra F, De Boer MJ, Hoorntje JCA, Reiffers S, Reiber JHC, Suryapranata H (1993) A comparison of immediate coronary angioplasty with intravenous streptokinase in acute myocardial infarction. N Engl J Med 328:680–684
51. Zimmermann R, Tillmanns H, Knapp WH, Helus F, Georgi P, Rauch B, Neumann F-J, Girgensohn S, Maier-Bost W, Kübler W (1988) Regional myocardial nitrogen-13 glutamate uptake in patients with coronary artery disease: Inverse post-stress relation to thallium-201 uptake in ischemia. J Am Coll Cardiol 11:549–556
52. Zimmermann R, Rauch B, Kapp M, Bubeck B, Neumann F-J, Seitz F, Stokstad P, Mall G, Tillmanns H, Kübler W (1992) Myocardial scintigraphy with iodine-123 phenylpentadecanoic acid and thallium-201 in patients with coronary artery disease: a comparative dual-isotope study. Eur J Nucl Med 19:946–954

Chronische pulmonale Hypertonie –
Ursachen, Auswirkungen, Therapie

V. Hombach, S. Wieshammer, M. Hetzel

In Deutschland liegen nach den kardiovaskulären und den tumorösen Erkrankungen die Lungenerkrankungen nach wie vor an 3. Stelle der Todesursachenstatistik. Unter den führenden pulmonalen letalen Ereignissen stehen sicherlich neben den Lungentumoren die chronischen Erkrankungen meist mit pulmonaler Hypertonie und chronischem Cor pulmonale als Endstadium im Blickpunkt des Interesses.

Die chronische pulmonale Hypertonie kann durch eine Reihe von Ursachen extrapulmonaler oder pulmonaler Genese bedingt sein. Eine ätiologische Abklärung ist für Therapieführung und Prognose der Patienten essentiell, da sich auf diese Weise diejenigen Fälle erfassen lassen, bei denen ein potentiell kurativer Therapieansatz besteht. Dies betrifft beispielsweise das Vorhofmyxom, die Mitralstenose oder ein Cor triatriatum. Alle 3 Krankheitsbilder lassen sich bei rechtzeitiger Erkennung operativ behandeln, wodurch die Entwicklung einer chronischen pulmonalen Hypertonie von vornherein verhindert werden kann.

Charakterisierung der pulmonalen Hämodynamik

Die Lungengefäße bieten in ihrer Anatomie einige Besonderheiten, die für die Bewältigung des durchströmenden Herzminutenvolumens (HZV) und die Einstellung des Strömungswiderstandes von besonderer Bedeutung sind. Früher wurde angenommen, daß das Lungengefäßbett besonders distensibel sei, weil es mit niedrigem treibendem Druck aus dem rechten Ventrikel die Förderung des HZV unter niedrigem Flußwiderstand erlaubt. Neuere Messungen haben ergeben, daß die Lungengefäße relativ rigide und weniger distensibel als die im systemischen Kreislauf sind [8]. Steigende Perfusionsvolumina werden von der Lunge offensichtlich dadurch ermöglicht, daß zunehmend nichtperfundierte Gefäße hierfür rekrutiert werden und daß eine stärkere Dilatation der schon perfundierten Gefäße additiv für die Zirkulationssteigerung verantwortlich ist.

In den oberen Partien der Lunge mit meist kollabierten Gefäßen und/oder Kompression der Venolen durch den höheren Druck in den Alveolen wird der Mechanismus der verstärkten Rekrutierung in Anspruch genommen, während in den stärker dilatierten Gefäßen in den unteren Partien der Lunge die stärkere Distension die Durchflußsteigerung bewirkt [5]. Dies bedeutet, daß für ein Absinken des pulmonalen Flußwiderstands Neurekrutierung und Distension als Mechanismen mit unterschiedlicher regionaler Ausprägung verantwortlich sind. Darüber hinaus sind die Druck-Fluß-Beziehungen in den einzelnen Abschnitten des Lungengefäßbetts nicht linear, sondern folgen einer parabolischen Form. Bei voller Exspiration oder Inspiration ist der vaskuläre Widerstand hoch, was mit der Wechselbeziehung zwischen alveolärem Luftgehalt und damit Druck oder Zug auf die perialveolären Gefäße zusammenhängt. Bei niedrigen Lungenvolumina tendieren die extraalveolären Gefäße zum Kollaps, die alveolären Gefäße werden aufgehalten. Bei zunehmenden Lungenvolumina oberhalb der funktionellen Residualkapazität werden die größeren Gefäße aufgezogen, während die kleineren Gefäße zunehmend durch die sich vergrößernden Alveolen komprimiert und ausgepreßt werden. Nur bei mittlerer Atemlage ist der Flußwiderstand am niedrigsten. Hieraus folgt, daß der alveoläre Druck eine kritische Rolle bei der Verteilung der Lungenperfusion und dementsprechend auch für den Gasaustausch spielt [10].

Zur Charakterisierung des pulmonalen Gefäßbettes und ihres hämodynamischen Verhaltens ist der Lungengefäßwiderstand besser geeignet als der Pulmonalarteriendruck, da letzterer vom Blutfluß bestimmt wird (Ohmsches Gesetz). Der Pulmonalarteriendruck kann trotz einer bedeutsamen Erhöhung des pulmonalvaskulären Widerstands fast normal sein, wenn das Herzzeitvolumen stark erniedrigt ist, was bei terminaler Herzinsuffizienz ja häufig der Fall ist. Umgekehrt kann ein signifikanter intrakardialer Links-rechts-Shunt auch bei nur leichtgradiger Erhöhung des pulmonal-vaskulären Widerstands zu einer höhergradigen pulmonalen Hypertonie führen und auf diese Weise eine schwere Schädigung der Lungenstrombahn vortäuschen.

In der klinischen Praxis hat sich die Berechnung der Resistanceratio bewährt; man versteht darunter das Verhältnis von Lungengefäßwiderstand zu systemischem Widerstand, das normalerweise weniger als 0,25 beträgt. Ein Wert von 0,25–0,50 spricht für mäßiggradige pulmonal-vaskuläre Veränderungen. Liegt die Resistanceratio über 0,75, so zeigt dies einen hochgradig abnormen Zustand des Lungengefäßbetts an.

Durch diese Quotientenbildung wird der Einfluß humoraler, neuraler und rheologischer Determinanten, die sowohl das pulmonale als auch das systemische Gefäßbett gleichgerichtet beeinflussen, eliminiert. Die Resistanceratio ist z. B. zur Beurteilung der Operabilität von kongenitalen Shuntvitien von großer Bedeutung und auch zur Evaluierung der differentiellen Wirkung eines Vasodilatators im pulmonalen und systemischen Gefäßbett nützlich.

Ursachen und Pathophysiologie der chronischen pulmonalen Hypertonie

Die chronische pulmonale Hypertonie wird in eine primäre (Ursache unbekannt) und eine sekundäre (Ursache bekannt) unterteilt.

Einteilung der chronischen pulmonalen Hypertonie

1. Primär.
2. Sekundär
    a) Störungen des pulmonal-venösen Abflusses:
    • Erhöhung des diastolischen linksventrikulären Drucks
        – myokardial bedingte Linksherzinsuffizienz,
        – Pericarditis constrictiva,
        – isolierte diastolische Funktionsstörung;

- Erhöhung des linksatrialen Drucks
  - Mitralvitien,
  - Cor triatriatum,
  - Vorhoftumor (Vorhofmyxom),
- Obstruktion der Pulmonalvenen
  - venookklusive Erkrankung,
  - Mediastinalfibrose;

b) Pulmonal-vaskuläre Widerstandserhöhung bei bekannter Grundkrankheit:
- obstruktive Lungenerkrankungen,
- restriktive Lungenerkrankungen,
- Tumorembolisierung,
- Zustand nach Lungenembolie,
- Zustand nach Lungenresektion,
- Kollagenosen mit Lungengefäß- und Parenchymbefall.

Die primäre pulmonale Hypertension stellt in der Regel eine Ausschlußdiagnose dar; auf letztere, die primär pulmonal-vaskuläre Form, wird am Schluß eingegangen.

Die klinisch wichtigste Gruppe der sekundären pulmonalen Hypertonie stellt diejenige durch Störung des pulmonal-venösen Abstromes dar, da die meisten dieser Krankheitsbilder operativ angehbar sind und hierdurch die Prognose der Patienten verbessert oder gar normalisiert werden kann. Von der Häufigkeit her sind an erster Stelle der pulmonalvenösen Abstrombehinderungen die myokardial bedingte Herzinsuffizienz, die Mitralstenose und die Pericarditis constrictiva zu nennen. Seltenere differentialdiagnostisch wichtige Ursachen stellen das Vorhofmyxom und das Cor triatriatum dar. Auch Raritäten wie etwa die Mediastinalfibrose und die pulmonale venookklusive Erkrankung sollte man in die differentialdiagnostischen Erwägungen einbeziehen.

Eine Erhöhung des pulmonalvenösen Drucks führt zunächst zu einer passiven pulmonalarteriellen Drucksteigerung ohne Erhöhung des Lungengefäßwiderstands. Etwa 30% der Patienten entwickeln bei chronischer Erhöhung des pulmonalvenösen Drucks auf über 25 mmHg eine reaktive pulmonale Hypertonie. Es ist nicht klar, durch welche Mediatoren diese pulmonalvaskuläre Widerstandserhöhung vermittelt wird. Als klassisches Beispiel sei der „pulmonale Typ" der Mitralstenose genannt. Meist liegt bei diesen Patienten eine höhergradige Mitralstenose vor, die zu einem Anstieg des linksatrialen Drucks über 25 mmHg führt. Die damit verbundene pulmonalvenöse Druckerhöhung führt zu einer reaktiven pulmonalen Hypertonie. Diese beiden Faktoren – Mitralstenose und pulmonalvaskuläre Widerstandserhöhung – haben eine ausgeprägte Druckbelastung und Dilatation des rechten Ventrikels zur Folge. Erschwerend kommt hinzu, daß der rechte Ventrikel bei rheumatischer Mitralklappenstenose fast immer durch eine stattgehabte rheumatische Myokarditis vorgeschädigt ist. Die reaktive pulmonale Hypertonie kann beim pulmonalen Typ der Mitralstenose, dem etwa 5% der Patienten zuzuordnen sind, durchaus krankheitsdominant werden.

Bei der myokardial bedingten Linksherzinsuffizienz werden diese exzessiven reaktiven pulmonalen Hypertonien nur selten beobachtet, da der pulmonalvenöse Druck nur selten beständig über 25 mmHg liegt und das HZV als wesentliche Determinante des Pulmonalarteriendrucks meist erniedrigt ist. Experimentelle und klinische Befunde sprechen dafür, daß eine reaktive pulmonale Hypertonie über Jahre hinweg nicht irreversibel morphologisch fixiert ist, sondern daß eine dynamisch-reversible Komponente eine wesentliche Rolle spielt. Dies zeigt sich u. a. am langsamen Abfall des Pulmonalarteriendrucks nach Mitralklappenersatz. Diese Restreaktivität läßt sich bei entsprechenden Patienten auch therapeutisch nutzen, indem bei drohendem Lungenödem der Pulmonalarteriendruck durch O_2-Gabe, Vasodilatatoren (besonders Nitroglycerin) oder durch i.v.-Gabe von Diuretika rasch gesenkt werden kann, z. B. auch bei Narkose oder postoperativ.

Die 2. große Gruppe der sekundären chronischen pulmonalen Hypertonien umfaßt diejenigen Krankheitsbilder, bei denen es aufgrund einer autochtonen Lungenerkrankung zu einer pulmonal-vaskulären Widerstandserhöhung kommt. Die damit verbundene Druckbelastung des rechten Ventrikels führt zum chronischen Cor pulmonale. In diese Rubrik fallen eine große Zahl von Krankheitsbildern: die obstruktiven und restriktiven Lungenerkrankungen, die tumorbedingte Mikroembolisierung des Pulmonalgefäßbetts, die besonders häufig bei Adenokarzinomen beobachtet wird, der Zustand nach Lungenresektion, der Zustand nach Lungenembolie sowie die Kollagenosen, welche mit einem Lungengefäß- oder Lungenparenchymbefall einhergehen. Die pulmonale Hypertonie beim Pickwick-Syndrom, zu der es infolge einer pulmonalen Vasokonstriktion aufgrund einer Hypoxie und einer Azidose kommen kann, ist lange bekannt. Dieses Krankheitsbild ist in abgeschwächter Form bei Patienten mit obstruktivem Schlafapnoesyndrom wesentlich häufiger, als noch vor einigen Jahren angenommen wurde, und steht derzeit im Mittelpunkt des wissenschaftlichen Interesses.

Eine Lungenerkrankung kann über verschiedene Mechanismen zu einer pulmonalen Hypertonie führen (Abb. 1). Beispielhaft kann dies an der chronisch-obstruktiven Atemwegserkrankung erläutert werden. Nach heutigem Verständnis kommt es bei dieser Erkrankung zu einer hypoxisch bedingten Vasokonstriktion der pulmonalen Widerstandsgefäße, wobei eine Azidose die Vasokonstriktion verstärkt. Azidose und Hypoxie wirken synergistisch. Diese Widerstandserhöhung wird in der Folgezeit durch eine Mediahypertrophie der pulmonalen Widertandsgefäße morphologisch fixiert. Der 2. Mechanismus – der durch die Grundkrankheit bedingte Verlust an Lungengefäßbett – ist bei der chronisch-obstruktiven Atemwegserkrankung wohl nur von untergeordneter Bedeutung, da zwischen dem Ausmaß der Alveolardestruktion und dem pulmonalarteriellen Druckniveau keine enge Korrelation besteht. Zusätzlich bewirkt die Hypoxie eine Dysfunktion anderer Organe, u. a. des rechten und linken Ventrikels, und trägt über eine sich entwickelnde Polyglobuline und Hyperviskosität zusätzlich zur pulmonalen Hypertonie bei. Die Folge der chronischen Rechtsherzbe- und -überlastung ist dann der Tod an Rechtsherzversagen.

Restriktive Lungenerkrankungen – wie etwa die idiopathische Lungenfibrose, die Sarkoidose oder der Zustand nach Lungenresektion – können einmal infolge eines Lungenparenchymverlustes zu einer pulmonalen Hypertonie mit Entwicklung eines Cor pulmonale führen. Zum anderen sind häufig auch die Gefäße in den noch verbleibenden Lungenarealen pathologisch verändert. Insbesondere die Kollagenosen – wie etwa das Raynaud-Syndrom, die rheumatoide Arthritis und die Dermatomyositis – können über einen Lungengefäßbefall im Sinne einer Vaskulitis zu einer pulmonalen Hypertonie führen, die jedoch im Vergleich zu den anderen Organmanifestationen klinisch meist von untergeordneter Bedeutung ist. Eine Ausnahme stellen

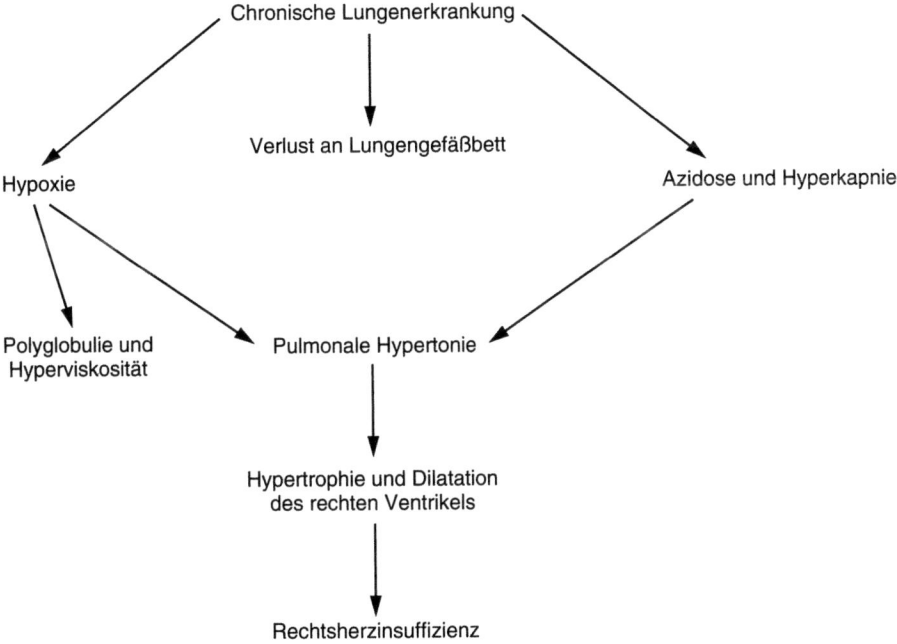

Abb. 1. Pathogenese des Cor pulmonale. (Mod. nach [15])

jedoch die schweren pulmonalen Hypertonien im Rahmen eines Takayasu-Syndroms oder einer progressiven systemischen Sklerose dar, die krankheitsdominant werden können, klinisch kaum von einer primären pulmonalen Hypertonie zu unterscheiden sind und schlecht auf Kortikoide ansprechen. Auch der systemische Lupus erythematodes ist hier zu nennen, der neben der akuten Lupuspneumonitis und der Lungenfibrose auch zu einer akuten Thrombosierung des Pulmonalgefäßbetts mit der Folge einer schweren pulmonalen Hypertonie führen kann.

Eine zahlenmäßig heute seltene, für den einzelnen Patienten jedoch bedeutsame Form der chronischen pulmonalen Hypertonie stellt das Eisenmenger-Syndrom dar. Man versteht darunter die Entwicklung einer pulmonalen Hypertonie bei Patienten mit kongenitalen Shuntvitien aufgrund einer Erhöhung des pulmonal-vaskulären Widerstands auf systemische Werte, so daß es zu einer Umkehr des Nettoshunts oder zumindest zu einem bidirektionalen Shunt kommt. Es ist wichtig zu wissen, daß das Auftreten einer zentralen Zyanose bei diesen Patienten nicht gleichbedeutend mit dem Vorliegen eines Eisenmenger-Syndroms ist, denn zu einer zentralen Zyanose kann es auch infolge eines Rechts-links-Shunts bei bidirektionalem Shunt kommen, wenn der Links-rechts-Shunt noch weit überwiegt, mithin ein Netto-links-rechts-Shunt besteht. Bevor ein derartiger Patient als inoperabel erklärt wird, ist durch eine Herzkatheteruntersuchung der systemische und der pulmonalvaskuläre Widerstand zu bestimmen. Entscheidend für die Operabilität ist nicht das Verhältnis zwischen systemischem und pulmonalarteriellem Druck, sondern das Verhältnis der beiden Strömungswiderstände. Beträgt der pulmonalvaskuläre Widerstand mehr als 50% des systemischen Widerstands, so wird der Shuntverschluß zunehmend riskant. Hat

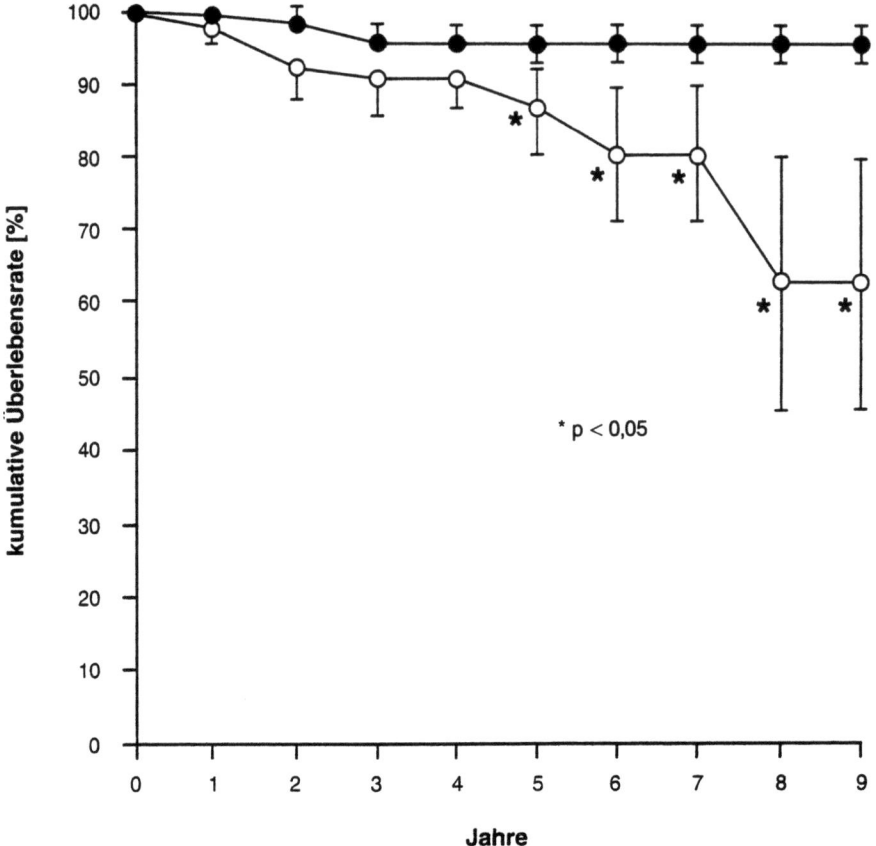

Abb. 2. Prognose von Patienten mit Schlafapnoesyndrom. Kumulative Überlebensrate unbehandelter Patienten mit einem Apnoeindex < 20/h (*volle Kreise*) sowie von > 20/h (offene Kreise). (Mod. nach [9])

der pulmonal-vaskuläre Gefäßwiderstand den systemischen Gefäßwiderstand erreicht oder gar überschritten, so ist eine kardiochirurgische Intervention absolut kontraindiziert.

Eine weitere Form einer zunächst funktionellen pulmonalen Hypertonie kommt bei dem Krankheitsbild des Schlafapnoesyndroms (SAS) vor. Durch bessere Erkennung und wesentliche epidemiologische und prognostische Studien ist besonders die obstruktive Form des SAS in den Mittelpunkt des Interesses gerückt. Die Prävalenz ist relativ hoch, es wird geschätzt, daß etwa 1 % der Bevölkerung bzw. bis zu 10% der Männer betroffen sind [18]. In der BRD dürften etwa 1 Mio. Patienten als manifest erkrankt anzusehen und mindestens 200 000 Männer durch eine schlafbezogene komplette oder partielle Obstruktion der oberen Atemwege akut gefährdet sein [4]. Bei Frauen kommt das SAS 10mal seltener als bei Männern vor und wird meist erst nach der Menopause manifest. Die Lebenserwartung ist besonders bei ausgeprägten Formen mit einem Apnoeindex von über 20 deutlich eingeschränkt (Abb. 2, nach [9]).

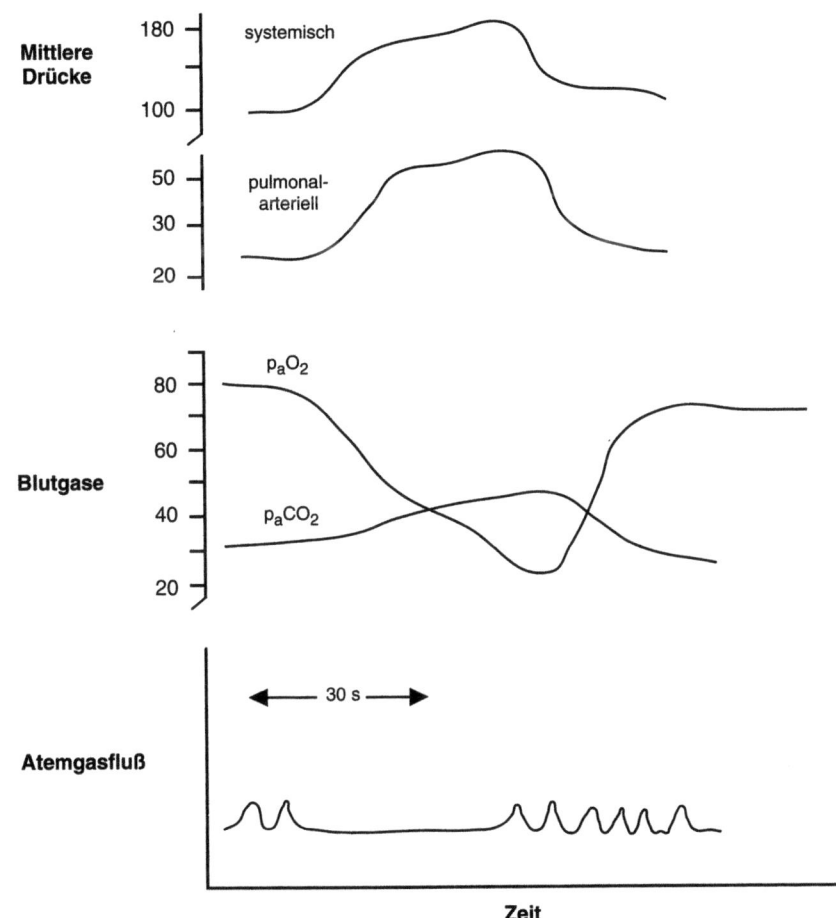

Abb. 3. Schematische Darstellung von mittlerem systemarteriellem Druck, mittlerem Pulmonalarteriendruck und Blutgasen während und nach einer Apnoeperiode. Bei Sistieren des Atemgasflusses fällt der arterielle pO_2 ziemlich rasch und deutlich ab, während der arterielle pCO_2 relativ weniger stark ansteigt. Diese Kombination von Hypoxie und Hyperkapnie ist wohl verantwortlich für den Anstieg des systemischen und pulmonalarteriellen Drucks, das Druckniveau bleibt nach Ende der Apnoephase kurzfristig geringfügig erhöht. (Mod. nach [17])

Das SAS ist durch rezidivierende Atemstillstände von mehr als 10 s Dauer und einer Häufigkeit von über 10mal/h gekennzeichnet (Apnoeindex > 10/h), die mit z. T. sehr ausgeprägten O_2-Entsättigungen des arteriellen Bluts, zyklischen Variationen der Herzfrequenz und ggf. Herzrhythmusstörungen, Druckerhöhungen im kleinen Kreislauf (Abb. 3, [10, 13]), unruhigem Schlaf mit gestörter Schlafarchitektur und häufigen Weckreaktionen einhergehen. Die Leitsymptome des SAS sind Tagesmüdigkeit mit erhöhter Einschlafneigung, Schlafstörungen und Schnarchen. Häufige Symptome stellen die genannten nächtlichen Atempausen, unruhiger Schlaf, Verringerung der Intelligenzleistung, Persönlichkeitsveränderungen, morgendlicher Kopfschmerz, Neigung zu depressiven Verstimmungszuständen und Gereiztheit dar.

Mit dem SAS können häufiger eine arterielle Hypertonie, eine Kardiomyopathie, Übergewicht und Herzrhythmusstörungen verknüpft sein. Patienten mit SAS weisen in 60–70% der Fälle ein deutliches Übergewicht auf, 33–72% der Patienten leiden an einer arteriellen Hypertonie, und umgekehrt haben 26–42% der Hypertoniker ein SAS [18].

Die Diagnostik sollte in einem Stufenplan erfolgen, da die ausschlaggebende Diagnostik im Schlaflabor sehr aufwendig ist und deswegen nicht primär bei jedem Patienten mit Verdacht auf SAS eingesetzt werden kann.

Stufendiagnostik nächtlicher Atmungs- und Kreislaufregulationsstörungen
(Empfehlungen der Deutschen Gesellschaft für Pneumologie)

Stufe 1:
- Anamnese
- klinische (körperliche) Untersuchung;

Stufe 2: Untersuchungen zur Ermittlung von Funktionsstörungen der Atmungs- und Kreislaufregulation
- Lungenfunktionsprüfung,
- arterielle Blutgasanalyse,
- Röntgen (Thorax, Nasennebenhöhlen),
- Ruhe-EKG,
- Belastungs-EKG,
- Langzeit-EKG,
- allgemeine klinisch-chemische Untersuchungen,
- Chemosensibilität der Atemregulation (Hyperkapnie- und Hypoxietest),
- Rhinomanometrie,
- Schilddrüsendiagnostik;

Stufe 3: Untersuchungen zur Funktionsdiagnostik während der Nacht
a) ambulante Untersuchungsmethoden:
- Atemstillstände (Häufigkeit, Dauer),
- Abfälle der O_2-Sättigung (Häufigkeit, Ausmaß),
- Schnarchanalyse (Häufigkeit, Intensität),

b) stationäre Polysomnographie:
- Schlaftiefe (NREM-, REM-Schlafanteile),
- Gesamtschlafzeit,
- Schlaffragmentierung,
- Atemfluß,
- Atemanstrengung (Thorax- und Abdomenexkursionen),
- O_2-Sättigung oder O_2-Partialdruck im arteriellen Blut,
- EKG,
- Position und Bewegung,
- Schallmessung (Schnarchgeräusche).

In der 1. Stufe erfolgen eine gezielte Anamnese, möglichst anhand spezieller Fragebögen, und eine gründliche körperliche Untersuchung. In der 2. Stufe werden gezielt mögliche Störungen der Atem- und Herz-Kreislauf-Funktion mittels Labortests erfaßt (Lungenfunktion, Blutgasanalyse, Röntgenbild von Thorax und Nasennebenhöhlen, Ruhe- und Langzeit-EKG, allgemeiner Laborstatus, Hyperkapnie- und Hypoxietest, Rhinomanometrie und Schilddrüsendiagnostik). In der 3. Stufe erfolgt dann die spezifische nächtliche Untersuchung im Schlaflabor (Polysomnographie). Letztere dient besonders der Sicherung von Diagnose und Schweregrad sowie der Therapieeinstellung. Die obstruktive Form des SAS, die in fast 85% der Fälle zu erwarten ist, läßt sich sehr effektiv mit einer nasalen kontinuierlichen Überdruckbeatmung behandeln, für die zentralen Formen kommen atemstimulierende Medikamente in Frage, deren Langzeiteffekt aber unsicher und umstritten ist. Nur in besonderen Fällen kommen operative Verfahren wie die Uvulo-Velo-Palato-Pharyngoplastik (UVPP) zur Anwendung, die teilweise sehr eingreifend und irreversibel sind und häufig nicht mit einer deutlichen Besserung des SAS einhergehen [18].

Primäre pulmonale Hypertonie

Läßt sich keine Ursache für die pulmonale Hypertonie finden, so liegt eine primäre pulmonale Hypertonie vor. Diese Diagnose sollte nur nach sorgfältigem Ausschluß einer anderen Ursache gestellt werden, wobei die differentialdiagnostische Abgrenzung gegen die pulmonale Hypertonie infolge rezidivierender Lungenembolien, die klinisch inapparent verlaufen können, intra vitam sehr schwierig sein kann. Pathologisch-anatomische Untersuchungen legen den Schluß nahe, daß etwa 50% der intra vitam als primäre pulmonale Hypertonie klassifizierten Formen post festum doch auf ein thromboembolisches Geschehen zurückzuführen sind. Bei diesen Patienten sind in den Pulmonalarterienästen Thromben verschiedenen Alters und unterschiedlicher Größe nachweisbar. Im Gegensatz dazu zeigen die Pulmonalgefäße bei primärer pulmonaler Hypertonie eine Intimafibrose, Mediahypertrophie, fibrinoide Nekrosen und plexiforme Läsionen, die der erfahrene Lungenpathologe von den morphologischen Veränderungen bei thromboembolischer pulmonaler Hypertonie abgrenzen kann. Bei thromboembolischer pulmonaler Hypertonie werden weder plexiforme Läsionen noch fibrinoide Nekrosen gesehen.

Es handelt sich bei der primären pulmonalen Hypertonie um ein seltenes Krankheitsbild; Frauen sind häufiger betroffen als Männer. Differentialdiagnostisch müssen eine Reihe sekundärer Ursachen bedacht werden:

Differentialdiagnose der primären pulmonalen Hypertonie
- rezidivierende Lungenembolien,
- Appetitzügler
  - Aminorexfumarat (Menocil®),
  - Fenfluramin (Ponderax®),
- Kollagenosen
  - systemischer Lupus erythematodes,
  - systemische Sklerose,
- Lungenparenchymerkrankungen,
- Eisenmenger-Syndrom
  - Vorhofseptumdefekt,
  - Ventrikelseptumdefekt,
  - offener Ductus arteriosus Botalli,
  - aortopulmonales Fenster.

Es ist allgemein bekannt, daß der vom Markt genommene Appetitzügler Aminorex (Menocil®) in vielen Fällen zu einer pulmonalen Hypertonie geführt hat. Weniger bekannt ist, daß auch der noch im Handel befindliche Appetitzügler Fenfluramin (Ponderax®) eine reversible oder irreversible pulmonale Hypertonie zur Folge haben kann. Wir konnten kürzlich einen derartigen Fall einer fenfluramininduzierten reversiblen pulmonalen Hypertonie dokumentieren. Aus diesem Grund sollte man nach wie vor bei allen Fällen einer scheinbar primären pulmonalen Hypertonie eine genaue Medikamentenanamnese erheben. Darüber hinaus ist eine Kollagenose auszuschließen, wobei zwischen primärer pulmonaler Hypertonie und der systemischen Sklerose offenbar eine Überlappung besteht, da viele Patienten mit primärer pulmonaler Hypertonie anamnestisch eine Raynaud-Symptomatik angeben. Eine Lungenparenchymerkrankung läßt sich in der Regel klinisch, lungenfunktionsanalytisch und radiologisch ohne Schwierigkeiten ausschließen. Schwierigkeiten kann die klinische Abgrenzung zu einem Eisenmenger-Syndrom bei Ventrikelseptumdefekt, einem offenen Ductus Botalli oder einem aortopulmonalen Fenster bereiten, da infolge des Druckangleichs auskultatorisch oft kein Geräusch mehr nachweisbar ist.

Diagnostik bei pulmonaler Hypertonie

Die Diagnostik der Grundkrankheit stützt sich auf Anamnese, klinische Untersuchung, EKG, Röntgenthorax, Echokardiographie, Lungenfunktion und additiv auf Bronchoskopie mit Biopsie sowie den Mikro- und Makroherzkatheter.

Diagnostik bei der chronischen pulmonalen Hypertonie

- Anamnese,
- klinischer Befund (körperliche Untersuchung),
- EKG (Ruhe, Belastung),
- Röntgenthorax
  - Herzgröße und -konfiguration,
  - Lungenperfusion,
  - Lungenparenchym,
- Echokardiogramm (transthorakal, transösophageal),
  - Anatomie von Herz und Gefäßen,
  - Flußverhalten im Herzen (evtl. Shunts, Herzklappenfehler),
  - Abschätzung des pulmonalarteriellen systolischen Drucks (über eine Trikuspidalklappeninsuffizienz),
- Lungenfunktion (ohne und mit Provokation),
- Bronchoskopie ohne oder mit Biopsie,
- Lungenszintigraphie (Perfusion, Ventilation),
- Herzkatheter (Mikrokatheter, Makrokatheter mit Angiographie),

Für die Patienten mit druckpassiver pulmonaler Hypertonie aufgrund eines beeinträchtigten pulmonalvenösen Abflusses wird die kardiologische Basisdiagnostik – Anamnese, Klinik, Echokardiographie plus Dopplersonographie und Röntgenthorax – in aller Regel zur ätiologischen Klärung führen. Die Indikation zur invasiven Abklärung läßt sich in Abhängigkeit von den nichtinvasiven Untersuchungsergebnissen meist ohne Probleme stellen. Die Dopplerechokardiographie ermöglicht über die bei höhergradiger pulmonaler Hypertonie fast stets vorliegende Trikuspidalklappeninsuffizienz eine nichtinvasive Abschätzung des pulmonalarteriellen Druckniveaus. Mit Hilfe der transthorakalen Echokardiographie, die in manchen Fällen durch die transösophageale Technik zu ergänzen ist, gelingt in fast allen Fällen die Prima-vista-Diagnose der auskultatorisch stummen Mitraklappenstenose, des Vorhoftumors und des Cor triatriatum.

Einschränkend ist zur Echokardiographie zu sagen, daß eine normale systolische Pumpfunktion des linken Ventrikels eine Erhöhung der linksventrikulären Füllungsdrücke und eine hierdurch bedingte passive pulmonale Hypertonie keinesfalls ausschließt. Diagnostische Probleme kann die seltene venookklusive Erkrankung machen, für die die Trias „pulmonale Hypertonie, normaler Pulmonalkapillardruck und radiologische Zeichen der Lungenstauung" charakteristisch sind. Diese Konstellation wird jedoch nur in etwa 50% der Fälle gefunden. Eine sichere differentialdiagnostische Abgrenzung zur primären pulmonalen Hypertonie ist nur durch offene Lungenbiopsie möglich. Da dieses Krankheitsbild eine ausgesprochene Rarität ist – bis 1981 wurden nur 34 Fälle beschrieben, wir selbst konnten einen Fall beobachten –, soll hierauf nicht weiter eingegangen werden.

Sekundäre Lungenerkrankungen wie obstruktive oder restriktive Krankheitsbilder lassen sich radiologisch, lungenfunktionsanalytisch und ggf. bronchoskopisch in Verbindung mit einer Biopsie und histologischer Aufarbeitung in aller Regel abklären. Ergänzend können Ventilations- und Perfusionsszintigraphie zur Aufdeckung thromboembolischer Veränderungen des Lungenkreislaufs eingesetzt werden. Ergänzend werden gezielt bestimmte Labortests herangezogen, um systemische Krankheiten mit zusätzlichem Befall der Lungen zu diagnostizieren.

Die Erkennung und Behandlung von Patienten mit Schlafapnoesyndrom stellt besondere Anforderungen an den Arzt und und dessen diagnostische Möglichkeiten hinsichtlich Breite und Spektrum auslösender und assoziierter internistischer oder anderer Krankheitsbilder. Die Deutsche Gesellschaft für Pneumologie hat Empfehlungen hinsichtlich der Diagnostik nächtlicher Atmungs- und Kreislaufregulationsstörungen herausgegeben [18], die in der Übersicht auf S. 228 aufgelistet sind.

Die subjektiven Auswirkungen einer pulmonalen Hypertonie auf den Patienten sind relativ uniform. Klinisch steht eine Belastungsdyspnoe im Vordergrund, die schleichend einsetzt und progredient verläuft. Bei manchen Patienten besteht eine typische Angina pectoris. In der Anamnese werden nicht selten belastungsinduzierte Synkopen angegeben. Der normale rechte Ventrikel, dem ein normales Lungengefäßbett nachgeschaltet ist, kann einen systolischen Druck von lediglich 50 mmHg aufbringen. Eine höhere Druckbelastung führt in der Regel zum akuten Rechtsherzversagen. Bei länger bestehender Druckbelastung hypertrophiert der rechte Ventrikel und kann einen systolischen Druck von 100 mmHg aufbringen. Dies gilt allerdings nur für den nichtgeschädigten rechten Ventrikel. Ist das rechtsventrikuläre Myokard infolge einer Ischämie oder einer stattgehabten rheumatischen Myokarditis in seiner Kontraktionskraft beeinträchtigt, so können derartig hohe Drücke nicht aufgebracht werden; bei einer vorgegebenen pulmonal-vaskulären Widerstandserhöhung muß das HZV nach dem Ohmschen Gesetz erniedrigt sein. Im fortgeschrittenen Stadium kann die Dilatation des rechten Ventrikels insbesondere bei Hinzutreten einer hämodynamisch bedeutsamen Trikuspidalinsuffizienz gigantische Ausmaße annehmen, das Septum interventriculare gehört funktionell zum linken Ventrikel; die Septumbewegung ist paradox. Echokardiographisch hat man den Eindruck, daß der linke Ventrikel dem rechten wie ein kleiner Appendix aufsitzt.

Bei ansteigender Belastung kommt es charakteristischerweise zu einem progredienten Abfall des arteriellen O_2-Partialdrucks. Hierfür sind wahrscheinlich mehrere Mechanismen verantwortlich. Eine zentrale Rolle spielt wahrscheinlich ein „funktioneller Diffusionsdefekt". Infolge des Verlustes an Lungenkapillaren müssen die Erythrozyten die verbleibenden Kapillaren und somit die alveolokapillären Kontaktflächen in immer kürzerer Zeit passieren, so daß die Kontaktzeit für eine Äquilibrierung zwischen Alveolarluft und Erythrozyten, für die mindestens 300 ms erforderlich sind, schließlich nicht mehr ausreicht. Mit einer Hypoxie in Ruhe ist erst dann zu rechnen, wenn das pulmonale Gefäßbett auf weniger als 1/3 der ursprünglichen Größe reduziert ist. Eine weniger ausgeprägte Verminderung wird erst unter Belastung zu einer progredienten Hypoxie führen. Bei Patienten mit einem offenen Foramen ovale kann es darüber hinaus unter Belastung bei Anstieg des rechtsatrialen Drucks zu einem Rechts-links-Shunt auf Vorhofebene kommen, der die Hypoxie erheblich verstärken kann. Schließlich führt die Obliteration eines Lungengefäßes auch zu einer Bronchokonstriktion. Dieser an sich sinnvolle vaskulobronchioläre Reflex ist nicht exakt auf die dem okkludierten Pulmonalgefäß zugehörigen Alveolarbezirke begrenzt, so daß es auch zu einer Minderventilation noch relativ gut perfundierter benachbarter Lungenareale mit der Folge einer Ventilations-Perfusions-Verteilungsstörung kommt.

Prognose der chronischen pulmonalen Hypertonie

Von entscheidender Bedeutung sind die Auswirkungen einer chronischen pulmonalen Hypertonie auf die Prognose der Patienten. Bei einer fortgeschrittenen chronisch-obstruktiven Lungenerkrankung, die häufig mit einer pulmonalen Hypertonie einhergeht, hängt die Prognose von der Höhe des mittleren Pulmonalarteriendrucks ab (Abb. 4). Bei einem mittleren Pulmonalarteriendruck von unter 25 mm Hg lag in dieser Studie von Bishop die Fünfjahresüberlebensrate bei knapp 90 %, während bei einem mittleren Pulmonalarteriendruck von 45 mm Hg die Fünfjahresüberlebensrate unter 10 % lag, entsprechend in etwa der Überlebenswahrscheinlichkeit eines Patienten mit einem kleinzelligen Bronchialkarzinom im Stadium III b. Die Prognose der primären pulmonalen Hypertonie ist bei einer Fünfjahresüberlebensrate von 21 % ebenfalls schlecht. In einer Studie der Mayo-Klinik verstarben 62 % der Patienten an Rechtsherzversagen, jeweils 7 % an Pneumonie und plötzlichem Herztod, in etwa 5 % der Fälle trat der Tod in engem zeitlichem Zusammenhang mit einer diagnostischen Herzkathereruntersuchung auf.

Therapie der chronischen pulmonalen Hypertonie

Eine kausale Therapie ist nur dann möglich, wenn sich der zur pulmonalen Hypertonie führende Zustand medikamentös, physikalisch oder operativ beseitigen läßt. Dies trifft in erster Linie für Patienten mit kardialer Grunderkrankung zu,

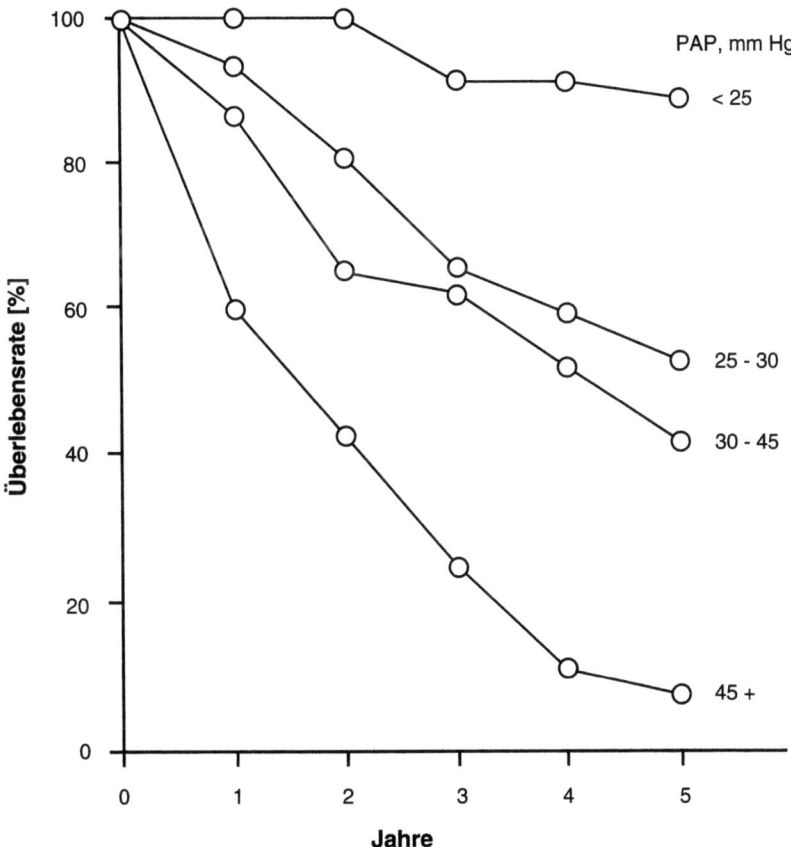

Abb. 4. Prognose von Patienten mit chronischer Bronchitis über einen Fünfjahreszeitraum in Korrelation zum Ausgangswert des mittleren Pulmonalarteriendrucks. (Mod. nach [2])

beispielsweise die Korrektur eines Shuntvitiums, einer auskultatorisch stummen Mitralstenose oder eines Cor triatriatum. Auch die erfolgreiche medikamentöse Therapie einer Linksherzinsuffizienz führt zur Reduktion des pulmonalarteriellen Druckniveaus.

Die hypoxisch bedingte funktionelle pulmonale Hypertonie bei obstruktiven Schlafapnoesyndrom (s. Abb. 3) wird dann nicht mehr auftreten, wenn die Obstruktion beseitigt wird. Letzteres ist sehr elegant durch eine nächtliche, an die spezielle Atmungssituation des Patienten angepaßte und in der Einstellungsphase im Schlaflabor überwachte Überdruckatmung (CPAP, BIPAP) zu erreichen (Abb. 5).

Bei der obstruktiven und restriktiven Lungenerkrankung sowie bei Kollagenosen stellt die pulmonale Hypertonie eine „Begleiterscheinung" dar, die keiner spezifischen kausalen Therapie zugängig ist. Die Behandlung richtet sich nach der zugrundeliegenden Lungenerkrankung, die darauf abzielen muß, einen weiteren funktionellen Lungenparenchymverlust zu verhindern.

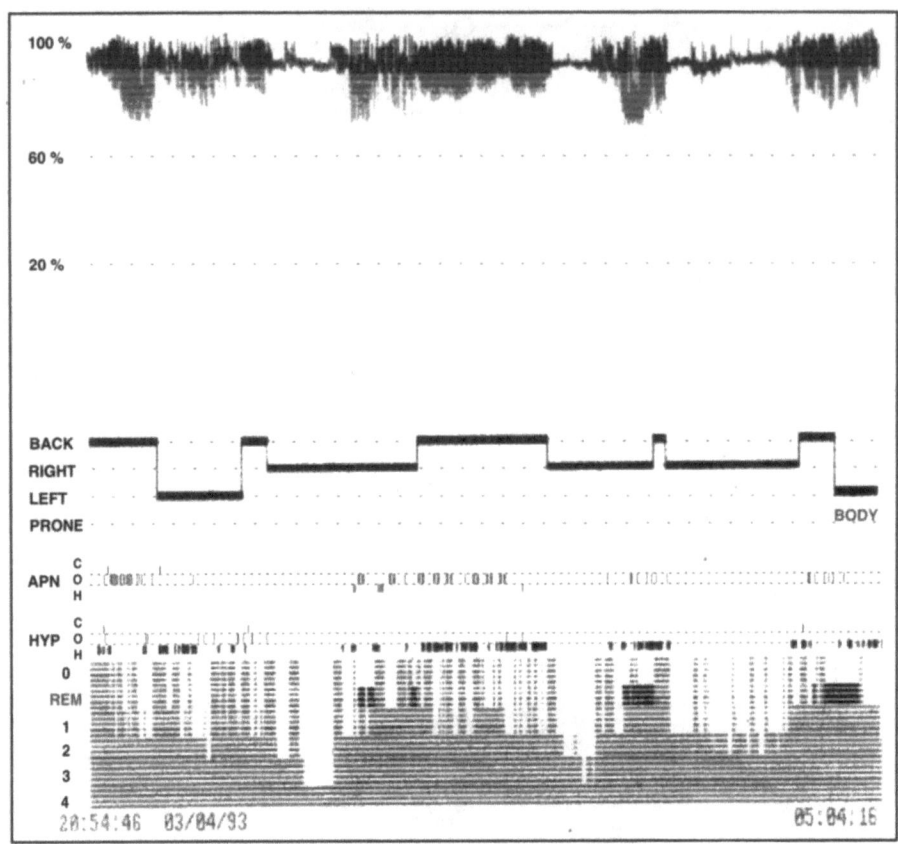

a   Baseline-Intervall = 15 min, O_2-Desaturation = 4 %

Abb. 5a. Polysomnographische Registierung bei einem Patienten mit schwerem obstruktivem Schlafapnoesyndrom im Schlaflabor (2. Diagnostiknacht). Dargestellt sind der Verlauf der arteriellen O_2-Sättigung (*Kanal 1, oben*), Körperlage (*Kanal 2*), Diagramm der Häufigkeit respiratorischer Ereignisse (Apnoen, Hypopnoen; *Kanal 3* und *4*) sowie das Hypnogramm mit den Schlafstadien (*unterster Kanal*). Beachte die langdauernden repetitiv auftretenden Phasen von O_2-Entsättigungen mit konsekutiver Schlaffragmentierung und geringem REM-Schlafanteil vor Therapie. **b** Registrierung derselben Parameter wie in **a** bei demselben Patienten unter einer nächtlichen BIPAP-Therapie (nasale Überdruckatmung mit atemlagevariablem höherem in- als exspiratorischem Druckniveau). Nach Ermittlung des therapeutisch effizienten Atemdrucks (hier IPAP 11 cm H_2O, EPAP 7 cm H_2O) nahezu vollständige Normalisierung der O_2-Sättigung und komplette Elimination obstruktiver respiratorischer Ereignisse. Eindrucksvolle Normalisierung der Schlafstruktur: 4 Schlafzyklen mit langen REM-Schlafphasen. Bei diesem Patienten war eine konventionelle Überdruckatmungsbehandlung mit CPAP (konstanter in- und exspiratorischer Überdruck) wegen einer exspiratorischen Druckintoleranz nicht durchführbar, die BIPAP-Therapie wurde problemlos toleriert.

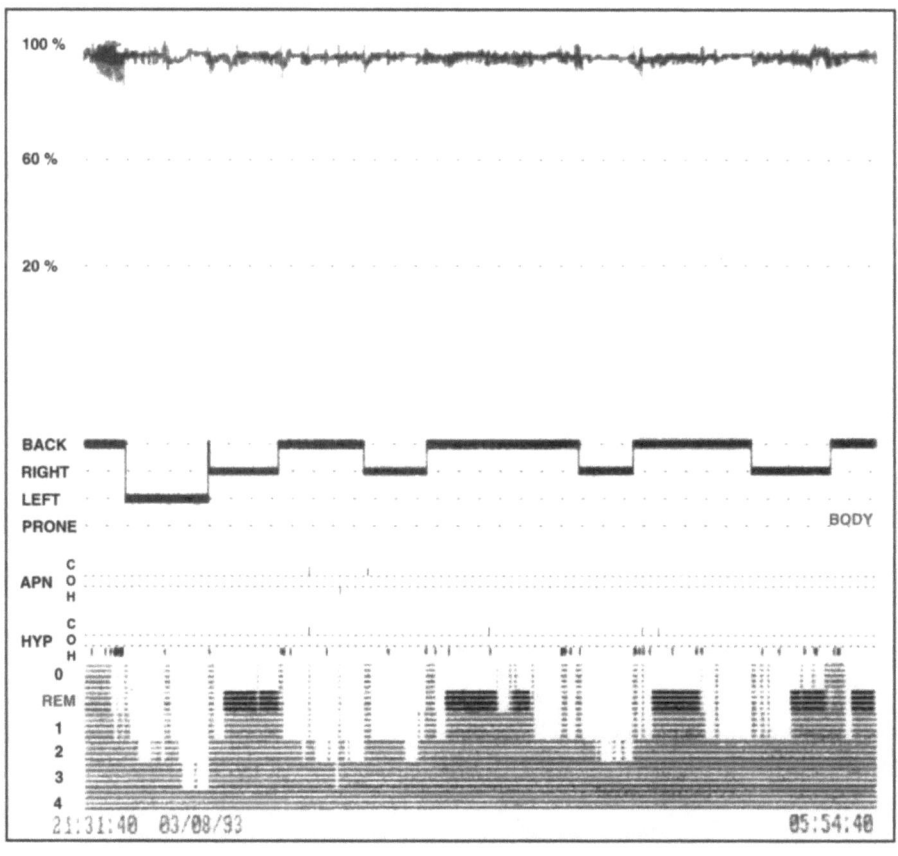

b

Baseline-Intervall = 15 min, O_2-Desaturation = 4 %

Abb. 5 b

Prinzipien der Therapie der chronischen pulmonalen Hypertonie – Cor pulmonale:

- körperliche Schonung;
- Behandlung der pulmonalen Grunderkrankung
  - Bronchodilatation,
  - Kortikosteroide,
  - Sekretolytika,
  - physikalische Therapie;
- Herzinsuffizienztherapie
  - Diuretika (Saluretika, Aldosteronantagonisten),
  - Digitalis;
- nasale O_2-Langzeittherapie;
- Vasodilatatoren („pulmonale")
  - Kalziumantagonisten (Nifedipin),
  - Nitrate,
  - Theophyllin;

- Antikoagulanzien;
- Herz-Lungen-Transplantation
  (isolierte ein- oder doppelseitige Lungentransplantation).

Diuretika sind bei manifester Rechtsherzinsuffizienz indiziert, wobei Aldosteronantagonisten nach unserer Erfahrung besonders wirksam sind. Schleifendiuretika sollten zurückhaltend eingesetzt werden, da der dekompensierte rechte Ventrikel eine zu rasche Senkung der Vorlast oft schlecht verträgt. Die Digitalistoxizität ist bei Vorliegen einer Hypoxämie gesteigert, jedoch kann in den meisten Fällen auf eine adaptierte Digitalisierung nicht verzichtet werden. ACE-Hemmer sind bei Rechtsherzinsuffizienz in der Regel nicht wirksam.

Die einzige lebensverlängernde Maßnahme stellt die O_2-Langzeittherapie besonders bei chronisch-obstruktiven Lungenerkrankungen und chronischem Cor pulmonale und Hypoxie dar. Dies konnte in 2 großangelegten Studien des britischen Medical Research Council und des amerikanischen National Heart Lung and Blood Institute gezeigt werden [6]. In der britischen Studie wurde eine 15stündige O_2-Gabe mit einer Kontrollgruppe verglichen, die keinen Sauerstoff erhielt. Die amerikanische Studie verglich eine nächtliche 12stündige O_2-Gabe mit einer Langzeitinsufflation von mindestens 18 h pro Tag (Abb. 6). Die Ergebnisse sind klar: eine nächtliche O_2-Behandlung ist besser als keine O_2-Gabe, und eine längerdauernde O_2-Gabe ist besser als nur eine nächtliche Anwendung. Die O_2-Langzeittherapie führt zu einer dramatischen Verbesserung der Prognose.

Die Vermutung, daß die O_2-Therapie über die Reduktion des Pulmonalarteriendrucks zu der Prognoseverbesserung führte, läßt sich aus den Daten der beiden Studien nicht verifizieren, da die entsprechenden Drücke in den beiden Gruppen annähernd gleich bleiben. Die Überlebensrate korrelierte jedoch eng mit dem Ausmaß der Atemwegsobstruktion. Die Prognose dieser Patientin ist somit an den fortschreitenden pathologischen Prozeß in den Atemwegen gebunden, die hämodynamischen Veränderungen am Lungengefäßbett treten dazu in den Hintergrund und schreiten infolge der O_2-Gabe möglicherweise nicht oder zumindest langsamer fort.

Für die Indikationsstellung zur O_2-Langzeittherapie sind folgende Faktoren wesentlich. Der arterielle O_2-Partialdruck muß in der stabilen Krankheitsphase trotz bestmöglicher medikamentöser Therapie unter 55 mm Hg liegen. Durch O_2-Insufflation muß es gelingen, den O_2-Partialdruck sicher über 60 mm Hg anzuheben. Die Möglichkeit einer CO_2-Narkose muß ausgeschlossen sein. Der Patient muß motiviert sein, die O_2-Therapie mindestens 12 h pro Tag durchzuführen. Ein „Akutversuch", in dem die Reagibilität des Lungengefäßbettes auf Sauerstoff geprüft wird, ist nicht sinnvoll. Die Höhe des pulmonalarteriellen Drucks ist weder für die Indikationsstellung noch für die Therapiekontrolle von Bedeutung.

Die lebensverlängernde Wirkung war gerade bei den Patienten mit niedrigem Lungengefäßwiderstand am deutlichsten. Dies deutet darauf hin, daß die Beseitigung der hypoxischen Vasokonstriktion nicht der primäre Wirkmechanismus einer O_2-Langzeittherapie ist. Trotzdem sollte nicht verkannt werden, daß bei Patienten mit dekompensiertem Cor pulmonale, z.B. auf dem Boden einer chronisch obstruktiven Lungenerkrankung, die akute Gabe von Sauerstoff zu einem deutlichen Abfall des pulmonalarteriellen Drucks führen kann. Wenn auch dieser Effekt nach

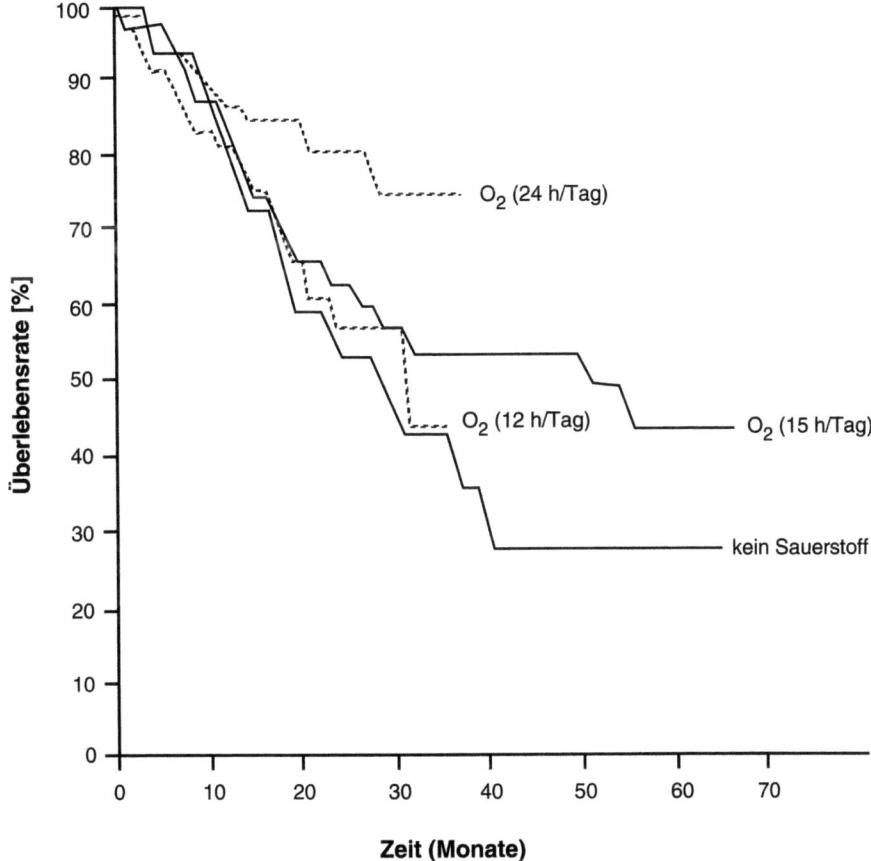

Abb. 6. Überlebenskurven von Patienten mit schwerer Hypoxämie und Cor pulmonale in Abhängigkeit von einer O$_2$-Langzeittherapie. Studie des Medical Research Council, England (*durchzogene Linie*): 15 h O$_2$-Therapie vs. keine O$_2$-Therapie; Studie des National Heart Lung Blood Institute, USA (*gestrichelte Linie*): nächtliche 12stündige O$_2$-Gabe vs. mindestens 18 h O$_2$-Insufflation pro Tag (Mod. nach [6])

Erreichen der Rekompensation sistiert, so kann man sich die drucksenkende Wirkung der O$_2$-Gabe in der Akutsituation sinnvoll zunutze machen.

Der Einsatz von „pulmonalen Vasodilatatoren" bei pulmonaler Hypertonie ist umstritten. Ein selektiver Vasodilatator, der nur auf die Pulmonalgefäße und nicht auf die systemischen Gefäße wirkt, steht nicht zur Verfügung. Vasodilatatoren wurden insbesondere bei der primären pulmonalen Hypertonie eingesetzt. Ein prognoseverbessernder Effekt konnte nicht gezeigt werden. Viele Patienten erfahren jedoch von einer Therapie mit Vasodilatatoren eine symptomatische Verbesserung, so daß ein Therapieversuch mit diesen Substanzen (Nitrate, Kalziumantagonisten, Theophyllin) indiziert ist, wobei das am besten untersuchte Nifedipin das Medikament der ersten Wahl darstellt. Bei anderen Patienten kommt es infolge der systemischen Vasodilatation zu einer Verschlechterung mit Abfall des systemischen Blutdrucks, da das Herzzeitvolumen wegen der fixierten pulmonalvaskulären

Widerstandserhöhung nicht ausreichend gesteigert werden kann. Eine Abschätzung der Wirksamkeit in der Akut- und Langzeittherapie ist dopplerechokardiographisch möglich. Eine hämodynamische Akutuntersuchung erscheint entbehrlich, da – ähnlich wie bei der Linksherzinsuffizienz – der hämodynamische Akuteffekt keine Aussage über die chronische Wirksamkeit zuläßt.

Während die pulmonale Hypertonie aufgrund rezidivierender Lungenembolien eine klare Indikation für eine orale Antikoagulation darstellt, liegen bezüglich dieser Therapieform bei primärer Hypertonie keine kontrollierten Studien vor. In einer 1984 publizierten nichtrandomisierten Studie an der Mayo-Klinik [7] zeigte sich jedoch ein signifikanter Überlebensvorteil der antikoagulierten Patienten. Ferner konnten in dieser Studie bei 57% der intra vitam als primäre pulmonale Hypertonie diagnostizierten Patienten autoptisch thromboembolische Lungengefäßveränderungen nachgewiesen werden. Aufgrund dieser Beobachtungen sollten Patienten mit primärer pulmonaler Hypertonie unseres Erachtens nach oral antikoaguliert werden.

Die Herz-Lungen-Transplantation oder die ein- oder doppelseitige Lungentransplantation stellen in Endstadien einer Lungenerkrankung eine neue probate Therapiemöglichkeit dar. Die häufigste Indikation zur einseitigen Lungentransplantation stellt z.Z. die interstitielle Lungenfibrose, die zweithäufigste Indikation das Lungenemphysem dar. Doppelseitige Lungentransplantationen werden bei diffusen terminalen interstitiellen oder alveolären Lungenprozessen durchgeführt. Herz-Lungen-Transplantationen werden am häufigsten bei pulmonal-vaskulärer Hypertonie und bei primärer oder sekundärer Hypertonie infolge angeborener Herzerkrankungen durchgeführt. Weitere Indikationen sind diffuse Lungenerkrankungen wie das schwere Lungenemphysem, die Lymphangioleiomyomatose, diffuse pulmonal arteriovenöse Fisteln und die zystische Fibrose [14]. Die Patientenselektion zur Lungentransplantation ist praktisch identisch zu der der Herztransplantation. Patienten über 60 Jahre und/oder solche, die beatmungspflichtig sind oder eine irreversible Nieren- oder Lebererkrankung oder einen insulinpflichtigen Diabetes mellitus haben, oder solche, die an einer malignen Erkrankung oder einer systemischen Erkrankung (z.B. Kollagenose) leiden, werden von einer Transplantation ausgeschlossen. Die Einjahresüberlebensrate beträgt derzeit je nach Verfahren (einseitige Lungen- bis Herz-Lungen-Transplantation) zwischen 60%–85%. Neben der akuten oder chronischen Abstoßung stellen besonders Infektionen (3mal häufiger bei Lungen- als bei reiner Herztransplantation) ein Limit dar [14] und sind die wesentliche Todesursache im Langzeitverlauf. Einen weiteren limitierenden Faktor für den Langzeitverlauf stellt die chronische obliterierende Bronchiolitis dar [1, 16], die wohl ähnlich wie die diffuse Koronarsklerose bei transplantierten Herzen eine immunologische Reaktion darstellen dürfte und deren Inzidenz 20–50% beträgt [14].

Chronische pulmonale Hypertonie: mögliche Konsequenzen für die Anästhesiologie

Patienten mit chronischer pulmonaler Hypertension (primär wie auch besonders sekundär aufgrund einer pulmonalen Grunderkrankung) können im Hinblick auf Prämedikation, Narkoseführung und postoperative Betreuung für Komplikationen besonders anfällig sein. Bei der Prämedikation kann insbesondere die Gabe von Opioiden und Sedativa wegen ihrer respiratorisch-depressiven Wirkung und konsekutiven Hypoxämie zu Problemen führen (Drucksteigerung im Lungenkreislauf, Verschlechterung der Organfunktionen besonders der Herzfunktion).

Die Allgemeinnarkose führt in der Regel intraoperativ zu einer Verschlechterung der Atemantwort auf CO_2 (Rechtsverschiebung), die bis zu 50% bei Schwellenwirkung der Anästhetika betragen kann [11], sowie auf O_2; letzteres ist aber in der Regel klinisch von untergeordneter Bedeutung. Nur bei Patienten mit Globalinsuffizienz (z. B. bei COPD) kann die verminderte Atemantwort auf den pO_2 relevant werden. Ebenso wird die mukoziliäre Clearance durch den direkten inhibitorischen Effekt der Anästhetika auf die Zilien, die anticholinerge Wirkung, den mechanischen Reiz des Tubus nach Intubation und die austrocknende Wirkung der komprimierten Gase empfindlich gestört. Zusätzlich kann die funktionelle Residualkapazität um 16%-20% unter Narkose abnehmen [11]; dieser Effekt wird auf den endexspiratorischen Tonusverlust des Zwerchfells zurückgeführt und ist bei liegender Position besonders relevant. Neben der Gefahr der dadurch bedingten Förderung regionaler Atelektasenbildung wird die alveoloarterielle O_2-Differenz erhöht, d. h. es resultiert eine Hypoxämie. Diese Tendenz der Hypoxämie wird verstärkt durch die zu erwartende Verschlechterung des Ventilations-Perfusions-Verhältnisses unter Vollnarkose [3]. Hinzu kommt, daß der ventilatorische Totraum um bis das Doppelte zunehmen kann (normal: Totraumvolumen/Atemzugvolumen 0,3, unter Vollnarkose 0,5–0,6, [12]). Die genannten Effekte führen in der Tendenz zu einer Hyperkapnie und Hypoxämie, denen es durch entsprechende Maßnahmen zu begegnen gilt. Letzteres gilt insbesondere für Patienten mit chronischer pulmonaler Hypertonie.

Postoperativ können Probleme der Sputumretention, der Bronchokonstriktion bei Intubation bzw. nach Ziehen des Tubus (besonders bei Patienten mit COPD), der respiratorischen Insuffizienz und der Atelektasenbildung und solche infolge von Bronchopneumonien auftreten. In der Akutsituation sollte man sich der Spezifika der Patienten mit chronischer pulmonaler Hypertonie erinnern, wie sie oben im Hinblick auch auf die Akuttherapie und die Beeinflussung der pulmonalen Hypertonie beschrieben sind. Neben einer möglichst optimalen Oxygenierung durch künstliche oder spontane Ventilation sowie der Atelektase- und Infektionsprophylaxe muß das Hauptaugenmerk auf die kardiale Pumpfunktion (drohende Rechtsherzinsuffizienz, Verschlechterung der pulmonalen Hypertension mit allen negativen Folgen, Linksherzdekompensation wegen Hypoxämie) gerichtet sein. Patienten mit Schlafapnoesyndrom können einerseits leicht der präoperativen Diagnostik entgehen, andererseits aber besonders postoperativ durch Aggravation ihrer Symptomatik (Zunahme der Zahl und des Schweregrades der Apnoephasen) Probleme bereiten, die relativ leicht durch eine supportive und angepaßte nächtliche Beatmung (CPAP, BIPAP) behoben werden können.

Neben der adäquaten und prompten Therapie einer sich entwickelnden Herzinsuffizienz sollte man sich der oben geschilderten Erfahrungen erinnern, daß akut sowohl eine adäquate und kontrollierte O_2-Therapie als auch eine Vasodilatatorenbehandlung eine Verschlechterung der pulmonalen Hypertonie entscheidend und relativ rasch günstig beeinflussen kann.

Literatur

 1. Allen MD, Burke CM, McGregor CGA (1986) Steroid-responsive bronchiolitis after human heart-lung transplantation. J Thorac Cardiovasc Surg 92:449–453
 2. Bishop J (1975) Hypoxia and pulmonary hypertension in chronic bronchitis. Prog Respir Res 9:10–19
 3. Dueck R, Young I, Clausen J, Wagner PD (1980) Altered distribution of pulmonary ventilation and blood flow following induction of inhalational anesthesia. Anesthesiology 52:113–116
 4. Fischer J (1991) Deutsche Gesellschaft für Pneumologie-Arbeitsgruppe: Nächtliche Atmungs- und Kreislaufregulationsstörungen – Empfehlungen zur Diagnostik und Therapie nächtlicher Atmungs- und Kreislaufregulationsstörungen. Pneumologie 45:45–48
 5. Fishman A (1980) Regulation of pulmonary circulation. In: Fishman A (ed) Pulmonary diseases and disorders. Mc Graw Hill, New York, p 397
 6. Flenley DC, Muir AL (1983) Cardiovascular effects of oxygen therapy for pulmonary arterial hypertension. Clin Chest Med 4:297–301
 7. Fuster V, Steele PM, Edwards WD, Cohen M (1984) Primary pulmonary hypertension: natural history and the importance of thrombosis. Circulation 70:580–584
 8. Guyton AC (1963) Circulatory physiology: cardiac output and its regulation. Saunders, Philadelphia
 9. He JM, Kryger H, Zorik FJ, Conway W, Roth T (1988) Mortality and apnea index in obstructive sleep apnea. Chest 94:9–14
10. McFadden RE, Braunwald E (1992) Cor pulmonale. In: Braunwald E (ed) Heart disease – a textbook of cardiovascular medicine, 4th edn. Saunders, Philadelphia, p 1581
11. Milledge JS (1990) Assessment for surgery of patients with respiratory disease. In: Brewis RAL, Gibson GJ, Geddes DM (eds) Respiratory medicine. Baillière Tindall, London, p 1458
12. Nunn JF (1989) Effect of anesthesia on respiration. In: Nunn JF, Utting JE, Brown BR (eds) General Anesthesia, 5th edn. Butterworth, London, p 185
13. Podszus T, Bauer W, Mayer J, Penzel T, Peter JH, von Wichert P (1986) Sleep apnea and pulmonary hypertension. Klin Wochenschr 64:131–134
14. Reitz BA (1992) Heart and heart-lung transplantation. In: Braunwald E (ed) Heart disease – a textbook of cardiovascular medicine, 4th edn. Saunders, Philadelphia, p 520
15. Summer WR (1984) Acute cor pulmonale. In: Rubin LJ (ed) Pulmonary heart disease. Martinus Nijhoff, Boston, p 285
16. Starnes VA, Theodore J, Oyer PE (1989) Pulmonary infiltrates after heart-lung transplantation: evaluation by serial transbronchial biopsies. J Thorac Cardiovasc Surg 98, 945–948
17. Weil JV (1984) Pulmonary hypertension and cor pulmonale in hypoventilating patients. In: Weir EK, Reeves JT (eds) Pulmonary hypertension. Futura, Mount Kisco, p 321
18. Wiemann J, Sanner B, Sturm A (1992) Schlafapnoesyndrom. Dtsch Med Wochenschr 117:1928–1934

Akute pulmonale Hypertension (Lungenembolie) – Ursachen, Auswirkungen, Therapie

F. V. Kohl

Der akute Druckanstieg im kleinen Kreislauf verursacht eine arterielle Hypoxämie und stört die Hämodynamik bis zum Schock. Diese beiden klinischen Folgen des Druckanstiegs sind in den ersten Stunden prognostisch entscheidend. In schweren Fällen liegt die Mortalität dann bei 60% [6, 29].

Deswegen sind Hypoxämie und Kreislaufinsuffizienz nicht nur klinische Leitsymptome des akuten Cor pulmonale. Sie sind auch die wichtigste Indikation, den pulmonalarteriellen Druck ohne Zeitverlust und ggf. auch ohne aufwendige differentialdiagnostische Maßnahmen sofort zu senken. Die hohe Frühmortalität begründet dann auch aggressive Methoden.

Mehrere Pathomechanismen erklären, warum der akute Druckanstieg in den Pulmonalgefäßen zur Hypoxämie im großen Kreislauf führt (Abb. 1). Im Mittelpunkt stehen Störungen des Ventilations-Perfusions-Verhältnisses [18]. Der hohe intravasale Druck dilatiert das pulmonale Gefäßbett und öffnet Reservegefäße, die neben schlecht belüfteten Alveolen liegen. Dadurch vergrößert der Druckanstieg das Shuntvolumen. Außerdem setzt der Gefäßdruck den alveolovaskulären Reflex außer Kraft, der die Perfusion schlecht ventilierter Areale unter physiologischen Bedingungen verhindert. Wenn die Gefäße wegen des Druckanstiegs bereits maximal dilatiert sind, ist von vasoaktiven Substanzen, die auch die pulmonalen Gefäße erweitern wie z. B. Nitridoxid [22], kein zusätzlicher Effekt zu erwarten.

Der akute Druckanstieg bzw. die Ursachen des akuten Cor pulmonale lösen über Rezeptoren im Lungenparenchym eine Hyperventilation aus. Dadurch sinkt die alveoläre CO_2-Spannung, was zur Bronchokonstriktion führt. Dieser Zusammenhang verschlechtert das Ventilations-Perfusions-Verhältnis auch von seiten der Ventilation. Mit der akuten pulmonalen Hypertonie kommt es auch zur Hyperperfusion der durchbluteten Gefäße, was die kapilläre Transitzeit verkürzt und die O_2-Diffusionskapazität einschränkt. Dadurch wirkt sich der Druckanstieg auch bei gut belüfteten Alveolen negativ auf die Blutgase aus.

Die Pathomechanismen der arteriellen Hypoxämie von seiten der Lunge relativieren die Wertigkeit der Blutgase bei der Beurteilung des Schweregrades des akuten Cor pulmonale. Wenn das Ventilations-Perfusions-Verhältnis nämlich durch bronchiale und pulmonale Erkrankungen schon vor dem akuten Druckanstieg gestört war, kann auch eine geringe Drucksteigerung eine hochgradige Hypoxämie verursachen. Die Auswirkungen des akuten Cor pulmonale auf die O_2-Aufnahme und die Zunahme des pulmonalen Shunts verhindern außerdem, daß die Lunge die erniedrigte zentralvenöse O_2-Sättigung kompensiert [18].

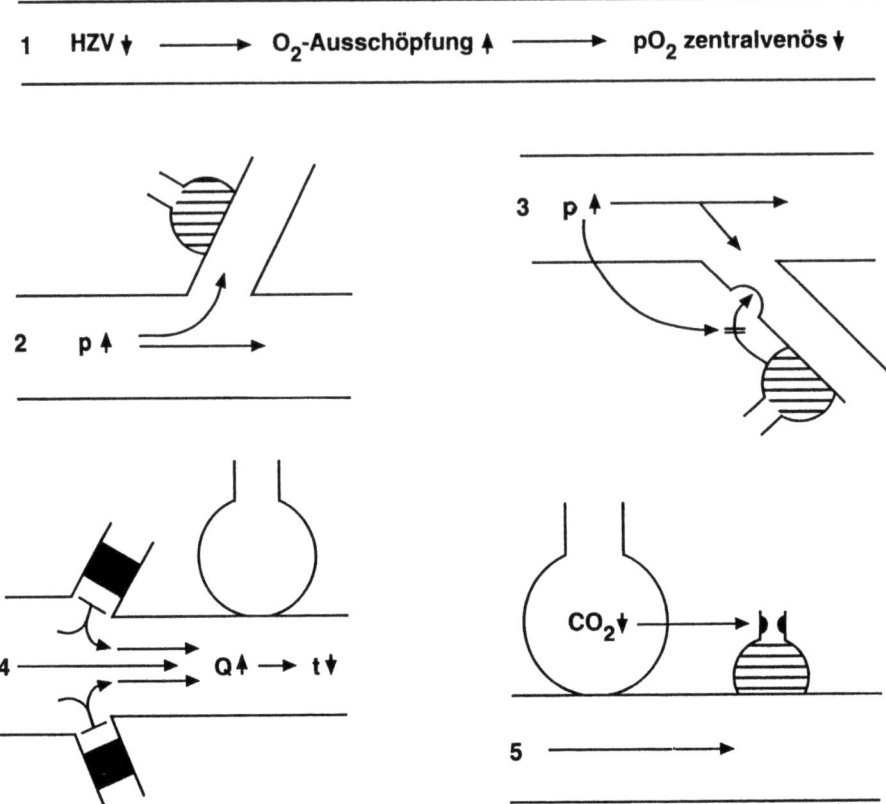

Abb. 1. Ursachen der arteriellen Hypoxämie bei der akuten arteriellen Hypertension (Lungenembolie). *1* Erniedrigte zentralvenöse O_2-Spannung wegen erniedrigten Herzzeitvolumens (*HZV*) infolge der Funktionseinschränkung des linken Herzens. *2* Eröffnung von Reservegefäßen an schlecht belüfteten Alveolen vorbei (*p* Druck). *3* Störung der physiologischen hypoxischen Vasokonstriktion. *4* Hyperperfusion in nichtembolisierten Bezirken mit verkürzter kapillärer Transitzeit (*t*; Blutfluß *Q*). *5* Durch Hyperventilation erniedrigte CO_2-Spannung und Bronchokonstriktion

Hohe O_2-Ausschöpfung im großen Kreislauf und niedriger zentralvenöser O_2-Gehalt verschlechtern die Blutgase beim akuten Cor pulmonale sogar mehr als die pulmonalen Mechanismen. Ursache sind die Auswirkungen der akuten pulmonalen Hypertonie auf die Funktion des linken Herzens. Denn die Hämodynamik im kleinen und im großen Kreislauf und die respiratorische Insuffizienz sind eng miteinander verknüpft. Verantwortlich für die Abhängigkeiten ist die Akutizität des Druckanstiegs im kleinen Kreislauf (Abb. 2). Die kontinuierliche Okklusion der Pulmonalarterie im Tierexperiment [4] innerhalb von 5 min steigert den Druck im rechten Ventrikel. Trotzdem bleibt die Funktion des rechten Herzens zunächst ausreichend, so daß genug Volumen zum linken Herzen fließt und der systemische Blutdruck relativ unbeeinträchtigt bleibt.

Erst kurz vor der vollständigen Okklusion der Pulmonalarterie bricht die Hämodynamik zusammen, obwohl der pulmonalarterielle Mitteldruck immer noch

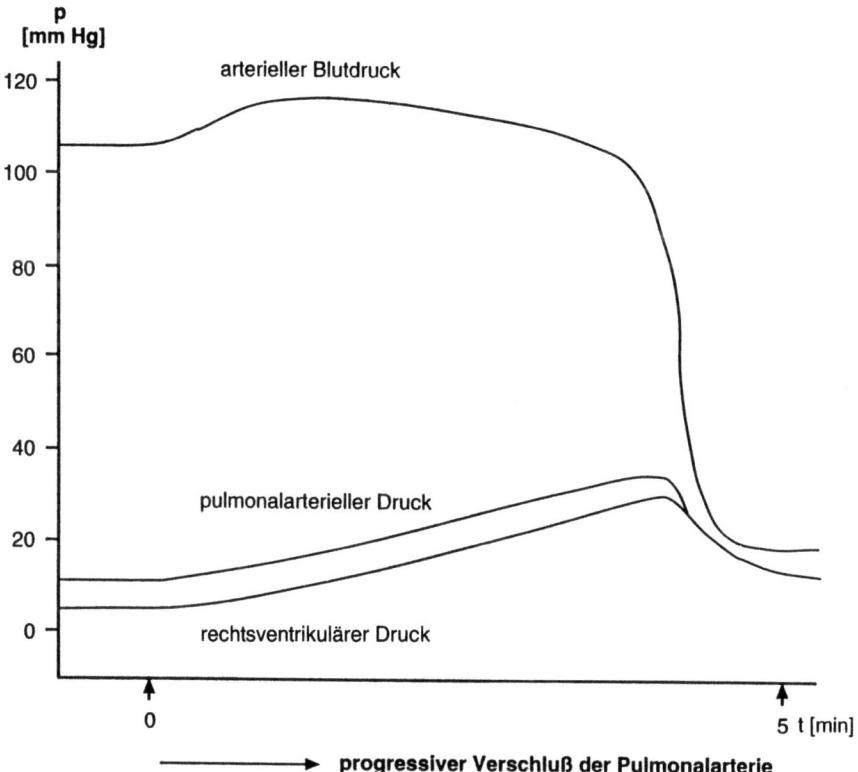

Abb. 2. Schematische Darstellung des Druckverlaufs in der proximalen Pulmonalarterie, im rechten Ventrikel und im großen Kreislauf während des kontinuierlichen Verschlusses der Pulmonalarterie innerhalb von 5 min im Tierversuch. (Nach [4])

niedriger als bei einer chronischen Druckbelastung des rechten Herzens ist. Beim akuten Druckanstieg, ohne die Möglichkeit zu hypertrophieren und die Ventrikelkonfiguration zu ändern, toleriert das rechte Herz etwa 50–60 mm Hg [5]. Lungenembolien sind die wichtigste Ursache des akuten Cor pulmonale (Abb. 3).

Der Gefäßverschluß und die Reflexion des Blutstroms am thrombotischen Material in den Pulmonalgefäßen [3] steigern den pulmonalarteriellen Druck. Die akut erhöhte Nachlast des rechten Herzens begrenzt das Schlagvolumen, so daß die Vorlast des linken Herzens abnimmt [1]. Außerdem drängen Druck und Volumen im rechten Herzen das Kammerseptum nach links. Der Septumshift behindert die Compliance und Füllung der linken Kammer. Die Konsequenz dieser Mechanismen ist die Funktionseinschränkung des linken Herzens mit der Abnahme des Aortendrucks.

Auf der anderen Seite steigt der Druck im rechten Ventrikel aber an, so daß die Druckdifferenz zwischen Aorta und rechtem Ventrikel vermindert ist. Damit nehmen der Perfusionsdruck in den Koronargefäßen und die myokardiale Durchblutung des rechten Herzens ab, obwohl die rechtsventrikuläre Wandspannung den O_2-Bedarf steigert.

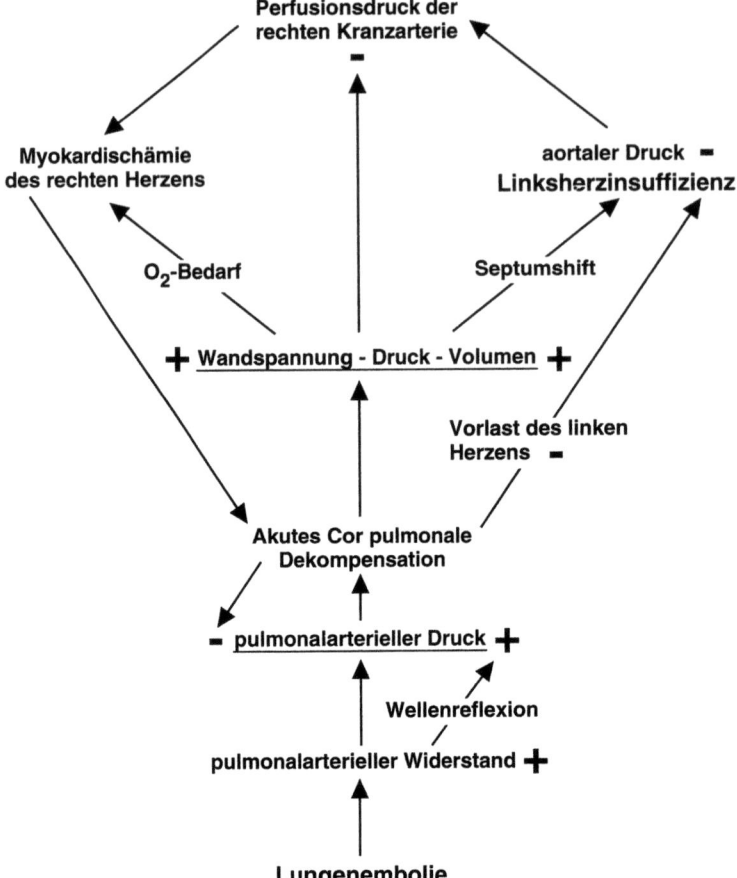

Abb. 3. Zusamenhang zwischen dem akuten Anstieg des pulmonalen Gefäßwiderstandes durch Lungenembolie und den Folgen für die Funktion des rechten und linken Herzens. Einzelheiten s. Text (+ Zunahme, − Abnahme)

Wegen dieses Zusammenhangs ist die Dekompensation des akuten Cor pulmonale einerseits direkte Folge des pulmonalarteriellen Druckanstiegs und andererseits indirekte Folge der Funktionseinschränkung des linken Herzens. Pathophysiologisches Bindeglied ist der abnehmende Perfusionsdruck in den Koronargefäßen. Rechts- und Linksherzinsuffizienz verstärken sich dann gegenseitig im Sinne eines positiven Feedback [28].

Die wechselseitigen Abhängigkeiten machen den pulmonalarteriellen Druck auch zu einer relativen Größe, die mit dem Ausmaß der Embolie steigt, mit der Dekompensation jedoch wieder fällt. Es ist infolgedessen möglich, daß der pulmonalarterielle Druck trotz vital bedrohlicher Lungenembolie nur gering erhöht ist oder mit dem pulmonalen Verschlußdruck wegen der Linksherzinsuffizienz ansteigt. Tierexperimente [2] bestätigen die Bedeutung der rechten Kranzarterie für den Gesamtkreislauf. Wenn die Koronararterie unterbunden ist, steigt der Druck in der rechten Herzkammer mit Zunahme der Okklusion der Pulmonalarterie schneller

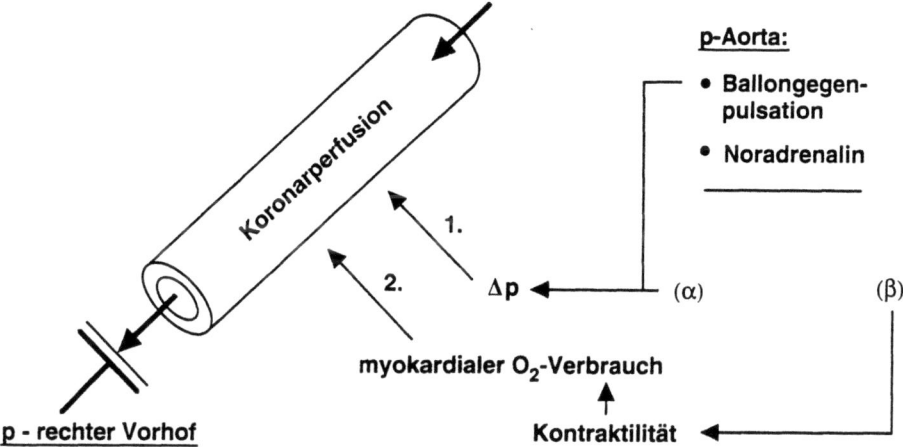

Abb. 4. Ansatzpunkte, die Koronarperfusion beim akuten Cor pulmonale zu beeinflussen und damit die Leistungskraft des rechten Herzens. *1* Aufrechterhaltung der Druckdifferenz zwischen Aorta und rechtem Vorhof durch Maßnahmen, die den arteriellen Druck erhöhen. *2* Steigerung des myokardialen O_2-Verbrauchs durch β_1-wirksame Katecholamine (*p* Druck)

an als bei ungehinderter Koronarperfusion. Die Auswirkungen der unterbundenen rechten Kranzarterie sind auch im linken Herzen und großen Kreislauf nachweisbar. Der linksventrikuläre enddiastolische Druck, der Druck in der Aorta und das Herzzeitvolumen fallen mit dem Druckanstieg im kleinen Kreislauf bei unterbrochener Koronarperfusion des rechten Herzens früher ab.

Das symptomatische Therapieziel, die Dekompensation des akuten Cor pulmonale zu verhindern, ist daher der Erhalt der Koronarperfusion (Abb. 4). Ein Ansatzpunkt ist der Druck in der Aorta, der pharmakologisch angehoben werden kann. Noradrenalin verbessert den koronaren Fluß einerseits über die α-Rezeptoren durch die Steigerung des Druckgradienten zwischen Aorta und rechtem Ventrikel. Andererseits steigert die positiv-inotrope Wirkung des Noradrenalins über die β-Rezeptoren den myokardialen O_2-Verbrauch und darüber die Koronarperfusion.

Die günstigen Effekte des Noradrenalins auf den systemischen Blutdruck, den myokardialen O_2-Verbrauch, die Durchblutung des rechten Herzens und das Herzzeitvolumen sind im Tierversuch mit experimentell verursachter Lungenembolie nachgewiesen [10].

Der zweite Ansatzpunkt, das Herzzeitvolumen und die Hämodynamik beim akuten Cor pulmonale zu verbessern, ist die Applikation von Volumen (Abb. 5) [28]. Die Vorlast steigert das Schlagvolumen (SV) rechts und damit auch das linksventrikuläre Schlagvolumen. Das Volumen erweitert außerdem das pulmonale Gefäßbett, soweit es noch durchblutet ist, und senkt damit auch den pulmonalen Gefäßwiderstand.

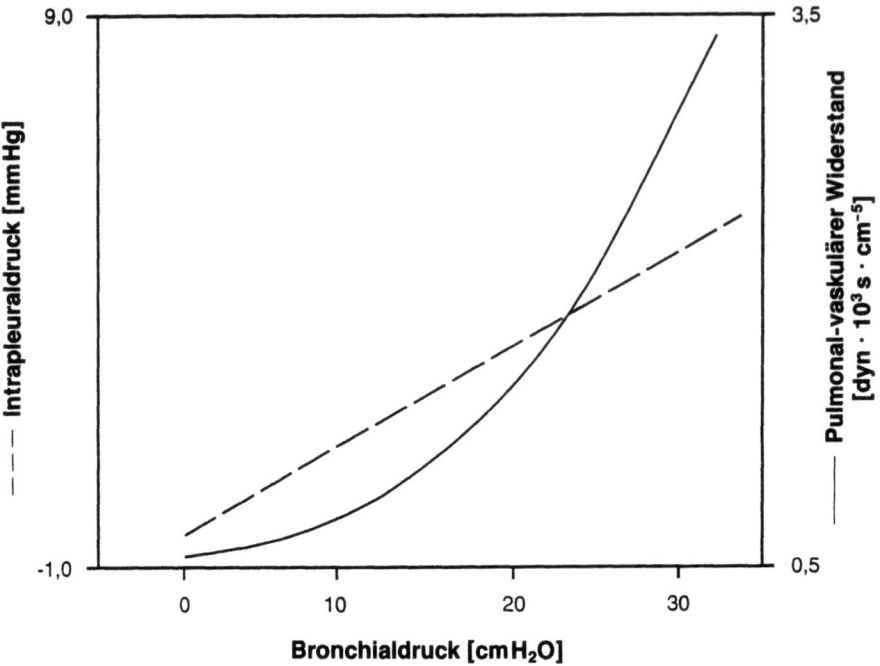

Abb. 5. Auswirkungen des Beatmungsdrucks auf den Intrapleuraldruck *(gestrichelt)* und den mittleren pulmonalarteriellen Widerstand *(durchgezogene Linie)*. (Nach [27])

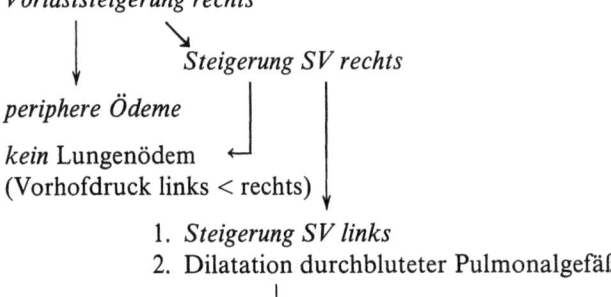

Senkung des pulmonal-vaskulären Widerstands

Die Verbesserung des Herzzeitvolumens steigert sogar die thrombolytische Aktivität von Fibrinolytika. Dies zeigen tierexperimentelle Untersuchungen mit rekombinantem Gewebeplasminogenaktivator [20].

Im Unterschied zu Erkrankungen des linken Herzens ist beim akuten Cor pulmonale kein Lungenödem zu befürchten, da der Vorhofdruck links niedriger als rechts ist. Wegen der positiven Bedeutung der Volumenzufuhr bei der Kreislaufinsuffizienz infolge der Lungenembolie sind Diuretika beim akuten Cor pulmonale kontraindiziert. Auch maschienelle Beatmung wirkt sich auf die Vorlast und außerdem auch auf die Nachlast des rechten Herzens ungünstig aus (Abb. 5). Da der

Intrapleuraldruck mit dem Beatmungsdruck linear ansteigt, begrenzt besonders die Beatmung mit positiv-endexspiratorischen Drücken die Füllung des rechten Herzens und das Herzzeitvolumen. Die Beatmung steigert den pulmonalen Gefäßwiderstand sogar exponentiell [27]. Da der pulmonalarterielle Druck beim akuten Cor pulmonale schon beim Beatmungsbeginn erhöht ist, steigt die Nachlast des rechten Herzens dann sofort steil an. Wenn die rechte Kranzarterie im Tierexperiment unterbunden und dadurch das akute Cor pulmonale mit schlechter myokardialer Durchblutung und Kontraktilität simuliert wird, steigen enddiastolische und endsystolische Volumina schneller an als im gesunden rechten Herzen [25].

Das Ziel der kausalen Therapie ist die Reduktion der akuten Nachlaststeigerung des rechten Herzens. Dies ist nur durch Beseitigung der Lungenembolie zu erreichen. Die spontane fibrinolytische Aktivität führt zwar schon nach wenigen Tagen zur Reperfusion. Dann ist die Durchblutung der Lunge bei ausschließlich heparinisierten Patienten ebenso hoch wie nach der medikamentösen Thrombolyse [15, 23]. Wegen der hohen Letalitätsrate in der Akutphase sind aber die ersten Stunden für das Überleben entscheidend.

Nur wenn die Embolie keine vitale Bedrohung verursacht, geht es nicht darum, die abgelaufene Embolie zu beseitigen, sondern um die Prophylaxe der nächsten Embolie.

Ausschließlich arterielle Hypoxämie und Kreislaufinsuffizienz als klinische Zeichen der vitalen Bedrohung begründen daher, die pulmonalarterielle Okklusion durch aktive Maßnahmen sofort aufzuheben. Das klinische Bild muß dann jedoch nicht das Ergebnis einer massiven zentralen Embolie sein, die mehr als 50–60% der Pulmonalgefäße ausschaltet und operabel ist.

Auch kleine, nichtoperable Embolien können die Schocksymptomatik verursachen, wenn sie beim alten Menschen vorbestehende kardiopulmonale Erkrankungen zur Dekompensation bringen [14]. Daher sollte der klinische Verdacht auf die zentrale, massive Embolie vor dem operativen Eingriff angiographisch gesichert sein [5].

Mehrere Gründe sprechen in der vital bedrohlichen Situation für die medikamentöse Thrombolyse:

Lokalisation und Ausmaß der Embolie müssen nicht identifiziert sein. Selbst der Verdacht auf die Lungenembolie muß nicht durch diagnostische Verfahren bestätigt werden, wenn die Klinik Sofortmaßnahmen begründet. Der kardiogene und der septische Schock sind keine Kontraindikationen gegen die Fibrinolyse. Außerdem senkt die Lyse den vital bedrohlichen Anstieg des pulmonalen Gefäßwiderstandes auch, wenn die Lungenembolie bei kardiovaskulären Vorschäden nur einen geringen Anteil an der Kreislaufinsuffizienz und Hypoxämie hat, aber für die Dekompensation verantwortlich ist. Und schließlich stehen die Pulmonalisangiographie, Katheterembolektomie [7], Embolusfragmentation und die Thorakotomie nicht in jeder Klinik und nicht überall ohne Zeitverlust zur Verfügung.

Auch die klinischen Studien mit Fibrinolytika belegen, daß sie das rechte Herz schon in der Akutphase entlasten. Streptokinase, Urokinase [26], Urokinase als Bolusgabe [19] und der rekombinante Gewebeplasminogenaktivator (rt-PA) [16] senken den pulmonalarteriellen Druck in den ersten 4 h und damit signifikant schneller als die

Spontanlyse unter Medikation mit ausschließlich Heparin. rt-PA reduziert den pulmonalarteriellen Druck und Gefäßwiderstand sogar schneller als Urokinase [16]. Infolgedessen verbessert die Thrombolyse auch die Hämodynamik des großen Kreislaufs innerhalb weniger Stunden [16, 21]. Nach der Applikation von rt-PA bei Patienten mit perioperativ lebensbedrohlichen Lungenembolien konnte die Dosis der Katecholamine daher innerhalb von Stunden reduziert werden [11].

Es ist jedoch noch nicht durch Studien belegt, daß mit den positiven Effekten auf die Hämodynamik auch die hohe Frühletalitätsrate abnimmt [5, 13]. Trotzdem ist es wegen der Entlastung des akuten Cor pulmonale empfehlenswert, fulminante Embolien (Gefäßokklusion über 65%, pO_2 unter 60 mm Hg) und massive Embolien (Gefäßverschluß zwischen 50 und 65%, pO_2 unter 70 mm Hg) mit Schock thrombolytisch zu behandeln [9, 13].

Da das Ausmaß der pulmonalarteriellen Okklusion nur szintigraphisch oder angiographisch meßbar ist, hat die individuelle klinische Symptomatik einen hohen Stellenwert bei der Entscheidung über das therapeutische Vorgehen [14, 17]. Als Determinanten der Lyseindikation sind daher die Hämodynamik, Blutgase und wenn möglich die Echokardiographie zur Beurteilung der Arteria pulmonalis beim Embolieverdacht ausreichend [21].

Dann wird die hochdosierte Kurzzeitlyse empfohlen [9, 11], die systemisch appliziert werden kann. Es ist nicht belegt, daß die selektive Gabe durch den pulmonalarteriellen Katheter bessere Ergebnisse erzielt [12]. Wegen der Bedrohung des Schocks infolge des dekompensierten akuten Cor pulmonale verlieren Kontraindikationen an Bedeutung. Daher hat sich dieses Vorgehen sogar in einigen Fällen perioperativ [11] und während Reanimationsmaßnahmen als Folge der Embolie bewährt [24]. Außerdem werden die Komplikationsraten und das Blutungsrisiko mit der Dauer der Lysetherapie häufiger. Die Indikation zur hochdosierten Kurzzeitlyse richtet sich ausschließlich nach dem Schweregrad der Lungenembolien mit ihren klinischen Auswirkungen.

Wenn offensichtlich noch Bein- und Beckenvenenthrombosen vorhanden sind, kann die hochdosierte Kurzzeitlyse mit Streptokinase zu Embolierezidiven führen [8, 9]. Die Wirksamkeit der prophylaktischen Plazierung eines Cavaschirms ist jedoch nicht durch randomisierte Untersuchungen bewiesen. Außerdem sind Maßnahmen, die den venösen Rückstrom zum rechten Herzen potentiell behindern, gerade in der Dekompensationsphase des akuten Cor pulmonale gefährlich [5].

Literatur

1. Belenkie I, Dani R, Smith ER, Tyberg JV (1988) Ventricular interaction during experimental acute pulmonary embolism. Circulation 78:761–768
2. Brooks H, Kirk ES, Vokonas PS, Urschel CW, Sonnenblick EH (1971) Performance of the right ventricle under stress: relation to right coronary flow. J Clin Invest 50:2176–2183
3. Fitzpatrick JM, Grant BJB (1990) Effects of pulmonary vascular obstruction on right ventricular afterload. Am Rev Respir Dis 141:944–952
4. Guyton AC, Lindsey AW, Gilluly JJ (1954) The limits of right ventricular compensation following acute increase in pulmonary circulatory resistance. Circ Res 2:326–332
5. Gray HH, Firoozan S (1992) Management of pulmonary embolism. Thorax 47:825–832
6. Gray HH, Miller GAH, Paneth M (1988) Pulmonary embolism: its place in the management of pulmonary embolism. Lancet I:1441–1445

7. Greenfield LJ, Arbor A (1991) Catheter pulmonary embolectomy. Chest 100:593–594
8. Grimm W, Schwieder G, Wagner T (1990) Tödliche Lungenembolie bei Bein-Beckenvenenthrombose unter Lysetherapie. Dtsch Med Wochenschr 115:1183–1187
9. Heinrich F (1993) Diagnose und Therapie der Lungenembolie. Dtsch Ärzteblatt 90:686–691
10. Hirsch LJ, Rooney MW, Wat SS, Kleinmann B, Mathru M (1991) Norepinephrine and phenylephrine effects on right ventricular function in experimental canine pulmonary embolism. Chest 100:796–801
11. Hopf H-B, Floßdorf T, Breulmann M (1992) Rekombinanter Gewebeplasminogenaktivator (rt-PA) zur Thrombolyse lebensbedrohlicher Lungenembolien in der perioperativen Phase. Intensivmedizin 29:281–287
12. Kienast J, van de Loo J (1991) Lysetherapie bei tiefer Beinvenenthrombose und Lungenembolie nach hüftchirurgischem Eingriff. Dtsch Med Wochenschr 116:676–677
13. Kienast J, Silling-Engelhardt G (1992) Thrombolysetherapie der Lungenembolie. Internist 33:216–224
14. Kohl FV, von Wichert P (1987) Diagnostik und Therapie von Lungenembolien. Internist 28:21–29
15. Levine M, Hirsch J, Weitz J, Cruickshank M, Neemeh J, Turpie AG, Gent M (1990) A randomized trial of a single bolus dosage regimen of recombinant tissue plasminogen activator in patients with acute pulmonary embolism. Chest 98:1473–1479
16. Meyer G, Sors H, Charbonnier B, Kasper W, Bassand J-P., Kerr IH, Lesaffre E, Vanhove P, Verstraete M (für die Europäische Kooperative Studiengruppe bei Lungenembolie) (1992) Vergleich der Wirkung einer intravenösen Infusion von Urokinase oder Alteplase auf den pulmonalen Gesamtwiderstand bei akuter massiver Lungenembolie. Intensivmedizin 29:339–347
17. Miller GAH (1987) Pulmonary embolism. In: Westherall DJ, Ledingham JGG, Warrell DA (eds) Oxford textbook of medicine, vol 2. Univ Press, Oxford, pp 355–360
18. Moser KM (1990) Venous thromboembolism. Am Rev Respir Dis 141:235–249
19. Petitpretz P, Simmoneau G, Cerrina J, Musset D, Dreyfus M, Vandenbroeck MD, Duroux P (1984) Effects of a single bolus of urokinase in patients with lifethreatening pulmonary emboli: a descriptive trial. Circulation 70:861–866
20. Prewitt RM, Downes AMT, Gu S, Chan SM, Ducas J (1991) Effects of hydralazine and increased cardiac output on recombinant tissue plasminogen activator-induced thrombolysis in canine pulmonary embolism. Chest 99:708–714
21. Rix EW, Stahl C, Schäfer E, Seifert G (1990) Systemische Lysetherapie mit rekombinantem Gewebe-Plasminogen-Aktivator bei fulminanter Lungenembolie. Dtsch Med Wochenschr 115:257–260
22. Rossaint R, Falke K, López F, Slama K, Pison U, Zapol WM (1993) Inhaled nitric oxide for the adult respiratory distress syndrome. N Engl J Med 328:399–405
23. Sasahara AA, Hyers TM, Cole CM, Ederer F, Muray JA, Wenger NK, Sherry S, Stengle JM (1973) The urokinase pulmonary embolism trial. A national cooperative study. Circulation 47 II:1–108
24. Scholz K-H, Hilmer T, Schuster S, Wojcik J, Kreuzer H, Tebbe U (1990) Thrombolyse bei reanimierten Patienten mit Lungenembolie. Dtsch Med Wochenschr 115:930–935
25. Schulman DS, Biondi JW, Zohgbi S, Zaret BL, Soufer R (1990) Coronary flow limits right ventricular performance during positive end-expiratory pressure. Am Rev Respir Dis 141:1531–1537
26. Sharma GVRK, Pietro DA, Brody R, Strauss WE, McIntyre KM, Sasahara AA (1988) How fast can thrombolytic therapy improve hemodynamic status in patients with massive pulmonary embolism? J Am Coll Cardiol 11:53A (Abstr)
27. Smith PK, Tyson GS, Hammon JW, Olson CO, Hopkins RA, Maier GW, Sabiston DC, Rankin JS (1982) Cardiovascular effects of ventilation with positive expiratory airway pressure. Ann Surg 195:121–131
28. Wiedemann HP, Matthay RA (1989) The management of acute and chronic cor pulmonale. In: Scharf SM, Cassidy SS (eds) Heart-lung interactions in health and disease. Dekker, New York Basel, pp 915–937
29. Williams TJ, Grossman RF, Maurer JR (1990) Long-term functional follow-up of lung transplant recipients. Clin Chest Med II, 2:347–358

Zusammenfassung der Diskussion zu Teil C

Vasogene Hypotension

Frage:
Welche Medikamente sind bei einer vasogenen Hypotension unter einer Spinalanästhesie einzusetzen?

Antwort:
Die Auswahl der zu empfehlenden Medikamente hängt vom Grad der Hypotension und von ihrer Genese ab. Es ist bekannt, daß Synkopen unter Spinalanästhesie bis zum Herz-Kreislauf-Stillstand gehen können. Hier empfiehlt sich als Ersttherapie durchaus die Gabe von Adrenalin in einer Dosierung von 50 µg. Der Versuch einer Therapie mit Atropin kann einen Verlust wertvoller Zeit bedeuten. Die Closed Claims Study der ASA [1] hat gezeigt, daß letale Verläufe dann eintraten, wenn Adrenalin zu zögerlich eingesetzt worden war. Erwies sich die Therapie mit Atropin als unwirksam, wurde Adrenalin erst nach 7,5 min eingesetzt. Alle so behandelten Patienten starben oder trugen schwere Hirnschäden davon.

Liegt eine leichtere Form der Hypotension vor, z. B. beim Eventerationssyndrom, genügt die Gabe von Phenylephrin.

Frage:
Spielt die Volumensubstitution bei Synkopen überhaupt eine Rolle?

Antwort:
Die Volumentherapie kann als adjuvante Maßnahme bezeichnet werden, die Tonisierung des Gefäßsystems steht jedoch im Vordergrund. Nicht selten führt allerdings auch die Infusion einer großen Flüssigkeitsmenge nicht zum gewünschten Ziel einer Normalisierung des Blutdrucks. Ein prägnantes Beispiel ist die Periduralanästhesie, wo es auch nach großzügiger Volumensubstitution häufig nicht zum gewünschten Blutdruckanstieg kommt.

Frage:
Gibt es andere reflexvermittelte vasogene Hypotensionen?

Antwort:
Einige Untersuchungen sprechen dafür, daß es gleichzeitig mit Synkopen zu einer massiven Blutumverteilung in das Splanchnikusgebiet kommt. Zu diskutieren wäre,

ob hier auch noch efferente cholinerge Mechanismen im Spiel sind. Dagegen spricht, daß eine Prophylaxe mit Atropin nichts bewirkt.

Synkopen können auch bei Patienten mit Aortenstenose auftreten. Es kommt dabei zu einer Aktivierung der im linken Ventrikel gelegenen Barorezeptoren und zu einer initialen übermäßigen Reflexantwort und sekundär zu einer Hemmung, Vasodilatation und Bradykardie. Initial haben diese Patienten eine Sympathikusaktivierung, und erst sekundär kommen die Vasodilatation und die Bradykardie.

Frage:
Im Beitrag Peters war die Rede vom Wasserfallphänomen. Wo ist dieser Drucksprung zu erwarten?

Antwort:
Bereits Gauer hat festgestellt, daß eine Druckmessung über einen in die V. femoralis eingeführten und die V. cava superior vorgeschobenen Katheter in Höhe des Zwerchfells einen Drucksprung ergibt (ungefähr 7 mmHg).

Klinisch auffällig ist diese Beobachtung dann, wenn 2 Venenkatheter liegen, deren eine Spitze intrathorakal, die andere extrathorakal liegt. Bei niedrigem Blutvolumen findet sich oft ein Druckgradient. Wird der Patient mit Volumen therapiert, werden die Pulsationen im extrathorakal liegenden Katheter immer stärker, bis die Drücke schließlich völlig angeglichen sind. Dieses Phänomen ist interpretiert worden als eine hydraulische Trennung von intrathorakalem zu extrathorakalem Blutvolumen. Mißt man tierexperimentell die intra- und extrathorakalen Venendrücke, so zeigt sich, daß nach einer Volumenzufuhr bei Vorliegen eines hämorrhagischen Schocks der zentrale Venendruck zunächst allein ansteigt und der periphere Druck erst später nachfolgt. Hervorgerufen wird dieses Phänomen zumindest für die untere V. cava vermutlich durch den erhöhten intraabdominellen Druck und den negativen intrathorakalen Druck.

Frage:
Ist bei Auftreten eines anaphylaktoiden Schocks die Volumengabe einer Therapie mit Sympathikomimetika vorzuziehen?

Antwort:
Es ist bekannt, daß es aufgrund eines Kapillarpermeabilitätsschadens zu einem starken intravasalen Volumenverlust kommt. Ätiologisch wichtiger erscheint jedoch die Tatsache, daß es sich zusätzlich um eine ausgeprägte Weitstellung aller Gefäße handelt, die mit Volumen allein nicht therapiert werden kann. Der Einsatz von Sympathikomimetika, z. B. Adrenalin, ist in jedem Fall angezeigt.

Frage:
Zumindest für den anaphylaktoiden Schock ist bekannt, daß Noradrenalin die Tachykardie nicht noch weiter steigert im Gegensatz zu Adrenalin. Kann man diese Überlegung auch auf die Therapie der vasovagalen Synkope übertragen?

Antwort:
Bei der vasovagalen Reaktion ist im Unterschied zu den bisher besprochenen Synkopen keine primäre Sympathikusaktivierung nachgewiesen.

Wird der im linken Ventrikel gelegene Rezeptor aktiviert, kommt es sekundär peripher zu einem erhöhten Vagotonus, einer peripheren Vasodilatation und einer Bradykardie. Schaltet man diesen Rezeptor in der Hinterwand des linken Ventrikels aus, bleibt diese Art der Synkope, die nur unter Belastung auftritt, aus. Unterdrücken kann man diesen Reflex durch Gabe von Sympatholytika. Der Reflex verstärkt sich, wenn vorher Katecholamine gegeben worden sind.

Als Alternative zu den β-Sympatholytika kommt nach Pop auch Rythmodul in Frage. Es führt auf der einen Seite zu einer Herabsetzung der Kontraktilität des Herzens und zum zweiten zu einer Erhöhung des peripheren Widerstands. Anzustreben wäre ein Medikament, das den peripheren Widerstand wieder erhöht, ohne die Kontraktilität zu steigern, z. B. Angiotensin. Untersuchungen darüber sind jedoch nicht bekannt.

Bei der Gabe von Angiotensin ist zu beachten, daß eine Bolusgabe zu einer starken Adrenalin- und Noradrenalinfreisetzung aus dem Nebennierenmark führt. Es dürfte also schwierig sein, den Effekt genau zu charakterisieren: was ist direkte Angiotensinwirkung und was Wirkung durch die Freisetzung der beiden Katecholamine.

Zurück zur initialen Sympathikusaktivierung und der späteren Deaktivierung. Aus der Literatur ist bekannt, daß das sympathoadrenerge System das am schnellsten reagierende System ist. Es wäre durchaus vorstellbar, daß die anderen Vasopressorsysteme, z. B. Vasopressin, erst 20–30 s nach der Sympathikusaktivierung wirksam und deren Wirksubstanzen überschießend freigesetzt werden, während der Sympathikus bereits wieder downreguliert wird.

Untersuchungen von Riegger, Würzburg, zeigen, daß es nach einer vasovagalen Synkope zu einem ausgeprägten Anstieg der Vasopressinkonzentration im Plasma gekommen war. Dies würde durchaus in das Konzept der primären Sympathikusaktivierung passen, die sekundär zu einer Freisetzung von Vasopressin und Endothelin führt.

Goertz weist noch einmal darauf hin, daß es sich um 2 verschiedene Formen von Synkopen handeln muß. In einem Fall handelt es sich um eine druckanstiegsbedingte Synkope, die auf intrakardiale Dehnungsrezeptoren zurückgeht, die andere Form wird wohl verursacht von Rezeptoren im Bereich des Niederdrucksystems.

Angina pectoris

Frage:
Wir sehen antianginöse Effekte der β-Blockade und der Kalziumantagonisten, die nicht allein auf diese regionale Beeinflussung zurückzuführen sind. Wie sollen β-Blocker die Balance zwischen verminderter Funktion und vermindertem O_2-Verbrauch aufrechterhalten? Ist es nicht doch so, daß die globale Wirkung auf das Herz eine Rolle spielt?

Antwort:
Die Wirkung der β-Blocker ist sehr variantenreich; sie bewirken eine deutliche Senkung des myokardialen O_2-Verbrauchs durch eine Verminderung der Frequenz einerseits und über die Reduktion der Kontraktionskraft andererseits. Negative Effekte sind die Zunahme der enddiastolischen Wandspannung, die Zunahme des enddiastolischen Drucks besonders bei diastolischer Dysfunktion bei Hypertrophie.

Werden β-Blocker gegeben, wird der sympathische Stimulus blockiert. Insbesondere bei Patienten mit instabiler Angina pectoris ist oftmals die Frequenzsituation ganz entscheidend. Zur Wirkung der β-Sympatholytika gehört auch der antiarrhythmische Effekt. Es ist bekannt, daß eine Angina pectoris durch höhergradige tachykarde ventrikuläre Rhythmusstörungen provoziert werden kann. Hier wirkt der β-Blocker global antianginös.

Dazu haben Krayenbühl und Hess interessante Untersuchungen vorgelegt. Besteht eine Stenose im Koronarsystem und belastet man dieses Herz, so ist zu beobachten, daß die Stenose unter Belastung zunimmt. Die Zunahme der Stenose bleibt aus, wenn der Patient vorher mit β-Blockern behandelt worden ist. Diese Zunahme der Stenose ist auch mit α-Blockern blockierbar.

Frage:
Bei der antianginösen Therapie wurde die Korrektur einer Anämie empfohlen. Gibt es hierfür einen Richtwert?

Antwort:
Bei Vorliegen einer Stenose liegt der Grenzwert zur Aufrechterhaltung einer ausreichenden Funktion bei 6–7,5 g/dl Hämoglobin. Wurde im Experiment eine Zweigefäßerkrankung erzeugt, läßt sich mit diesen Werten eine ausreichende O_2-Transportkapazität nicht mehr erreichen. Es ist die Frage, ob der Beseitigung der Anämie in Relation zu den Auswirkungen der Stenose überhaupt noch eine große Bedeutung zukommt. Anzustreben ist in jedem Fall ein normaler Hb-Wert. Zur Senkung der Viskosität ist eine vorübergehende Fibrinolyse zu diskutieren.

Die Viskosität spielt eine wichtige Rolle bei der instabilen Angina. Herzinfarkt und ischämische Attacken traten vorwiegend bei den Patienten auf, deren Blut eine höhere Viskosität aufwies. Die Viskosität stellt sozusagen die basale Konstante des koronaren Widerstands im niedrigen Flowbereich dar.

Frage:
Wie ist die Definition der Angina pectoris?

Antwort:
Akzeptiert ist die klinische Definition im Sinne eines Einschlußkriteriums für die instabile Angina pectoris. Es werden 3 Typen unterschieden.

Typ 1: Innerhalb der letzten 4–6 Wochen ein Angina-pectoris-Anfall („recent onset angina").

Typ 2: Crescendo oder Postinfarktangina (Crescendo bedeutet Zunahme der Anzahl, der Dauer oder der Stärke der Episoden).

Typ 3: Ruheangina insbesondere in den frühen Morgenstunden.

Bei der Prinzmetal-Angina handelt es sich nicht um eine instabile Angina, sondern um eine akute transmurale Ischämie meist infolge eines Vasospasmus.

Schlafapnoesyndrom

Frage:
Erhalten Patienten mit obstruktiver Schlafapnoe präoperativ Sedativa oder postoperativ Analgetika, sind sie natürlich besonders gefährdet. Gibt es Kriterien, nach denen wir diese Patienten präoperativ herausfinden können?

Antwort:
Leider sind es nicht nur die Pickwick-Patienten, diese würden sofort auffallen. Herauszufinden sind die Patienten nur durch sorgfältiges Erheben einer Anamnese. Häufig wird von den Ehefrauen angegeben, daß ihr Mann schnarche und manchmal überhaupt nicht atme. Es muß damit gerechnet werden, daß eine ganze Reihe dieser Patienten fälschlicherweise als Hypertoniker oder wegen Arrhythmien behandelt werden. Als 2. diagnostische Möglichkeit kann die Atemtätigkeit überprüft und ein Schnarchmikrophon angebracht werden, mit deren Hilfe man Aussagen über das Ausmaß der Störung gewinnen kann. Erscheint eine weitere Differenzierung notwendig, ist eine Untersuchung im Schlaflabor angezeigt. Hier muß abgeklärt werden, welcher Typ und welcher Schweregrad vorliegt. Ein Erfolg der CPAP-Therapie ist nur dann zu erwarten, wenn die klassische Pathophysiologie zugrunde liegt, nämlich die Obstruktion der oberen Atemwege. Die zentral ausgelösten Apnoephasen sind mit einer CPAP-Therapie nicht zu bessern.

Frage:
Wie hoch ist die Inzidenz des Schlafapnoesyndroms?

Antwort:
Die Prävalenz liegt dann über 1%, wenn man sich auf die Gruppe der Männer über 40 Jahre beschränkt. Wichtig ist, nicht allein über die Therapie zu sprechen, sondern auch die Risiken zu kennen, die das Krankheitsbild verkomplizieren können. Hier sind v. a. die koronare Herzkrankheit, der Hypertonus und Rhythmusstörungen zu nennen. Es muß offenbleiben, ob diese Krankheitsbilder miteinander verknüpft gehäuft auftreten. In jedem Fall müssen diese Risikofaktoren zusätzlich zu der Grundkrankheit überwacht und evtl. therapiert werden.

Diagnostisch kann man im Urin Xanthin, Hypoxanthin, AMP und ADP erhöht nachweisen, weil diese Patienten hypoxische Episoden haben mit entsprechendem Zelluntergang.

Die chronische Sympathikusstimulation in den hypoxischen Phasen kann dazu führen, daß diese Patienten eine Downregulation der β-Rezeptoren haben. Postoperativ sind diese Patienten aufgrund der Downregulation der β-Rezeptoren besonders gefährdet, eine Hypoglykämie zu entwickeln, da die sonst übliche Stimulation der hepatischen Glukoneogenese ausbleibt.

Neben der Hypoxie durch die Atemwegsverlegung kommt es auch zu einer extremen Steigerung des negativen intrathorakalen Drucks. Dies bedingt starke Auswirkungen auf die Hämodynamik, speziell durch den stetigen Wechsel.

Stickstoffmonoxid

Frage:
Gibt es Empfehlungen über den therapeutischen Einsatz von NO?

Antwort:
Eine Inhalation von Stickstoffmonoxid (NO) in einer Größenordnung von 20–80 ppm senkt den pulmonalarteriellen Mitteldruck, verbessert den Gasaustausch und beeinflußt nicht den systemischen Kreislauf. Die Inhalation von NO bietet sich in Situationen an, wo es zu einer akuten Ateminsuffizienz und einer pulmonalen Hypertonie gekommen ist. Besonderer Pluspunkt dieser Applikation ist die Tatsache, daß das NO nur die Alveolen erreicht, die tatsächlich ventiliert sind. Über die Vasodilatation im Pulmonalarterienstromgebiet kommt es zu einer Umverteilung der Durchblutung zugunsten belüfteter Alveolen. Aus den bisherigen Publikationen ergibt sich eine Reduktion des pulmonalarteriellen Mitteldrucks um durchschnittlich 6 mmHg, eine mögliche Reduktion der F_IO_2 um ca. 10% [2]. Es muß zunächst offenbleiben, ob diese Änderungen tatsächlich klinisch so relevant sind, daß diese Methode allgemein in die klinische Behandlung Eingang finden wird.

Lysetherapie

Frage:
Bei einer ausgeprägten Lungenembolie findet sich im Perfusionsszintigramm ein Stopp der Perfusion jenseits eines Embolus. Das Inhalationsszintigramm zeigt dagegen eine normale Ventilation. Der erniedrigte p_aO_2, der regelmäßig gefunden wird, würde aber eher auf nichtventilierte, jedoch perfundierte Areale hinweisen. Wie kommt es zu dieser Diskrepanz?

Antwort:
Neben der funktionellen Hyperventilation in den betroffenen Arealen kommt es auch in der nichtbetroffenen Lunge zu Ventilations-Perfusions-Störungen. Diese Umverteilung auch in der nichtbetroffenen Lunge ist wahrscheinlich durch Freisetzung von vasoaktiven Substanzen aus dem Embolus bzw. dem verschlossenen Areal der Lunge zu erklären. Aus Tierversuchen ist bekannt, daß die Übertragung von Blut aus einem Tier mit einer Lungenembolie auf ein gesundes Tier eine akute pulmonalarterielle Hypertonie auslöst.

Eine weitere wesentliche Ursache für den niedrigen arteriellen pO_2 ist das erniedrigte Herzzeitvolumen. Der gemischvenöse pO_2 ist extrem erniedrigt, jede Zunahme der Störung des Ventilations-Perfusions-Verhältnisses hat dann gravierende Folgen.

Frage:
Gilt die 6-h-Frist als Begrenzung einer Lysetherapie noch weiterhin?

Antwort:
Die zeitliche Limitierung stellt einen Mittelwert dar, der bei jedem Patienten real anders sein kann. Ein Patient, der seine koronare Herzkrankheit über Jahre entwickelt hat und sportlich aktiv ist, wird wahrscheinlich ein gut ausgebildetes Kollateralgefäßsystem haben. Diese Patienten haben eine viel bessere Chance, auch nach längerer Zeit noch erfolgreich lysiert zu werden. Sie können bis zu 24 h von einer Lyse profitieren. Dagegen spielt die Zeit eine wesentlich größere Rolle bei Patienten mit einer Myokardhypertrophie durch Hypertonus oder auch durch Aortenstenose.

Frage:
Welche Bedeutung hat die Lysetherapie bei der akuten Lungenembolie?

Antwort:
Peters berichtet von 10 Fällen, bei denen es aufgrund eines flottierenden Beckenvenenthrombus intraoperativ zu einer massiven Embolie der Pulmonalarterie gekommen war. Es wurde in diesen Fällen nicht thorakotomiert, sondern mit rt-PA lysiert. Die Therapie war dann erfolgreich, wenn es sich um frisch gebildete Thromben gehandelt hatte, ältere Thromben wurden dadurch nicht aufgelöst.

Frage:
Ist der empfohlene Bolus von bis zu 50 mg rt-PA nicht sehr hoch? Bisher gilt die Regel, bis zu 20 mg zu geben.

Antwort:
Prinzipiell ist rt-PA noch nicht für die Indikation Lungenembolie zugelassen. Bei der Dosis handelt es sich um eine Empfehlung aufgrund der bisherigen Erfahrungen. Die für die Zulassung empfohlene Dosis wird bei 10 mg liegen. Im Unterschied zum Herzinfarkt strömt das Medikament bei i.v.-Gabe praktisch ohne Ausnahme durch die Lunge, sie erreicht also wesentlich höhere Konzentrationen als im Herzen. Es ist daher anzunehmen, daß eine geringere Dosis als beim Herzinfarkt ausreichen wird.

Literatur

1. Caplan RA, Ward RJ, Posner K, Cheney FW (1988) Unexpected cardial arrest during spinal anesthesia: a closed claims analysis of predisposing factors. Anesthesiology 68:5–11
2. Rossaint R, Falke K, López F et al. (1993) Inhaled nitric oxide for the adult respiratory distress syndrome. N Engl J Med 328:399–405

Sachverzeichnis

ACE-Hemmer 26, 50, 56, 68, 213
Adenosin 8, 82
Adrenalin 167
Adrenozeptoren 198
Akute arterielle Hypertension 242
– Therapie 178
Amiodaron 82
Amrinon 50
Anästhetika 130
Angina pectoris 7, 208, 252
Angina-pectoris-Anfall 177
Angiotensin 10
Angiotensin II 175
Antianginöse Therapie 209
Antiarrhythmika 58, 81
– Klassifikation 82
Antiarrhythmische Therapie 81
Antihypertonika 201
Antioxidanzien 26
Aorten- oder Mitralinsuffizienz 67
Aortenklappenstenose 67
Apoplektischer Insult 177
Arrhythmien
– Behandlung lebensbedrohlicher 83
– Ursachen 77
Arterielle Hypoxämie, Ursachen 242
Arterieller Druck 112
Automatische Defibrillatoren 79
Autoregulation 174

Barbiturate 130
Baroreflexsensitivität 130
Belastungs-EKG 64
Belastungsdyspnoe 231
Belastungsuntersuchung 64
β-Adrenozeptor-Adenylatzyklase-System 49
β-Adrenozeptoragonisten 46
β-Blockertherapie 211
Bezold-Jarisch-Reflex 191, 196
Blutdruckregulation 175
Blutdrucksenkung 177
Blutvolumenumverteilung 181
Blutvolumenverteilung 184
Bypassoperation 215

Chronisch pulmonale Hypertonie 222
Clonidin 177
Cor pulmonale 221, 235
– Pathogenese 225

Digitalis 50, 68, 90
Diuretika 50, 56
Dobutamin 20, 166
Dopamin 166
Dopexamin 49
Downregulation 46, 48
Drucküberlastung 62

Echokardiographie 71
Eicosanoidkaskade 101
Eklampsie 174
Endokarditis 70
Endotheline 187
Energietransfer 19
Enfluran 130
Enoximon 50, 107
Enzephalopathie, hypertensive 173
Esmolol 178
Eventerationssyndrom 129, 199

Fahrradergometrie 90
Fließeigenschaften 210
Flosequinan 57
Freie Radikale 26

Globalinsuffizienz 239
Glukoneogeneserate 105
Glukoseproduktion 105

Halothan 130
Hämodialyse 177
Hämofiltration 177
Hauttemperatur 164
Heparin 210
Hepatozelluläre Erkrankungen 199
Herz- und Kreislaufmonitoring 111
Herz- und Kreislauftherapie 154
Herz-Lungen-Transplantation 238
Herzglykosidbindungsstellen 54

Herzglykoside 54
Herzindex 70
Herzinsuffizienz 49, 61
- bei Herzfehlern 61
- Diagnostik 64
- Framingham-Kriterien 63
- intra- und postoperativ 69
- präoperativ 63
- Ursachen 63
Herzrhythmusstörungen 155
Hibernating Myokard 17
Hibernation 18, 32
Hinterwandinfarkt 70
Hochdruckenzephalopathie 177
Hochdruckkrise 174
- differentialtherapeutische Aspekte 179
Hyperkontraktilität 7
Hypermetabolismus 101, 103
Hypertensive Krise 70, 157, 173
Hypertonie 173
Hypokaliämie 77, 94
Hypomagnesiämie 77
Hyponaträmie 68
Hypotension 129
- bei geburtshilflicher Anästhesie 133
- bei rückenmarksnaher
  Leitungsanästhesie 133
- durch Inhalationsanästhetika
  induziert 132
- orthostatisch 132
Hypoxämie 239

Infarkt-PTCA 216
Infarktgröße 30
Instabile Angina, Behandlungsschema 214
Intensivtherapie 104
Ischämie des poststenotischen
  Myokards 10
Ischemic precondition 31, 32
Isofluran 130

Kalziumantagonisten 27, 32, 177, 212
Kalziumionen 26
Kalziumkonzentration 26
Kalziumsensitizer 52
Kammertachykardie 156
Kardiogener Schock 122, 154
- Therapie 155
Kardiomyopathie 50, 61, 207
Karotisokklusion 10
Karotissinussynkope 191
Katecholamine 46
Katecholamintherapie 108
Klappeninsuffizienz 69
Kollagenmatrix 24
Kollateralgefäße 15

Kompensationsmechanismen bei kongestiver
  Herzinsuffizienz 61
Kontraktionsversagen 19
Koronarangioplastie 215
Koronararterienspasmen 206
Koronararterienverschluß 207
Koronardilatation 8
Koronardurchblutung 8
Koronare Herzkrankheit 69, 206
Koronare Mikrozirkulation 207
Koronarkompression 14
Koronarkonstriktion 13
Koronarreserve 8
Koronarspasmus 5
Koronarstenose 4, 5
Koronarvasomotion 3
Koronarwiderstand 7, 14
Kreatinphosphat 22
Kreislaufinsuffizienz 129
Kreislaufregulation
- anästhesiebedingte Einschränkung 129
- unter Sympathikusblockade 195
Kreislauftherapie des septischen Schocks,
  Algorithmus 149
Kreislaufversagen, nichtkardiogen 129

Langzeithibernation 22
Leitungsanästhesie 130, 186
Leukotrien 10
Leuzin 105
Linksherzhypertrophie 177
Lungenembolie 69, 155, 241
Lungenfibrose 225
Lungengefäßwiderstand 222
Lungenperfusion 222
Lungentransplantation 238
Lupus erythematodes 207
Lupuspneumonitis 225
Lysetherapie 255

Magnesium 83
Makroangiopathie 177
Massen-Volumen-Verhältnis 176
Mediastinalfibrose 223
Mediatoren 186
Mediatorkaskade 101
Mikroangiopathie 177
Mikroinfarkt 208
Mitralinsuffizienz 123
Mitralklappenstenose 67, 221
Monitoring des kardiovaskulären
  Systems 111
Multiorganversagen 101
Myokardhypertrophie 62
Myokardinfarkt 17
Myokardischämie 3, 7, 206

Myokarditis 61
Myokardszintigraphie 64

Nachlast 72, 212
Natriumkanalmodulatoren 53
Neuropathie 198
Neuropeptid Y 8
Neurotransmitter 186
Nifedipin 177
Nisoldipin 29
Nitrate 211
Nitratwirkung 211
Nitroglyzerin 177
NO-Synthese 201
NO-Synthetasehemmer 144
Noradrenalin 10, 46, 166, 175
Notfallmedizin 154

Organleistungen 105
Organperfusion 101
Orthostase 185
Orthostasesyndrome 188
Orthostatische Hypotension 197

Pathophysiologie, koronare
 Herzkrankheit 87
Periarteriitis nodosa 207
Periduralanästhesie 191, 194
Perikardkompression 104
Perikardtamponade 70
Phäochromozytom 179, 198
Phosphodiesteraseinhibitoren 50
Phosphokreatin-Shuttle 19
Plasmakatecholamine 46
Plasmaviskosität 210
pO_2- und pCO_2-Messung 164
Propofol 130
Prostazyklin 199
Pulmonalarterienkatheter 112, 165
Pulmonale Hypertonie 221
– Diagnostik 230
– Differentialdiagnose 229
– Prognose 232
– Therapie 232

Rechtsherzinsuffizienz 236
Regionalanästhesie 194
Reinfarkt 70
Renin-Angiotensin-System 186
Reperfusion 17
Rezeptoren 46
Rezeptorproteine 49
Rezeptorregulation 46
Rezeptorreserve 49
Rhythmusstörungen 76
– bei bestehender kardialer Erkrankung 79

– benigne 78
– bradykarde 83
– ohne kardiale Begleiterkrankung 78
– tachykarde 83
Risikofaktoren, präoperative Abklärung 88
Risikopatienten 73
rt-PA 247

Säuren-Basen-Haushalt 103
Schlafapnoesyndrom 226, 254
Schrittmacher, absolute Indikationen
 zur Implantation 80
Schrittmacherpatienten 79
Sepsis, klinische Zeichen 140
Septischer Schock
– Pathogenese 141
– Pathophysiologie 143
Septisches Kreislaufversagen, Therapie 139
Sklerodermie 207
Spinalanästhesie 191, 194
Spinaler Schock 197
Stabile Isotopentechnik 106
Stickstoffmonoxid 186, 200, 255
Streptokinase 247
Streßechokardiographie 65
Stunned Myokard 17
Stunning 32
Subendokardiale Durchblutung 16
Sympathikomimetika 131
– bei Herzinsuffizienz 124
Sympathikotonus 130
Sympathikusaktivierung 10
Sympathikusblockade 196
Synkopale Reaktionen 188

Tachyarrhythmien, Strategie zur
 perioperativen Behandlung 84
Takayasu-Syndrom 225
Thrombolyse 123, 155, 216, 247
Thromboxan A 2 10
Thrombozytenaggregationshemmer 210
Tonometrie 150
Torsade-de-pointes-Tachykardie 157
Transmural-steal-Phänomen 15
Transösophageale Echokardiographie 113

Urapidil 177
Urokinase 247

Vagotonus 130
Vasodilatanzien 68, 148, 201
Vasodilatation 182
Vasogene Hypotension 181, 250
– Ursachen 187
Vasokonstriktion 182
Vasokonstriktor-/Vasodilatatorsysteme 185

Vasomotion 3, 186
Vasoplegie 142
Vasopressin 186
Ventilations-Perfusions-Verhältnis 241
Ventrikelruptur 123
Ventrikelsynkope 191
Volumensubstitution 71
Volumentherapie 146

Volumenüberlastung 62
Vorderwandinfarkt 70
Vorhofflimmern und Vorhofflattern 156
Vorhofmyxom 221
Vorlast 71, 212

Zentraler Venendruck 112
Zytokine 200

If you have any concerns about our products,
you can contact us on
ProductSafety@springernature.com

In case Publisher is established outside the EU,
the EU authorized representative is:
**Springer Nature Customer Service Center GmbH
Europaplatz 3, 69115 Heidelberg, Germany**

Printed by Libri Plureos GmbH
in Hamburg, Germany